薬剤師国家試験のための

薬単

試験にでる医薬品暗記帳

第2版

株式会社PASSMED
木元貴祥 [著]

秀和システム

◦ 注 意

(1)本書は著者が独自に調査した結果を出版したものです。

(2)本書は内容について万全を期して作成いたしましたが、万一、
　ご不審な点や誤り、記載漏れなどお気付きの点がありましたら、
　出版元まで書面にてご連絡ください。

(3)本書の内容に関して運用した結果の影響については、上記(2)項
　にかかわらず責任を負いかねます。あらかじめご了承ください。

(4)本書の全部または一部について、出版元から文書による承諾を
　得ずに複製することは禁じられています。

(5)商標
　本書に記載されている会社名、商品名などは一般に各社の商標
　または登録商標です。
　本書では®の表示を省略していますが、ご了承ください。

(6)本書の内容は、最新の情報を基に正確を期して作成いたしまし
　たが、薬剤情報すべてを網羅するものではありません。また、
　薬剤の情報は常に変化しています。薬剤の実際の使用に際して
　は、添付文書などを十分ご確認のうえお取り扱いください。

(7)商品名については基本的に剤形・規格を省いた形で記載してい
　ます。

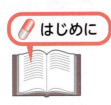

はじめに

　2020年6月に『薬剤師国家試験のための薬単　試験にでる医薬品暗記帳』を出版し、想像以上の反響をいただきました。これまで発売されていなかった薬効別の薬の単語帳を薬学生の皆さまに喜んでいただけたようで、著者として大変嬉しく思っています。

　2020年からは新型コロナウイルス感染症の感染拡大、ワクチン接種、新薬開発など目まぐるしい医療分野での動きがありました。今回の改訂では、近年の薬剤師国家試験の内容を反映するとともに、新型コロナウイルス感染症に対する治療薬についても、「薬剤師国家試験で出題されるなら？」と考えたうえで掲載しています。

　本書が試験や実習において、皆さまの学習の一助となりましたら幸いです。

2022年6月
木元 貴祥

本書の特長と使い方

第1章～第15章

本書は暗記帳ではあるものの、「理解を伴う暗記」に役立つよう編集しました。薬剤を一般的な五十音順に並べるのではなく、「自律神経系に作用する薬」「中枢神経系に作用する薬」など領域別に掲載し、薬剤や疾患に少しでもイメージを持ってもらえるように工夫しています (巻末には「一般名」の五十音順索引もあります)。第1章から第15章までの章の配置は、2022年時点での薬剤師国家試験における薬理の出題基準を参考にしています。記載の内容の中でも、まずは、「一般名」「適応」「作用機序」の組み合わせから暗記を進めてみてください。

第16章

第1章から第15章までの記述には「薬学専門用語」が数多く登場します。わからない言葉をわからないまま暗記しようとすると、学習効率が下がってしまいます。第16章では、本書に記載されている薬物の作用機序をより深く理解してもらえるよう、イオンや酵素、受容体、薬が作用する標的分子などについて、特徴を簡単に紹介しています。これらの用語の理解と、薬物名の暗記を掛け合わせることで、学習効率が向上します。

索引

第1章～第15章の見出し語である「一般名」の五十音順索引と、「商品名」の五十音順索引、第16章に掲載の「薬学用語」の五十音順索引があります。

❶章タイトル
❷節タイトル
❸重要度マーク：過去10年間（第98回～第107回）の出題頻度の目安。💊0～4回 💊💊5～9回 💊💊💊10回以上
❹一般名：塩も含めた一般名（塩が複数存在する場合には含めていない）。
❺参照ページ：他の章、節でも同じ薬剤を掲載している場合、そのページ。
❻新傾向：出題回数は0～1回程度でも、今後出題が見込まれる薬。
❼分類：薬効や作用機序を基にした分類名。

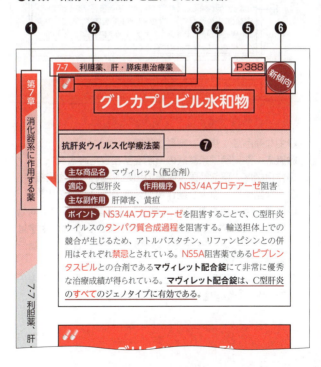

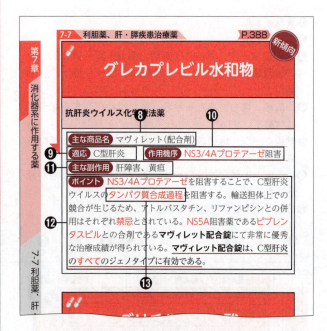

- ❽主な商品名：規格、剤形は省略。
- ❾適応：薬剤師国家試験の出題を基とした適応。
- ❿作用機序：薬剤師国家試験の出題を基とした作用機序。
- ⓫主な副作用：重大な副作用や頻度の多いものを抜粋。
- ⓬ポイント：各薬剤の特徴や主な禁忌など。下線は同効薬との違いや、重要事項を表す。ゴシック体の太字は商品名。なお、解説文中の薬剤名（一般名）では塩を省略している。
- ⓭重要語句：問題を解く上で覚えておく必要のあるキーワード。赤字表記で赤シートに対応。

※本書に赤シートは付属しておりません。

目次

はじめに..Ⅲ
本書の特長と使い方..............................Ⅳ

第1章
自律神経系に作用する薬　　1
1-1　交感神経系に作用する薬..................... 2
1-2　副交感神経系に作用する薬...................27
1-3　自律神経節に作用する薬.....................42

第2章
体性神経系に作用する薬　　43
2-1　局所麻酔薬................................44
2-2　骨格筋弛緩薬..............................47

第3章
中枢神経系に作用する薬　　55
3-1　全身麻酔薬................................56
3-2　催眠薬....................................61
3-3　鎮痛薬....................................70
3-4　抗てんかん薬..............................77
3-5　抗パーキンソン病薬........................84
3-6　認知症治療薬..............................93
3-7　統合失調症治療薬..........................95
3-8　抗不安薬.................................101
3-9　躁・うつ病治療薬.........................104
3-10　その他の脳、神経系に作用する薬..........111

第4章
循環器系に作用する薬　　117
4-1　心不全治療薬.............................118

4-2	不整脈治療薬	125
4-3	虚血性心疾患治療薬	134
4-4	高血圧治療薬	137
4-5	その他の循環器系疾患治療薬	145

第5章
泌尿器系に作用する薬　153

5-1	膀胱に作用する薬	154
5-2	利尿薬	158
5-3	腎不全に用いる薬	167

第6章
呼吸器系に作用する薬　169

6-1	呼吸興奮薬	170
6-2	鎮咳薬	171
6-3	去痰薬	174
6-4	気管支喘息・COPD治療薬	177

第7章
消化器系に作用する薬　181

7-1	胃・十二指腸潰瘍治療薬	182
7-2	胃腸機能改善薬	192
7-3	炎症性腸疾患治療薬	196
7-4	下剤（瀉下薬）	199
7-5	止瀉薬	203
7-6	制吐薬	206
7-7	利胆薬、肝・膵疾患治療薬	208

第8章
内分泌系に作用する薬　217

8-1	視床下部・脳下垂体ホルモン関連薬	218
8-2	甲状腺・副甲状腺ホルモン関連薬	225
8-3	副腎皮質ホルモン関連薬	227

8-4　性ホルモン関連薬..........................231

第9章
代謝系に作用する薬　243
9-1　糖尿病治療薬..........................244
9-2　脂質異常症治療薬..........................257
9-3　高尿酸血症・痛風治療薬..........................267
9-4　骨粗鬆症治療薬..........................271

第10章
血液系に作用する薬　277
10-1　抗血栓薬..........................278
10-2　止血薬..........................291
10-3　貧血治療薬..........................295

第11章
眼に作用する薬　303
11-1　緑内障治療薬..........................304
11-2　白内障治療薬..........................309
11-3　加齢黄斑変性症治療薬..........................310

第12章
抗炎症薬　311
12-1　副腎皮質ステロイド薬..........................312
12-2　非ステロイド性抗炎症薬（NSAIDs）.....313

第13章
免疫系に作用する薬　323
13-1　免疫抑制薬・増強薬..........................324
13-2　抗リウマチ薬..........................328
13-3　抗アレルギー薬..........................335

第14章
感染症の薬 　　　　　　　　　　　　347

14-1	抗細菌薬	348
14-2	抗真菌薬	369
14-3	抗ウイルス薬	375
14-4	抗原虫薬	391
14-5	感冒時の漢方	392

第15章
抗悪性腫瘍薬 　　　　　　　　　　393

15-1	アルキル化薬	394
15-2	代謝拮抗薬	396
15-3	抗腫瘍抗生物質	401
15-4	抗腫瘍植物アルカロイド	403
15-5	白金製剤	406
15-6	分子標的薬	408
15-7	その他の抗悪性腫瘍薬	420

第16章
医薬品の理解に必要な薬学用語 　　421

16-1	基礎的な薬学用語	422
16-2	イオンチャネル	425
16-3	酵素	425
16-4	受容体	427
16-5	癌に関わる専門用語	432

一般名索引	436
商品名索引	450
第16章薬学用語索引	465

第1章

自律神経系に
作用する薬

1-1 交感神経系に作用する薬

第1章 自律神経系に作用する薬

1-1 交感神経系に作用する薬

アドレナリン

アドレナリン受容体刺激薬

主な商品名 エピペン、ボスミン

適応 アナフィラキシーショック、気管支喘息

作用機序 α, β受容体刺激

主な副作用 高血圧症、心悸亢進、高血糖

ポイント α_1受容体刺激による血管収縮作用により血圧を上昇させ、β_2受容体刺激による気管支拡張作用にて呼吸を回復させる。アナフィラキシーショックに対しては通常は筋注にて使用される。糖尿病や甲状腺機能亢進症患者への投与は原則禁忌である。また、ヒトの体内でアドレナリンは、N_N受容体の刺激により副腎髄質より分泌されている。

ジピベフリン塩酸塩

アドレナリンプロドラッグ

主な商品名 ピバレフリン

適応 開放隅角緑内障

作用機序 α, β受容体刺激

主な副作用 眼類天疱瘡

ポイント 本薬剤はアドレナリンのプロドラッグである。α_1受容体刺激による血管収縮作用などにより、眼房水産生抑制及び排出促進を起こし、眼圧を低下させる。狭隅角など眼圧上昇の素因を持つ患者への投与は急性閉塞隅角緑内障の発作を起こす恐れがあるため、禁忌である。

2

ノルアドレナリン

アドレナリン受容体刺激薬

主な商品名 ノルアドレナリン

適応 急性低血圧、ショック

作用機序 α, β 受容体刺激

主な副作用 高血圧症、心悸亢進

ポイント α, β 受容体刺激作用を有する交感神経興奮薬である。α 受容体、心臓の β_1 受容体を刺激するが、β_2 受容体に対する刺激は弱い。また、ヒトの体内でノルアドレナリンは、交感神経節後線維終末より分泌されている。

P.145

エチレフリン塩酸塩

アドレナリン受容体刺激薬

主な商品名 エホチール

適応 本態性低血圧、起立性低血圧

作用機序 α, β 受容体刺激

主な副作用 高血圧症、心悸亢進

ポイント α, β 受容体刺激により、血管収縮及び心機能亢進を起こし、血圧を上昇させる。カテコールアミンではないためMAOやCOMTによる代謝を受けにくく、経口投与が可能な薬剤である。

P.145

フェニレフリン塩酸塩

α₁受容体刺激薬

主な商品名 ネオシネジン

適応 急性低血圧またはショック、診断または治療を目的とする散瞳

作用機序 α₁受容体刺激　　**主な副作用** 高血圧症、頭痛

ポイント α₁受容体刺激作用による血管収縮により血圧を上昇させるため、低血圧やショックの治療に用いられる。また、瞳孔散大筋のα₁受容体を刺激し、瞳孔散大筋収縮による散瞳を引き起こす。MAOやCOMTによる代謝を受けにくいため、アドレナリンやノルアドレナリンといったカテコールアミン類と比較すると作用は持続的である。

ナファゾリン硝酸塩

α₁受容体刺激薬

主な商品名 プリビナ

適応 表在性充血(眼)、鼻閉、局所麻酔薬の作用持続時間の延長

作用機序 α₁受容体刺激

主な副作用 高血圧症、頭痛

ポイント 選択的なα₁受容体刺激作用により末梢血管を収縮させ、結膜や鼻粘膜の充血を除去することができる。鼻粘膜では血管の収縮、充血の除去により鼻閉が改善する。

ミドドリン塩酸塩

α_1受容体刺激薬

主な商品名	メトリジン
適応	本態性低血圧、起立性低血圧
作用機序	α_1受容体刺激
主な副作用	高血圧症、頭痛

ポイント 選択的なα_1受容体刺激作用により末梢血管を収縮し、血圧上昇作用を示す。

メトキサミン塩酸塩

α_1受容体刺激薬

主な商品名	メキサン（販売中止）
適応	麻酔時に随伴する低血圧
作用機序	α_1受容体刺激
主な副作用	高血圧症、頭痛

ポイント 選択的なα_1受容体刺激作用により末梢血管を収縮し、血圧上昇作用を示す。

第1章 自律神経系に作用する薬

1-1 交感神経系に作用する薬

P.133

第1章 自律神経系に作用する薬

1-1 交感神経系に作用する薬

dl-イソプレナリン塩酸塩

心機能・組織循環改善薬

主な商品名 イソメニール、プロタノールS

適応 徐脈、気管支喘息

作用機序 非選択的β(β₁及びβ₂)受容体刺激

主な副作用 血清カリウム値の低下、振戦、心悸亢進

ポイント β₁受容体刺激による心機能亢進作用と、β₂受容体刺激による平滑筋弛緩作用を示す。気管支平滑筋の弛緩により気管支が拡張するため、気道閉塞による呼吸困難に用いられる。カテコールアミン類に属するため、MAOやCOMTによる代謝を受ける。

イソクスプリン塩酸塩

脳・末梢血行動態改善薬/子宮鎮痙薬

主な商品名 ズファジラン

適応 末梢循環障害、切迫早産、切迫流産

作用機序 非選択的β(β₁及びβ₂)受容体刺激

主な副作用 血清カリウム値の低下、振戦、心悸亢進

ポイント β₂受容体刺激により、血管や子宮の平滑筋を弛緩させる。血管は拡張するため循環の改善がみられ、また、子宮平滑筋の弛緩により早産や流産に対して予防的に用いられる。β₁受容体への刺激は副作用である心悸亢進や低カリウム血症の原因となる。

6

ドブタミン塩酸塩

心不全治療薬

主な商品名 ドブトレックス

適応 心不全による急性循環不全

作用機序 β_1受容体刺激

主な副作用 不整脈、心停止、血清カリウム値の低下

ポイント 選択的な心筋のβ_1受容体刺激作用により、心収縮力を増大させる。カテコールアミン類に属するため、MAOやCOMTによる代謝を受ける。

サルブタモール硫酸塩

β_2受容体刺激薬

主な商品名 サルタノール、ベネトリン

適応 気管支喘息

作用機序 β_2受容体刺激

主な副作用 血清カリウム値の低下、振戦、心悸亢進

ポイント 選択的β_2受容体刺激による平滑筋弛緩作用を示す。気管支平滑筋の弛緩により気管支が拡張するため、気道閉塞による呼吸困難などに用いられる。弱いβ_1受容体刺激作用も示し、副作用である心悸亢進や低カリウム血症の原因となる。

テルブタリン硫酸塩

β₂受容体刺激薬

主な商品名 ブリカニール
適応 気管支喘息
作用機序 β₂受容体刺激
主な副作用 血清カリウム値の低下、振戦、心悸亢進
ポイント 選択的β₂受容体刺激による平滑筋弛緩作用を示す。気管支平滑筋の弛緩により気管支が拡張するため、気道閉塞による呼吸困難などに用いられる。弱いβ₁受容体刺激作用も示し、副作用である心悸亢進や低カリウム血症の原因となる。

P.177

プロカテロール塩酸塩水和物

β₂受容体刺激薬

主な商品名 メプチン、エステルチン
適応 気管支喘息
作用機序 β₂受容体刺激
主な副作用 血清カリウム値の低下、振戦、心悸亢進
ポイント 選択的β₂受容体刺激による平滑筋弛緩作用を示す。気管支平滑筋の弛緩により気管支が拡張するため、気道閉塞による呼吸困難などに用いられる。吸入薬である**メプチンエアー**は作用持続時間は短く、喘息発作時の症状の緩解に用いられる。

ツロブテロール塩酸塩

β₂受容体刺激薬

- **主な商品名** ホクナリン、ベラチン
- **適応** 気管支喘息、気管支炎、肺気腫
- **作用機序** β₂受容体刺激
- **主な副作用** 血清カリウム値の低下、振戦、心悸亢進
- **ポイント** 選択的β₂受容体刺激による平滑筋弛緩作用を示す。気管支平滑筋の弛緩により気管支が拡張するため、気道閉塞による呼吸困難などに用いられる。**ホクナリンテープ**は、血中濃度を一定に維持できる経皮吸収型製剤として用いられている。

P.177

ホルモテロール フマル酸塩水和物

β₂受容体刺激薬

- **主な商品名** シムビコート(配合剤)、フルティフォーム(配合剤)
- **適応** 気管支喘息、慢性閉塞性肺疾患
- **作用機序** β₂受容体刺激
- **主な副作用** 血清カリウム値の低下、振戦、心悸亢進
- **ポイント** 選択的β₂受容体刺激による平滑筋弛緩作用を示す。気管支平滑筋の弛緩により気管支が拡張するため、気道閉塞による呼吸困難などに用いられる。ホルモテロールは、作用が長時間持続し、また効き始めも早いため、気管支喘息の発作予防及び発作時の両方のケースで使用できる(**シムビコート**によるSMART療法)。

第1章 自律神経系に作用する薬

1-1 交感神経系に作用する薬

サルメテロールキシナホ酸塩

長時間作動型気管支拡張β₂受容体刺激薬

主な商品名 セレベント、アドエア(配合剤)
適応 気管支喘息、慢性閉塞性肺疾患
作用機序 β₂受容体刺激
主な副作用 血清カリウム値の低下、振戦、心悸亢進
ポイント 選択的β₂受容体刺激による平滑筋弛緩作用を示す。気管支平滑筋の弛緩により気管支が拡張するため、気道閉塞による呼吸困難などに用いられる。作用持続時間が長く、喘息発作の予防に用いられる。

インダカテロールマレイン酸塩

長時間作用性気管支拡張β₂受容体刺激薬

主な商品名 オンブレス
適応 慢性閉塞性肺疾患(肺気腫、慢性気管支炎)
作用機序 β₂受容体刺激
主な副作用 血清カリウム値の低下、振戦、心悸亢進
ポイント 選択的β₂受容体刺激による平滑筋弛緩作用を示す。気管支平滑筋の弛緩により気管支が拡張するため、気道閉塞による呼吸困難などに用いられる。作用持続時間が長く、喘息発作の予防に用いられる。

クレンブテロール塩酸塩

β₂受容体刺激薬/気管支拡張薬/腹圧性尿失禁治療薬

主な商品名 スピロペント

適応 気管支喘息、腹圧性尿失禁

作用機序 β_2受容体刺激

主な副作用 血清カリウム値の低下、振戦、心悸亢進

ポイント 選択的β_2受容体刺激作用により、気管支を拡張する。さらに、膀胱平滑筋の弛緩により蓄尿機能が増すため、腹圧性尿失禁を改善させる。また、クレンブテロールは骨格筋の肥大を誘発し、速筋化と持久力の低下をもたらすことが知られており、ドーピング規制指定薬となっている。

リトドリン塩酸塩

子宮弛緩薬/切迫流・早産治療薬

主な商品名 ウテメリン

適応 切迫早産、切迫流産

作用機序 β_2受容体刺激

主な副作用 血清カリウム値の低下、振戦、心悸亢進

ポイント β_2受容体刺激作用により、子宮平滑筋を弛緩させ、早産や流産に対して予防的に用いられる。弱いβ_1受容体刺激作用も示し、副作用である心悸亢進や低カリウム血症の原因となる。

P.157

ミラベグロン

β₃受容体刺激薬/過活動膀胱治療薬

主な商品名 ベタニス

適応 過活動膀胱、切迫性尿失禁

作用機序 β₃受容体刺激

主な副作用 心悸亢進、生殖能の低下

ポイント 選択的β₃受容体刺激により、膀胱平滑筋を弛緩させ、過活動膀胱による尿意切迫感などの改善を行う。動物実験にて生殖能力の低下が確認されており、生殖可能な年齢の患者へは極力投与しない。また、高血圧や心拍数増加、QT延長などの副作用もみられることがあるため、重篤な心疾患を有する患者へは投与禁忌である。

メタンフェタミン塩酸塩

間接型交感神経興奮様薬

主な商品名 ヒロポン

適応 ナルコレプシー、昏睡、うつ病

作用機序 ノルアドレナリン遊離促進

主な副作用 反復投与による薬物依存、興奮

ポイント 脳内神経終末においてノルアドレナリン遊離を促進し、中枢興奮作用を示す。メタンフェタミンの中枢移行性は、ベンゼン環にヒドロキシル基(OH基)を持たないことによる。

アンフェタミン

間接型交感神経興奮様薬

主な商品名 パーヒューザミン、イオフェタミン

適応 局所脳血流シンチグラフィ

作用機序 ノルアドレナリン遊離促進

主な副作用 発疹、痒み

ポイント 脳内神経終末においてノルアドレナリン遊離を促進し、中枢興奮作用を示す。局所性脳血流の診断には、薬理作用はさほど関係なく、脳内へ移行しやすいという性質が応用されている。アンフェタミンの中枢移行性は、ベンゼン環にヒドロキシル基(OH基)を持たないことによる。

エフェドリン塩酸塩

混合型交感神経興奮様薬

主な商品名 エフェドリン

適応 気管支喘息などによる咳嗽、鼻粘膜充血・腫脹

作用機序 β受容体刺激及びノルアドレナリン遊離促進

主な副作用 心悸亢進、血清カリウム値の低下

ポイント β受容体への直接刺激作用及びノルアドレナリン遊離促進による間接作用を併せ持つことから、混合型交感神経興奮薬と呼ばれる。β_2受容体の刺激作用により、気管支を拡張させる。また、遊離したノルアドレナリンのα_1刺激による血管収縮作用にて鼻閉が改善する。また、ベンゼン環にヒドロキシル基(OH基)を持たないことにより、中枢移行性を示す。

$d\ell$-メチルエフェドリン塩酸塩

混合型交感神経興奮様薬

主な商品名 メチエフ

適応 気管支喘息などによる咳嗽

作用機序 β受容体刺激及びノルアドレナリン遊離促進

主な副作用 心悸亢進、血清カリウム値の低下

ポイント β受容体への直接刺激作用及びノルアドレナリン遊離促進による間接作用を併せ持つことから、混合型交感神経興奮様薬と呼ばれる。β_2受容体の刺激作用により、気管支を拡張させる。また、ベンゼン環にヒドロキシル基(OH基)を持たないことにより、中枢移行性を示す。

フェントラミンメシル酸塩

非選択的α受容体遮断薬

主な商品名 レギチーン

適応 褐色細胞腫の手術前・手術中の血圧調整、診断

作用機序 非選択的α(α_1及びα_2)遮断

主な副作用 急激な血圧低下、頻脈

ポイント 非選択的α受容体遮断薬であり、α_1受容体遮断により血管拡張作用を示す。ただし、α_2受容体遮断によりノルアドレナリン遊離が促進されるため、頻脈を起こしやすい(遊離したノルアドレナリンが心筋のβ_1受容体を刺激するため)。

プラゾシン塩酸塩

α_1受容体遮断薬

主な商品名 ミニプレス

適応 高血圧症、前立腺肥大症に伴う排尿障害

作用機序 α_1受容体遮断

主な副作用 起立性低血圧、失神、頻脈

ポイント 選択的にα_1受容体を遮断することにより血管拡張作用を示す。その他、前立腺のα_1受容体を遮断することにより前立腺弛緩作用を示し、尿道括約筋のα_1受容体を遮断することにより尿道拡張作用を示す。また、血管拡張により反射的な交感神経の興奮を引き起こし、頻脈を起こすことがある。

ウラピジル

α_1受容体遮断薬

主な商品名 エブランチル

適応 高血圧症、排尿障害　　**作用機序** α_1受容体遮断

主な副作用 起立性低血圧、失神、頻脈

ポイント 選択的にα_1受容体を遮断することにより血管拡張作用を示す。その他、前立腺のα_1受容体を遮断することにより前立腺弛緩作用を示し、尿道括約筋のα_1受容体を遮断することにより尿道拡張作用を示す。また、血管拡張により反射的な交感神経の興奮を引き起こし、頻脈を起こすことがある。前立腺肥大だけでなく、神経因性の排尿障害にも適応を取得しているため、女性に処方されるケースもある。

第1章　自律神経系に作用する薬

1-1　交感神経系に作用する薬

P.305

ブナゾシン塩酸塩

α₁受容体遮断薬

主な商品名 デタントール
適応 高血圧症、緑内障
作用機序 α₁受容体遮断
主な副作用 起立性低血圧、失神、頻脈
ポイント 選択的にα₁受容体を遮断することにより血管拡張作用を示す。また、眼でのα₁受容体遮断により、ぶどう膜強膜流出路からの眼房水流出を促進することで眼圧を降下させる。血管拡張により反射的な交感神経の興奮を引き起こし、頻脈を起こすことがある。

P.144

ドキサゾシンメシル酸塩

α₁受容体遮断薬

主な商品名 カルデナリン
適応 高血圧症、褐色細胞腫による高血圧症
作用機序 α₁受容体遮断
主な副作用 起立性低血圧、失神、頻脈
ポイント 選択的にα₁受容体を遮断することにより血管拡張作用を示す。また、血管拡張により反射的な交感神経の興奮を引き起こし、頻脈を起こすことがある。

タムスロシン塩酸塩

α_1受容体遮断薬

主な商品名 ハルナール

適応 前立腺肥大症に伴う排尿障害

作用機序 α_{1A}受容体遮断

主な副作用 起立性低血圧、失神、肝障害

ポイント 選択的に前立腺のα_{1A}受容体を遮断することにより前立腺弛緩作用を示し、尿道括約筋のα_{1A}受容体を遮断することにより尿道拡張作用を示す。血管平滑筋のα_1受容体も遮断してしまうため、低血圧などの副作用が出現することがある。先発品のハルナールD錠は、口腔内崩壊錠の中でも特にコーティングが施された錠剤であり、粉砕できない。

シロドシン

α_1受容体遮断薬

主な商品名 ユリーフ

適応 前立腺肥大症に伴う排尿障害

作用機序 α_{1A}受容体遮断

主な副作用 起立性低血圧、失神、肝障害、射精障害

ポイント 選択的に前立腺のα_{1A}受容体を遮断することにより前立腺弛緩作用を示し、尿道括約筋のα_{1A}受容体を遮断することにより尿道拡張作用を示す。シロドシンは主としてCYP3A4により代謝を受けるため、CYP3A4を阻害する薬剤（アゾール系抗真菌薬など）との併用で薬効が増強されることがある。

P.154

ナフトピジル

α₁受容体遮断薬

主な商品名 フリバス

適応 前立腺肥大症に伴う排尿障害

作用機序 $α_{1D}$受容体遮断

主な副作用 起立性低血圧、失神、肝障害

ポイント 選択的に前立腺の$α_{1D}$受容体を遮断することにより前立腺弛緩作用を示し、尿道及び膀胱三角部の$α_{1D}$受容体を遮断することにより尿道拡張作用を示す。血管平滑筋の$α_1$受容体も遮断してしまうため、低血圧などの副作用が出現することがある。

P.130 P.135

プロプラノロール塩酸塩

非選択的β受容体遮断薬

主な商品名 インデラル

適応 狭心症、高血圧症、頻脈

作用機序 非選択的$β$($β_1$及び$β_2$)受容体遮断

主な副作用 徐脈、気管支痙攣、血小板減少、無顆粒球症

ポイント 主作用は$β_1$受容体の遮断によるものである。症状悪化を招く可能性があるため心不全患者への投与は禁忌であり、気管支の収縮を招くため気管支喘息患者への投与も禁忌である。肝初回通過効果が大きく、経口投与によって血中に移行する割合は少ない。塩基性薬物であり、$α_1$-酸性糖タンパク質と結合して血中を運搬される。MSA(+)。

P.306

チモロールマレイン酸塩

非選択的β受容体遮断薬

主な商品名 チモプトール、リズモン

適応 緑内障、高眼圧症

作用機序 非選択的β（β_1及びβ_2）受容体遮断

主な副作用 徐脈、気管支痙攣

ポイント 非選択的β受容体遮断薬である。β_2受容体遮断による血管収縮作用により、眼房水の産生を抑制し、眼圧を降下させる。症状悪化を招く可能性があるため心不全患者への投与は禁忌であり、気管支の収縮を招くため気管支喘息患者への投与も禁忌である。

カルテオロール塩酸塩

非選択的β受容体遮断薬

主な商品名 ミケラン

適応 狭心症、高血圧症、頻脈、緑内障

作用機序 非選択的β（β_1及びβ_2）受容体遮断

主な副作用 徐脈、気管支痙攣

ポイント β_1受容体遮断により、レニン分泌及び心機能を抑制し、降圧作用や心拍数の低下作用を示す。β_2受容体遮断により、眼房水の産生を抑制し、眼圧を降下させる。症状悪化を招く可能性があるため心不全患者への投与は禁忌であり、気管支の収縮を招くため気管支喘息患者への投与も禁忌である。

第1章 自律神経系に作用する薬

1-1 交感神経系に作用する薬

19

ニプラジロール

非選択的β受容体遮断薬

主な商品名 ハイパジール、ニプラノール

適応 狭心症、高血圧症、緑内障

作用機序 非選択的β（β₁及びβ₂）受容体遮断

主な副作用 徐脈、気管支痙攣

ポイント β₁受容体遮断により、レニン分泌及び心機能を抑制し、降圧作用や心拍数の低下作用を示す。β₂受容体遮断により、眼房水の産生を抑制し、眼圧を降下させる。心不全患者、気管支喘息患者への投与は禁忌である。その他、ニトログリセリン同様のNO遊離による血管拡張作用や、弱いα₁受容体の遮断作用も併せ持つ。

アテノロール

β₁受容体遮断薬

主な商品名 テノーミン

適応 狭心症、高血圧症、頻脈

作用機序 β₁受容体遮断

主な副作用 徐脈、気管支痙攣

ポイント 選択的にβ₁受容体を遮断し、心機能抑制やレニン分泌抑制などの作用を示す。また、β₂受容体の遮断作用はわずかであるため気管支収縮作用は弱く、気管支喘息患者へは慎重投与ではあるものの使用することができる。

ビソプロロール

β_1受容体遮断薬

主な商品名 メインテート、ビソノ

適応 狭心症、高血圧症、頻脈、慢性心不全

作用機序 β_1受容体遮断

主な副作用 徐脈、気管支痙攣

ポイント 選択的にβ_1受容体を遮断し、心機能抑制やレニン分泌抑制などの作用を示す。また、β_2受容体の遮断作用はわずかであるため気管支収縮作用は弱く、気管支喘息患者へは慎重投与ではあるものの使用することができる。慢性心不全に対して使用する場合は、低用量(メインテート錠の場合、0.625mg/日)から開始する。

アセブトロール塩酸塩

β_1受容体遮断薬

主な商品名 アセタノール

適応 狭心症、高血圧症、頻脈

作用機序 β_1受容体遮断

主な副作用 徐脈、気管支痙攣

ポイント 選択的にβ_1受容体を遮断し、心機能抑制やレニン分泌抑制などの作用を示す。また、β_2受容体の遮断作用はわずかであるため気管支収縮作用は弱く、気管支喘息患者へは慎重投与ではあるものの使用することができる。ISA(+)、MSA(+)。

メトプロロール酒石酸塩

β_1受容体遮断薬

主な商品名 セロケン、ロプレソール

適応 狭心症、高血圧症、頻脈

作用機序 β_1受容体遮断

主な副作用 徐脈、気管支痙攣

ポイント 選択的にβ_1受容体を遮断し、心機能抑制やレニン分泌抑制などの作用を示す。また、β_2受容体の遮断作用はわずかであるため気管支収縮作用は弱く、気管支喘息患者へは慎重投与ではあるものの使用することができる。

ベタキソロール塩酸塩

β_1受容体遮断薬

主な商品名 ケルロング、ベトプティック

適応 狭心症、高血圧症、頻脈、緑内障

作用機序 β_1受容体遮断

主な副作用 徐脈、気管支痙攣

ポイント 選択的にβ_1受容体を遮断し、心機能抑制やレニン分泌抑制などの作用を示す。また、β_2受容体の遮断作用はわずかであるため気管支収縮作用は弱く、気管支喘息患者へは慎重投与ではあるものの使用することができる。

カルベジロール

α_1, β 受容体遮断薬

主な商品名 アーチスト

適応 狭心症、高血圧症、頻脈、慢性心不全

作用機序 α_1, β 受容体遮断　　**主な副作用** 気管支痙攣

ポイント 血管拡張作用や、心機能抑制、レニン分泌抑制作用を示す。選択的 α_1 受容体遮断薬など、血管拡張薬には通常「反射性頻脈」の副作用が伴うが、本薬剤の場合は β 遮断作用を併せ持ち心機能は抑制されるため、反射性頻脈は現れにくい。慢性心不全に対して使用する場合は、低用量（アーチスト錠の場合、1回1.25mg、1日2回）から開始する。気管支喘息患者への投与は禁忌である。

ラベタロール塩酸塩

α_1, β 受容体遮断薬

主な商品名 トランデート

適応 高血圧症、褐色細胞腫による高血圧症

作用機序 α_1, β 受容体遮断

主な副作用 気管支痙攣、SLE様症状

ポイント α_1 及び β 受容体を遮断することで、血管拡張作用や、心機能抑制、レニン分泌抑制作用を示す。選択的 α_1 受容体遮断薬など、血管拡張薬には通常「反射性頻脈」の副作用が伴うが、本薬剤の場合は β 遮断作用を併せ持ち心機能は抑制されるため、反射性頻脈は現れにくい。気管支喘息患者への投与は禁忌である。

アロチノロール塩酸塩

α_1, β 受容体遮断薬

主な商品名 アロチノロール

適応 狭心症、高血圧症、頻脈、振戦

作用機序 α_1, β 受容体遮断

主な副作用 気管支痙攣

ポイント α_1及びβ受容体を遮断することで、血管拡張作用や、心機能抑制、レニン分泌抑制作用を示す。気管支喘息患者への投与は禁忌である。

アモスラロール塩酸塩

α_1, β 受容体遮断薬

主な商品名 ローガン

適応 高血圧症、褐色細胞腫による高血圧症

作用機序 α_1, β 受容体遮断

主な副作用 気管支痙攣

ポイント α_1及びβ受容体を遮断することで、血管拡張作用や、心機能抑制、レニン分泌抑制作用を示す。気管支喘息患者への投与は禁忌である。

レセルピン

ノルアドレナリン枯渇薬

主な商品名 アポプロン（販売中止）

適応 高血圧症　　**作用機序** ノルアドレナリン遊離抑制

主な副作用 うつ状態、錐体外路症状

ポイント ノルアドレナリンのシナプス小胞（アミン顆粒）への取り込みを阻害し、シナプス小胞のノルアドレナリンを枯渇させる。これにより神経終末から放出されるノルアドレナリンが減少する。レセルピンの投与は、α受容体やβ受容体の受容体数の増加（アップレギュレーション）や、反応性のアップ（過感受性）を招くため、レセルピン処置後にアドレナリンを投与すると、α及びβ受容体の刺激作用が強く現れる。

クロニジン塩酸塩

α₂受容体刺激薬

主な商品名 カタプレス

適応 高血圧症

作用機序 α₂受容体刺激

主な副作用 幻覚、錯乱、眠気

ポイント 選択的に脳幹部のα₂受容体を刺激し、ノルアドレナリンの遊離を抑制することにより、血管を拡張させ血圧を降下させる。治療上の有益性が危険性を上回ると判断される場合には、妊婦にも使用できる降圧薬である。

第1章　自律神経系に作用する薬

1-1 交感神経系に作用する薬

メチルドパ水和物

α₂受容体刺激薬

主な商品名 アルドメット
適応 高血圧症
作用機序 α₂受容体刺激
主な副作用 溶血性貧血、無顆粒球症、血小板減少、眠気
ポイント α-メチルノルアドレナリンに代謝され、α₂受容体を刺激する。ノルアドレナリンの遊離を抑制することにより、血管を拡張させ血圧を降下させる。治療上の有益性が危険性を上回ると判断される場合には、妊婦にも使用できる降圧薬である。

グアナベンズ酢酸塩

α₂受容体刺激薬

主な商品名 ワイテンス
適応 高血圧症
作用機序 α₂受容体刺激
主な副作用 眠気
ポイント 選択的に脳幹部のα₂受容体を刺激し、ノルアドレナリンの遊離を抑制することにより、血管を拡張させ血圧を降下させる。

1-2 副交感神経系に作用する薬

アセチルコリン塩化物

ムスカリン(M)受容体刺激薬

- **主な商品名** オビソート
- **適応** 腸管麻痺のみられる胃拡張
- **作用機序** 非選択的M(M_1, M_2, M_3)受容体刺激
- **主な副作用** 血圧低下、悪心、嘔吐
- **ポイント** アセチルコリンを医薬品として体外から投与した場合では、消化管運動促進や血管拡張などのM刺激作用のみが発現する。血管内では直接血管平滑筋に作用することはなく、血管内皮細胞のM₃受容体を刺激し、NOの合成促進・遊離を行い、cGMP増加による血管拡張作用を示す。4級アンモニウム構造を持つ。

メタコリン塩化物

ムスカリン(M)受容体刺激薬

- **主な商品名** ケンブラン、プロボコリン
- **適応** 気道過敏性検査
- **作用機序** M₃受容体刺激
- **主な副作用** 呼吸困難、咳嗽
- **ポイント** 吸入にて使用する。気道のM₃受容体を刺激することにより、気管支平滑筋の収縮を引き起こすが、気管支喘息患者であれば健常者よりも低用量で気管支の収縮を起こす。この反応性の差が診断における薬理学的根拠となる。アセチルコリンと比較して構造内にメチル基を多く持つことでM受容体への選択性が増している。4級アンモニウム構造を持つ。

カルバコール

ムスカリン(M)受容体刺激薬

主な商品名 グラウマリン(販売中止)

適応 緑内障

作用機序 M_3受容体刺激　　**主な副作用** 眼痛、痒み

ポイント M_3受容体を刺激することにより、毛様体筋の収縮を促し、シュレム管からの眼房水排出による眼圧降下作用と水晶体肥厚による近視性調節麻痺を示す。瞳孔では縮瞳を起こす。カルバモイル基を含むことでコリンエステラーゼによる分解を受けにくい。また、N受容体への刺激作用が強く、副腎髄質からのアドレナリン遊離を促進させる。4級アンモニウム構造を持つ。

P.155

ベタネコール塩化物

ムスカリン(M)受容体刺激薬

主な商品名 ベサコリン

適応 慢性胃炎、腸管麻痺、排尿困難

作用機序 M_3受容体刺激

主な副作用 コリン作動性クリーゼ、血圧低下

ポイント M_3受容体を刺激することにより、副交感神経興奮様作用を示し、腸管麻痺や排尿困難の治療に用いられる。アセチルコリンと比較して構造内にメチル基を多く持つことでM受容体への選択性が増しており、また、カルバモイル基を含むことでコリンエステラーゼによる分解を受けにくいなどの特徴を持つ。4級アンモニア構造を持つ。

ピロカルピン塩酸塩

ムスカリン(M)受容体刺激薬

主な商品名 サラジェン、サンピロ

適応 緑内障、口腔乾燥症状、眼科検査

作用機序 M_3受容体刺激

主な副作用 眼類天疱瘡、多汗、頻尿

ポイント 毛様体筋の収縮を促し、シュレム管からの眼房水排出による眼圧降下作用と水晶体肥厚による近視性調節麻痺を示す。瞳孔では縮瞳を起こす。また、唾液腺のM_3受容体を刺激することにより、唾液の分泌を促し、口腔乾燥症状を改善する。3級アミン構造を持ち、眼球への浸透性や消化管吸収性はよい。

セビメリン塩酸塩水和物

ムスカリン(M)受容体刺激薬

主な商品名 エボザック、サリグレン

適応 シェーグレン症候群に伴う口腔乾燥症状

作用機序 M_3受容体刺激

主な副作用 嘔気、腹痛、下痢、頻尿

ポイント 唾液腺のM_3受容体を刺激することにより、唾液の分泌を促し、口腔乾燥症状を改善する。3級アミン構造を持ち、消化管吸収性はよい。消化管のM_3受容体刺激による消化管運動の促進が、嘔気や下痢などの副作用の原因と考えられる。

カルプロニウム塩化物

ムスカリン(M)受容体刺激薬

主な商品名 フロジン

適応 脱毛症、乾性脂漏、尋常性白斑

作用機序 M_3受容体刺激

主な副作用 局所発汗、痒み

ポイント 塗布部位での局所的な血管拡張作用により、発毛促進などの様々な薬効を発現している。アセチルコリンとは異なり、コリンエステラーゼ抵抗性を持つため、作用は持続的である。

P.49

ネオスチグミン

間接型副交感神経興奮様薬

主な商品名 ワゴスチグミン

適応 重症筋無力症、消化管機能低下、排尿困難

作用機序 コリンエステラーゼ阻害

主な副作用 コリン作動性クリーゼ(腹痛、縮瞳など)

ポイント コリンエステラーゼの陰性部及びエステル水解部と結合し、エステル水解部をカルバモイル化することでコリンエステラーゼを可逆的に阻害する。また、骨格筋のN_M受容体への親和性を持ち、刺激による骨格筋収縮作用を示すことで重症筋無力症の治療に用いられる。4級アンモニウム構造を持つ。

P.155 P.304

ジスチグミン臭化物

間接型副交感神経興奮様薬

主な商品名 ウブレチド

適応 重症筋無力症、排尿困難、緑内障

作用機序 コリンエステラーゼ阻害

主な副作用 コリン作動性クリーゼ（腹痛、縮瞳など）

ポイント コリンエステラーゼの陰性部及びエステル水解部と結合し、エステル水解部をカルバモイル化することでコリンエステラーゼを可逆的に阻害する。点眼薬としては縮瞳や毛様体筋収縮、シュレム管開口による眼房水排出促進作用などを示す。4級アンモニウム構造を持つ。毒薬。

アンベノニウム塩化物

間接型副交感神経興奮様薬

主な商品名 マイテラーゼ

適応 重症筋無力症

作用機序 コリンエステラーゼ阻害

主な副作用 コリン作動性クリーゼ（腹痛、縮瞳など）

ポイント コリンエステラーゼの陰性部及びエステル水解部と結合し、エステル水解部をカルバモイル化することでコリンエステラーゼを可逆的に阻害する。また、骨格筋のN_M受容体への親和性を持ち、刺激による骨格筋収縮作用を示すことで重症筋無力症の治療に用いられる。4級アンモニウム構造を持つ。

第1章 自律神経系に作用する薬

1-2 副交感神経系に作用する薬

エドロホニウム塩化物

間接型副交感神経興奮様薬

主な商品名	アンチレクス

適応	重症筋無力症の検査

作用機序	コリンエステラーゼ阻害（短時間型）

主な副作用	痙攣、呼吸中枢麻痺

ポイント コリンエステラーゼの陰性部のみと結合し、コリンエステラーゼを非常に弱い力で可逆的に阻害する。副交感神経興奮様作用及び骨格筋刺激による筋収縮作用の持続時間は短く、重症筋無力症に対する診断薬として用いられている（エドロホニウム投与により、一時的に症状が改善する場合に、「陽性」とする）。4級アンモニウム構造を持つ。

プラリドキシムヨウ化物

有機リン中毒解毒薬

主な商品名	パム

適応	有機リン剤の中毒

作用機序	コリンエステラーゼの賦活化

主な副作用	嘔気

ポイント 過剰となったアセチルコリンによる中毒の解毒を行う。リン酸化により非可逆的に阻害されたコリンエステラーゼのリン酸基を切除することでコリンエステラーゼを賦活化（再び作用できるように）し、サリンやパラチオンなどの有機リン系剤による中毒を解毒する。また、本薬剤を用いる際は、M受容体遮断薬であるアトロピンを併用する。

アトロピン硫酸塩水和物

抗コリン薬

主な商品名 リュウアト

適応 診断(眼科領域)、消化管痙攣、徐脈

作用機序 非選択的M(M_1, M_2, M_3)受容体遮断

主な副作用 眼圧上昇、口渇、心悸亢進、排尿困難

ポイント M_1、M_2、M_3受容体の遮断作用により、心拍数増加、平滑筋弛緩、腺分泌抑制、散瞳、遠視性調節麻痺、眼圧上昇などを起こす。緑内障や前立腺肥大症患者への投与は禁忌である。眼科領域にて診断目的で使用した場合、散瞳による羞明(眩しさに過敏になる)が数日にわたって現れるため注意を要する。3級アミン構造を持つ。

スコポラミン臭化水素酸塩水和物

抗コリン薬

主な商品名 ハイスコ

適応 麻酔前投薬、パーキンソニズム

作用機序 非選択的M(M_1, M_2, M_3)受容体遮断

主な副作用 口渇、眠気、心悸亢進、排尿困難、眼圧上昇

ポイント 緑内障や前立腺肥大症患者への投与は禁忌である。3級アミン構造であるため中枢移行性に優れており、鎮静作用や抗パーキンソニズム作用を発現する。市販の酔い止めに含まれる成分としても知られている。麻酔前投薬では、鎮静化の他、腺分泌の抑制も手術中の余計な気道分泌の抑制に寄与している。

トロピカミド

抗コリン薬/散瞳薬

主な商品名 ミドリンM

適応 診断または治療を目的とする散瞳と調節麻痺

作用機序 M_3受容体遮断　　**主な副作用** 眼圧上昇

ポイント M_3受容体遮断作用により、瞳孔括約筋、毛様体筋を弛緩することで散瞳や遠視性調節麻痺などを起こす。また、シュレム管の閉口を招くため、副作用として眼圧が上昇する。緑内障患者への投与は禁忌である。本薬剤により、モルヒネによる縮瞳は抑制できる(モルヒネの副作用による縮瞳は、動眼神経核興奮による、アセチルコリン遊離促進のため)。

シクロペントラート塩酸塩

抗コリン薬/散瞳薬

主な商品名 サイプレジン

適応 診断または治療を目的とする散瞳と調節麻痺

作用機序 M_3受容体遮断　　**主な副作用** 眼圧上昇

ポイント M_3受容体遮断作用により、瞳孔括約筋、毛様体筋を弛緩することで散瞳や遠視性調節麻痺などを起こす。また、シュレム管の閉口を招くため、副作用として眼圧が上昇する。緑内障患者への投与は禁忌である。本薬剤により、モルヒネによる縮瞳は抑制できる(モルヒネの副作用による縮瞳は、動眼神経核興奮による、アセチルコリン遊離促進のため)。

ホマトロピン

抗コリン薬/散瞳薬

主な商品名 ホマトロピン(販売中止)

適応 診断または治療を目的とする散瞳と調節麻痺

作用機序 M_3受容体遮断　　**主な副作用** 眼圧上昇

ポイント M_3受容体遮断作用により、瞳孔括約筋、毛様体筋を弛緩することで散瞳や遠視性調節麻痺などを起こす。また、シュレム管の閉口を招くため、副作用として眼圧が上昇する。緑内障患者への投与は禁忌である。本薬剤により、モルヒネによる縮瞳は抑制できる(モルヒネの副作用による縮瞳は、動眼神経核興奮による、アセチルコリン遊離促進のため)。

プロパンテリン臭化物

抗コリン性鎮痙薬

主な商品名 プロ・バンサイン

適応 消化管運動亢進・疼痛、夜尿症、遺尿症、多汗症

作用機序 M_3受容体遮断

主な副作用 口渇、便秘、排尿困難、心悸亢進、眼圧上昇

ポイント 本薬剤は4級アンモニウム構造を持ち、消化管での吸収性が悪い薬剤である。経口投与により、大部分のM_3受容体遮断作用が消化管で現れ(吸収されにくいため)、腸管平滑筋を弛緩することで鎮痙作用を示す。また、吸収された分は膀胱平滑筋の弛緩や汗分泌の抑制などの作用を示す。緑内障や前立腺肥大症患者への投与は禁忌である。

第1章　自律神経系に作用する薬

1-2　副交感神経系に作用する薬

ブチルスコポラミン臭化物

抗コリン性鎮痙薬

主な商品名 ブスコパン
適応 消化管運動亢進、消化管検査の前処置
作用機序 M_3受容体遮断
主な副作用 口渇、便秘、排尿困難、心悸亢進、眼圧上昇
ポイント 本薬剤は4級アンモニウム構造を持ち、消化管での吸収性が悪い薬剤である。経口投与により、大部分のM_3受容体遮断作用が消化管で現れ（吸収されにくいため）、腸管平滑筋を弛緩することで鎮痙作用を示す。緑内障や前立腺肥大症患者への投与は禁忌である。

メペンゾラート臭化物

抗コリン性鎮痙薬/過敏大腸症治療薬

主な商品名 トランコロン
適応 過敏大腸症
作用機序 M_3受容体遮断
主な副作用 口渇、便秘、排尿困難、心悸亢進、眼圧上昇
ポイント 本薬剤は4級アンモニウム構造を持ち、消化管での吸収性が悪い薬剤である。経口投与により、大部分のM_3受容体遮断作用が消化管で現れ（吸収されにくいため）、腸管平滑筋を弛緩することで鎮痙作用を示す。消化管運動が抑制されるため、過敏大腸症の下痢症状に対して用いられる。緑内障や前立腺肥大症患者への投与は禁忌である。

チキジウム臭化物

抗コリン性鎮痙薬

主な商品名 チアトン

適応 消化管運動亢進、尿路結石

作用機序 M_3受容体遮断

主な副作用 口渇、便秘、排尿困難、心悸亢進、眼圧上昇

ポイント 本薬剤は4級アンモニウム構造を持ち、消化管での吸収性が悪い薬剤である。経口投与により、大部分のM_3受容体遮断作用が消化管で現れ（吸収されにくいため）、腸管平滑筋を弛緩することで鎮痙作用を示す。緑内障や前立腺肥大症患者への投与は禁忌である。

P.179

チオトロピウム臭化物水和物

吸入用抗コリン薬

主な商品名 スピリーバ

適応 慢性閉塞性肺疾患、気管支喘息

作用機序 M_3受容体遮断

主な副作用 口渇、便秘、排尿困難、心悸亢進、眼圧上昇

ポイント 本薬剤は4級アンモニウム構造を持ち、吸入により、気管支平滑筋で作用させる薬剤である。M_3受容体遮断作用により、気管支は拡張する。また、他の種類の抗コリン薬とは異なり、気道分泌をほとんど抑制しない。緑内障や前立腺肥大症患者への投与は禁忌である。

イプラトロピウム臭化物水和物

吸入用抗コリン薬

- **主な商品名** アトロベント
- **適応** 慢性閉塞性肺疾患、気管支喘息
- **作用機序** M_3受容体遮断
- **主な副作用** 口渇、便秘、排尿困難、心悸亢進、眼圧上昇
- **ポイント** 本薬剤は4級アンモニウム構造を持ち、吸入により、気管支平滑筋で作用させる薬剤である。M_3受容体遮断作用により、気管支は拡張する。また、他の種類の抗コリン薬とは異なり、気道分泌をほとんど抑制しない。緑内障や前立腺肥大症患者への投与は禁忌である。

グリコピロニウム臭化物

吸入用抗コリン薬

- **主な商品名** シーブリ、ウルティブロ(配合剤)
- **適応** 慢性閉塞性肺疾患
- **作用機序** M_3受容体遮断
- **主な副作用** 口渇、排尿困難、心悸亢進、眼圧上昇
- **ポイント** 本薬剤は4級アンモニウム構造を持ち、吸入により、気管支平滑筋で作用させる薬剤である。M_3受容体遮断作用により、気管支は拡張する。また、他の種類の抗コリン薬とは異なり、気道分泌をほとんど抑制しない。緑内障や前立腺肥大症患者への投与は禁忌である。

ピペリドレート塩酸塩

鎮痙薬/流早産防止薬

主な商品名 ダクチル

適応 切迫流・早産、消化管の痙攣性疼痛

作用機序 M_3受容体遮断

主な副作用 口渇、便秘、排尿困難、心悸亢進、眼圧上昇

ポイント M_3受容体遮断作用により、消化管や子宮の平滑筋を弛緩させることで、痙攣性疼痛や切迫流・早産の治療に用いられる。緑内障や前立腺肥大症患者への投与は禁忌である。3級アミン構造を持つ。

オキシブチニン塩酸塩

抗コリン性頻尿治療薬

主な商品名 ネオキシ、ポラキス

適応 頻尿、尿意切迫感、尿失禁

作用機序 M_3受容体遮断

主な副作用 口渇、便秘、排尿困難、心悸亢進、眼圧上昇

ポイント M_3受容体遮断作用により、膀胱平滑筋を弛緩させることで、頻尿の治療に用いられる。M_3受容体遮断以外に膀胱平滑筋に対して直接働きかけて弛緩させる作用もある。緑内障患者への投与は禁忌である。頻尿症状に苦しむ場合は、前立腺肥大症患者であっても使用されることがある。本薬剤は膀胱へ選択的に作用する。

第1章 自律神経系に作用する薬

1-2 副交感神経系に作用する薬

プロピベリン塩酸塩

抗コリン性頻尿治療薬

- **主な商品名** バップフォー
- **適応** 頻尿、尿意切迫感、尿失禁、過活動膀胱
- **作用機序** M_3受容体遮断
- **主な副作用** 口渇、便秘、排尿困難、心悸亢進、眼圧上昇
- **ポイント** M_3受容体遮断作用により、膀胱平滑筋を弛緩させることで、頻尿の治療に用いられる。M_3受容体遮断以外に膀胱平滑筋に対して直接働きかけて弛緩させる作用もある。緑内障患者への投与は禁忌である。頻尿症状に苦しむ場合は、前立腺肥大症患者であっても使用されることがある。本薬剤は膀胱へ選択的に作用する。

イミダフェナシン

抗コリン薬/過活動膀胱治療薬

- **主な商品名** ウリトス、ステーブラ
- **適応** 過活動膀胱における頻尿、切迫性尿失禁
- **作用機序** M_3受容体遮断
- **主な副作用** 口渇、便秘、排尿困難、心悸亢進、眼圧上昇
- **ポイント** M_3受容体遮断作用により、膀胱平滑筋を弛緩させることで、頻尿の治療に用いられる。緑内障患者への投与は禁忌である。頻尿症状に苦しむ場合は、前立腺肥大症患者であっても使用されることがある。本薬剤は膀胱へ選択的に作用する。

ソリフェナシンコハク酸塩

新傾向

抗コリン薬/過活動膀胱治療薬

- **主な商品名** ベシケア
- **適応** 過活動膀胱における頻尿、切迫性尿失禁
- **作用機序** M_3受容体遮断
- **主な副作用** 口渇、便秘、排尿困難、心悸亢進、眼圧上昇
- **ポイント** M_3受容体遮断作用により、膀胱平滑筋を弛緩させることで、頻尿の治療に用いられる。緑内障患者への投与は禁忌である。頻尿症状に苦しむ場合は、前立腺肥大症患者であっても使用されることがある。本薬剤は膀胱へ選択的に作用する。

フェソテロジンフマル酸塩

新傾向

抗コリン薬/過活動膀胱治療薬

- **主な商品名** トビエース
- **適応** 過活動膀胱における頻尿、切迫性尿失禁
- **作用機序** M_3受容体遮断
- **主な副作用** 口渇、便秘、排尿困難、心悸亢進、眼圧上昇
- **ポイント** 経口投与後、速やかに代謝され、活性代謝物が薬効を示す。M_3受容体遮断作用により、膀胱平滑筋を弛緩させることで、頻尿の治療に用いられる。緑内障患者への投与は禁忌である。頻尿症状に苦しむ場合は、前立腺肥大症患者であっても使用されることがある。本薬剤は膀胱へ選択的に作用する。

第1章 自律神経系に作用する薬

1-2 副交感神経系に作用する薬

ニコチン

禁煙補助薬

（**主な商品名**）ニコチネル

（**適応**）禁煙の補助　（**作用機序**）ニコチン補充・節刺激

（**主な副作用**）皮膚炎、皮膚腫脹、不眠症、悪夢

（**ポイント**）**ニコチネルTTS**は、タバコ中に含まれるニコチンを経皮的に吸収させることで、禁煙時の離脱症状を軽減させる薬剤である。高用量から開始し、徐々に使用量を減らしていく。10週を超えて使用しないこと（皮膚腫脹や不眠症などの副作用が出現した際には投与を中止する）。妊婦への使用は禁忌。また、ニコチンそのものには、自律神経節刺激作用があり、大量投与によって節遮断作用に転換するという性質がある。

ヘキサメトニウム臭化物

節遮断薬

（**主な商品名**）ヘキサメトニウム

（**適応**）神経化学研究用

（**作用機序**）N_N受容体遮断

（**主な副作用**）起立性低血圧、便秘

（**ポイント**）節遮断作用によって、その臓器、器官での「優位支配神経」の遮断効果が現れる。例えば、血管では交感神経が優位支配神経であるため、節遮断により血管拡張作用が現れる。血管及び汗腺以外では、優位支配神経はほぼ「副交感神経」で占められているため、節遮断薬の投与により、血管と汗腺「以外」では抗コリン作用が現れるとシンプルに考えるとよい。

第2章

体性神経系に
作用する薬

2-1 局所麻酔薬

コカイン塩酸塩

局所麻酔麻薬

主な商品名 コカイン

適応 表面麻酔

作用機序 Na^+チャネル遮断

主な副作用 ショック、振戦、痙攣などの中毒症状

ポイント エステル型の局所麻酔薬。非イオン型で知覚神経に侵入し、イオン型に変換された後に神経の内側からNa^+チャネルを遮断する。脱分極の抑制により、痛覚伝導を抑制する。コカインはアミントランスポーター阻害作用も有するため、血管収縮薬を併用する必要がない。コカインは麻薬であり、表面麻酔でのみ用いられる。

プロカイン塩酸塩

局所麻酔麻薬

主な商品名 プロカニン、ロカイン

適応 浸潤麻酔、伝達麻酔、硬膜外麻酔

作用機序 Na^+チャネル遮断　　**主な副作用** ショック、振戦

ポイント エステル型の局所麻酔薬。非イオン型で知覚神経に侵入し、イオン型に変換された後に神経の内側からNa^+チャネルを遮断する。脱分極の抑制により、痛覚伝導を抑制する。作用の持続化のためには、アドレナリンなどの血管収縮薬を併用する必要がある。塩基性薬剤であり、胃などの酸性部位では薬効を発揮しない。また、組織浸透性が低く、表面麻酔に用いることができない。

テトラカイン塩酸塩

局所麻酔薬

主な商品名	テトカイン

適応 脊椎麻酔、伝達麻酔、硬膜外麻酔、表面麻酔

作用機序 Na^+ チャネル遮断

主な副作用 ショック、中枢神経障害

ポイント エステル型の局所麻酔薬。非イオン型で知覚神経に侵入し、イオン型に変換された後に神経の内側からNa^+チャネルを遮断する。脱分極の抑制により、痛覚伝導を抑制する。作用の持続化のためには、アドレナリンなどの血管収縮薬を併用する必要がある。塩基性薬剤であり、胃などの酸性部位では薬効を発揮しない。

アミノ安息香酸エチル

局所麻酔薬

主な商品名	ビーゾカイン、ハリケイン、ジンジカイン

適応 歯科領域における表面麻酔

作用機序 Na^+ チャネル遮断

主な副作用 ショック、中枢神経障害

ポイント エステル型の局所麻酔薬。酸性部位でも薬効を発揮でき、類薬のピペリジノアセチルアミノ安息香酸エチル(スルカイン)は胃炎などに起因する疼痛に対し、経口投与で用いられる。

リドカイン

局所麻酔薬/不整脈治療薬

主な商品名 キシロカイン

適応 浸潤麻酔、伝達麻酔、硬膜外麻酔、表面麻酔

作用機序 Na^+チャネル遮断

主な副作用 ショック、中枢神経障害

ポイント アミド型の局所麻酔薬であり、コリンエステラーゼによる分解を受けにくい。非イオン型で知覚神経に侵入し、イオン型に変換された後に神経の内側からNa^+チャネルを遮断する。塩基性薬剤であり、胃などの酸性部位では薬効を発揮しない。抗不整脈薬としても用いられる。

メピバカイン塩酸塩

局所麻酔薬

主な商品名 カルボカイン

適応 浸潤麻酔、伝達麻酔、硬膜外麻酔

作用機序 Na^+チャネル遮断

主な副作用 ショック、中枢神経障害

ポイント アミド型の局所麻酔薬であり、コリンエステラーゼによる分解を受けにくい。非イオン型で知覚神経に侵入し、イオン型に変換された後に神経の内側からNa^+チャネルを遮断する。塩基性薬剤であり、胃などの酸性部位では薬効を発揮しない。また、組織浸透性が低く、表面麻酔に用いることができない。

オキセサゼイン

消化管粘膜局所麻酔薬

主な商品名 ストロカイン

適応 胃炎・胃潰瘍に伴う疼痛・嘔吐、過敏性大腸症

作用機序 Na^+チャネル遮断、ガストリン遊離抑制

主な副作用 便秘、食欲不振、頭痛

ポイント アミド型の局所麻酔薬であり、コリンエステラーゼによる分解を受けにくい。Na^+チャネルを遮断し、脱分極の抑制により、痛覚伝導を抑制する。酸性部位でも薬効を発揮できるため、胃炎などに起因する疼痛に対し、経口投与で用いられる。また、ガストリン遊離抑制作用も併せ持ち、胃酸分泌を抑制する。

2-2 骨格筋弛緩薬

ツボクラリン塩化物 塩酸塩水和物

非脱分極性麻酔用筋弛緩薬

主な商品名 ツボクラリン(販売中止)

適応 骨格筋弛緩

作用機序 N_M受容体遮断

主な副作用 アナフィラキシー様症状、呼吸麻痺

ポイント 神経筋接合部のN_M受容体を競合的に遮断し、終板電位の発生(脱分極)を抑制し、骨格筋弛緩作用を示す。ツボクラリン自体は天然品由来の骨格筋弛緩薬であり、ヒスタミン遊離や節遮断などの副作用発現率が合成品(ベクロニウム、ロクロニウム)に比べて高い。過量投与による呼吸麻痺が起きた場合、ネオスチグミンを解毒薬として用いることができる。

ベクロニウム臭化物

非脱分極性麻酔用筋弛緩薬

主な商品名 ベクロニウム

適応 骨格筋弛緩

作用機序 N_M受容体遮断

主な副作用 アナフィラキシー様症状、呼吸麻痺

ポイント 神経筋接合部のN_M受容体を競合的に遮断し、終板電位の発生(脱分極)を抑制し、骨格筋弛緩作用を示す。化学構造の中心にステロイド骨格を持つ合成筋弛緩薬である。過量投与による呼吸麻痺が起きた場合、ネオスチグミンやスガマデクスを解毒薬として用いることができる。

ロクロニウム臭化物

非脱分極性麻酔用筋弛緩薬

主な商品名 エスラックス

適応 骨格筋弛緩

作用機序 N_M受容体遮断

主な副作用 アナフィラキシー様症状、呼吸麻痺

ポイント 神経筋接合部のN_M受容体を競合的に遮断し、終板電位の発生(脱分極)を抑制し、骨格筋弛緩作用を示す。化学構造の中心にステロイド骨格を持つ合成筋弛緩薬である。過量投与による呼吸麻痺が起きた場合、ネオスチグミンやスガマデクスを解毒薬として用いることができる。

ネオスチグミン

間接型副交感神経興奮様薬

- (主な商品名) ワゴスチグミン
- (適応) 重症筋無力症、非脱分極性筋弛緩薬への拮抗
- (作用機序) コリンエステラーゼ阻害
- (主な副作用) コリン作動性クリーゼ(腹痛、縮瞳など)
- (ポイント) コリンエステラーゼを阻害し、アセチルコリンの分解を抑制する。また、骨格筋のN_M受容体への親和性を持ち、刺激による骨格筋収縮作用を示す。ツボクラリンやベクロニウムなどの骨格筋弛緩作用に競合するため、これらの解毒薬として用いられる。

スガマデクスナトリウム

解毒剤

- (主な商品名) ブリディオン
- (適応) ベクロニウムまたはロクロニウムの解毒
- (作用機序) 筋弛緩作用の解毒
- (主な副作用) 悪心、嘔吐、心室細動、冠動脈攣縮
- (ポイント) スガマデクスは、ステロイド系筋弛緩薬(ベクロニウム、ロクロニウム)に高い親和性を有しており、これらを包接することで、筋弛緩作用を減弱させている。

第2章 体性神経系に作用する薬

2-2 骨格筋弛緩薬

スキサメトニウム塩化物水和物

脱分極性麻酔用筋弛緩薬

主な商品名 レラキシン

適応 骨格筋弛緩　**作用機序** N_M受容体の持続的脱分極

主な副作用 悪性高熱症、心停止、呼吸抑制

ポイント 神経筋接合部のN_M受容体を刺激して持続的脱分極を起こし、N_M受容体の脱感作により、骨格筋弛緩作用を示す。本薬剤は、アセチルコリンが2つ連なった化学構造であるため、コリンエステラーゼによる分解を受ける。よって、コリンエステラーゼ阻害薬の併用により、スキサメトニウムの骨格筋弛緩作用は増強される。スキサメトニウムの解毒にネオスチグミンを用いることはできない。

ダントロレンナトリウム水和物

末梢性骨格筋弛緩薬

主な商品名 ダントリウム

適応 痙性麻痺、全身こむら返り病、悪性症候群

作用機序 リアノジン受容体遮断

主な副作用 黄疸、肝障害、呼吸不全

ポイント リアノジン受容体の遮断により、T管(横行小管)から筋小胞体への伝達経路を遮断し、筋小胞体からのCa^{2+}の遊離を抑制し、骨格筋を弛緩させる。作用点が筋小胞体であるため、骨格筋の直接電気刺激による筋収縮であっても、筋弛緩作用を示すことができる。

ヘミコリニウム

末梢性骨格筋弛緩薬

- **主な商品名** ―（販売されていない）
- **適応** ―
- **作用機序** 運動神経終末へのコリン取り込み阻害
- **主な副作用** ―
- **ポイント** 運動神経終末へのコリンの取り込みを阻害する。運動神経内でのアセチルコリンの合成を抑制し、筋弛緩作用を示す。

A型ボツリヌス毒素

末梢性骨格筋弛緩薬

- **主な商品名** ボトックス、ボトックスビスタ
- **適応** 眼瞼痙攣、痙攣性発声障害、過活動膀胱、表情皺
- **作用機序** 運動神経終末からのアセチルコリン遊離抑制
- **主な副作用** 眼瞼下垂、頭痛、嚥下障害、呼吸障害
- **ポイント** 運動神経終末に作用し、アセチルコリンの遊離を抑制することで筋弛緩作用を示す。眼瞼痙攣や顔面痙攣の治療薬として使用される一方、近年では筋弛緩作用で「皺(しわ)」が取れることから、美容目的で使用される機会が増加してきている。

硫酸マグネシウム水和物

子宮収縮抑制薬

主な商品名 マグセント(配合剤)、マグネゾール(配合剤)

適応 切迫早産、子癇

作用機序 Ca^{2+}との置換

主な副作用 マグネシウム中毒

ポイント 平滑筋、骨格筋、運動神経終末部のCa^{2+}と置換されることで、平滑筋や骨格筋の収縮反応を抑制すると考えられている。

テトロドトキシン

フグ毒

主な商品名 ―

適応 ―

作用機序 Na^+チャネル遮断

主な副作用 ―

ポイント 運動神経においてNa^+チャネルを遮断し、運動神経終末までの刺激伝導を抑制することで、アセチルコリンの遊離を抑制する。テトロドトキシンはフグに含まれ、摂取により呼吸筋麻痺の原因になり得る。

クロルフェネシン カルバミン酸エステル

中枢性筋弛緩薬

主な商品名 リンラキサー

適応 運動器疾患に伴う有痛性痙縮

作用機序 γ-運動ニューロンなどの抑制

主な副作用 眠気、めまい

ポイント 中枢性筋弛緩薬であり、多シナプス反射を抑制できる。γ-運動ニューロンなどの抑制により、骨格筋の収縮を抑制する。

エペリゾン塩酸塩

中枢性筋弛緩薬

主な商品名 ミオナール

適応 筋緊張、痙性麻痺

作用機序 γ-運動ニューロン抑制

主な副作用 眠気、めまい

ポイント 中枢性筋弛緩薬であり、単シナプス反射、多シナプス反射を抑制できる。γ-運動ニューロンを抑制し、筋紡錘の感受性を低下させることで、骨格筋の収縮を抑制する。

第2章 体性神経系に作用する薬

2-2 骨格筋弛緩薬

53

バクロフェン

中枢性筋弛緩薬

主な商品名 ギャバロン、リオレサール
適応 痙性麻痺
作用機序 $GABA_B$受容体刺激
主な副作用 意識障害、呼吸抑制、依存性
ポイント 中枢性筋弛緩薬であり、単シナプス反射、多シナプス反射を抑制できる。GABA誘導体であり、$GABA_B$受容体を刺激し、γ-運動ニューロンを抑制することで骨格筋を弛緩させる。

チザニジン塩酸塩

中枢性筋弛緩薬

主な商品名 テルネリン
適応 筋緊張、痙性麻痺
作用機序 α_2受容体刺激
主な副作用 急激な血圧低下、眠気、めまい
ポイント 中枢性筋弛緩薬であり、α_2受容体を刺激し、γ-運動ニューロンを抑制することで骨格筋を弛緩させる。本薬剤は、主としてCYP1A2にて代謝されるため、CYP1A2を強く阻害する薬剤(フルボキサミン、シプロフロキサシン)との併用は禁忌である。また、喫煙によりCYP1A2が誘導された場合には薬効の低下がみられる。

第3章

中枢神経系に
作用する薬

3-1　全身麻酔薬

ハロタン

吸入麻酔薬

主な商品名　フローセン（販売中止）

適応　全身麻酔

作用機序　不規則的下行性麻痺

主な副作用　悪性高熱、呼吸抑制、肝障害、不整脈

ポイント　手術時の全身麻酔薬として、吸入にて用いられていた。強力な麻酔作用を示す。心筋のカテコールアミン（ノルアドレナリンなど）に対する感受性増大作用が強く、頻脈性の不整脈を招きやすい。また、他の全身麻酔薬と比較して血液/ガス分配係数が大きい。

セボフルラン

吸入麻酔薬

主な商品名　セボフレン

適応　全身麻酔

作用機序　不規則的下行性麻痺

主な副作用　悪性高熱、呼吸抑制、肝障害、不整脈

ポイント　手術時の全身麻酔薬として、吸入にて用いられる。強力な麻酔作用を示す。心筋のカテコールアミン（ノルアドレナリンなど）に対する感受性増大作用はハロタンよりも弱い。

イソフルラン

吸入麻酔薬

主な商品名 イソフルラン

適応 全身麻酔

作用機序 不規則的下行性麻痺

主な副作用 悪性高熱、呼吸抑制、肝障害、不整脈

ポイント 手術時の全身麻酔薬として、吸入にて用いられる。強力な麻酔作用を示す。心筋のカテコールアミン（ノルアドレナリンなど）に対する感受性増大作用はハロタンよりも弱い。

亜酸化窒素

吸入麻酔薬

主な商品名 笑気ガス（住友精化）

適応 全身麻酔、鎮痛

作用機序 不規則的下行性麻痺

主な副作用 酸素欠乏症、造血機能障害

ポイント 手術時の全身麻酔薬として、吸入にて用いられる。強力な鎮痛作用を示す。酸素欠乏に陥りやすいため、吸気中酸素濃度を20％以上に保つ。また、他の全身麻酔薬と比較してMAC（最小肺胞濃度）が大きい。

第3章 中枢神経系に作用する薬

3-1 全身麻酔薬

チオペンタールナトリウム

バルビツール酸系全身麻酔薬

主な商品名 ラボナール

適応 全身麻酔

作用機序 バルビツレート結合部位への結合

主な副作用 ショック、呼吸停止、呼吸抑制

ポイント 超短時間作用型バルビツール酸系薬である。$GABA_A$受容体Cl⁻チャネル複合体においてバルビツレート結合部位に結合し、Cl⁻チャネルを開口する。その結果Cl⁻が細胞内に流入し中枢神経において過分極を起こす。作用持続時間が短いのは、投与後、脂肪組織への再分配が速やかなためである（代謝、排泄が速やかだという理由ではない）。

チアミラールナトリウム

バルビツール酸系全身麻酔薬

主な商品名 イソゾール、チトゾール

適応 全身麻酔

作用機序 バルビツレート結合部位への結合

主な副作用 ショック、呼吸停止、呼吸抑制

ポイント 超短時間作用型バルビツール酸系薬である。$GABA_A$受容体Cl⁻チャネル複合体においてバルビツレート結合部位に結合し、Cl⁻チャネルを開口する。その結果Cl⁻が細胞内に流入し中枢神経において過分極を起こす。作用持続時間が短いのは、投与後、脂肪組織への再分配が速やかなためである（代謝、排泄が速やかだという理由ではない）。

プロポフォール

全身麻酔薬

主な商品名 ディプリバン
適応 全身麻酔
作用機序 $GABA_A$受容体賦活化
主な副作用 低血圧、不整脈、覚醒遅延
ポイント 超短時間作用型非ベンゾジアゼピン系薬である。$GABA_A$受容体Cl^-チャネル複合体に作用することでGABA作用を増強し、Cl^-チャネルを開口させる。その結果Cl^-が細胞内に流入し中枢神経において過分極を起こす。

ミダゾラム

全身麻酔薬

主な商品名 ドルミカム、ミダフレッサ
適応 全身麻酔
作用機序 ベンゾジアゼピン受容体刺激
主な副作用 依存性、不整脈、呼吸抑制
ポイント ベンゾジアゼピン系薬である。$GABA_A$受容体Cl^-チャネル複合体においてベンゾジアゼピン受容体を刺激することでGABA作用を増強し、Cl^-チャネルを開口させる。その結果Cl^-が細胞内に流入し中枢神経において過分極を起こす。

第3章 中枢神経系に作用する薬

3-1 全身麻酔薬

ケタミン塩酸塩

全身麻酔薬

主な商品名 ケタラール

適応 全身麻酔

作用機序 NMDA受容体遮断

主な副作用 急性心不全、呼吸抑制、夢、幻覚、興奮

ポイント NMDA受容体遮断薬。大脳皮質−視床系に作用し、大脳皮質を抑制し痛覚を消失させるが、大脳辺縁系は活性化する。解離性麻酔薬である。

ドロペリドール

麻酔用神経遮断薬

主な商品名 ドロレプタン

適応 全身・局所麻酔の補助、麻酔前投薬

作用機序 D_2受容体遮断

主な副作用 血圧低下、不整脈、呼吸抑制

ポイント フェンタニルとの併用により、意識を保ったまま手術可能な神経遮断性麻酔を行うことができる。

3-2 催眠薬　　　　　　　　　　　　　　　　　　　P.77

フェノバルビタール

バルビツール酸系薬

主な商品名 フェノバール

適応 不眠症、不安、てんかん

作用機序 バルビツレート結合部位への結合

主な副作用 呼吸抑制、依存性、耐性

ポイント 長時間作用型バルビツール酸系薬である。GABA$_A$受容体Cl⁻チャネル複合体においてバルビツレート結合部位に結合し、Cl⁻チャネルを開口させ、過分極を起こす。REM睡眠の抑制作用が強い。過量投与時の呼吸麻痺には、解毒薬として炭酸水素ナトリウムやジモルホラミンが使用される。酸性薬物。CYP3Aの誘導作用あり。

ペントバルビタールカルシウム

バルビツール酸系薬

主な商品名 ラボナ

適応 不眠症、不安、麻酔前投薬

作用機序 バルビツレート結合部位への結合

主な副作用 呼吸抑制、依存性、耐性

ポイント 短時間作用型バルビツール酸系薬である。中枢神経のGABA$_A$受容体Cl⁻チャネル複合体においてバルビツレート結合部位に結合し、Cl⁻チャネルを開口させ、過分極を起こす。REM睡眠の抑制作用が強い。

第3章　中枢神経系に作用する薬

3-2　催眠薬

フルラゼパム塩酸塩

ベンゾジアゼピン系睡眠薬

- **主な商品名** ダルメート
- **適応** 不眠症、麻酔前投薬
- **作用機序** ベンゾジアゼピン受容体刺激
- **主な副作用** 依存性、呼吸抑制、持ち越し効果
- **ポイント** 中枢神経のGABA_A受容体Cl⁻チャネル複合体においてベンゾジアゼピン受容体を刺激することでGABA作用を増強し、Cl⁻チャネルを開口させ、過分極を起こす。本薬剤は、長時間作用型ベンゾジアゼピン系薬であるため、副作用は前向性健忘に比べ、持ち越し効果を発現しやすい。重症筋無力症、緑内障の患者には投与禁忌である。

クアゼパム

ベンゾジアゼピン系睡眠薬

- **主な商品名** ドラール
- **適応** 不眠症、麻酔前投薬
- **作用機序** ベンゾジアゼピン受容体刺激
- **主な副作用** 依存性、呼吸抑制、持ち越し効果
- **ポイント** 長時間作用型ベンゾジアゼピン系薬である。重症筋無力症、緑内障の患者には投与禁忌である。ベンゾジアゼピン系の中では、筋弛緩などの副作用は比較的少ない。本薬剤は難溶性であり、食事により吸収性が増し血中濃度の上昇がみられるため、必ず空腹時に服用すること。

フルニトラゼパム

ベンゾジアゼピン系睡眠薬

- **主な商品名** サイレース
- **適応** 不眠症、麻酔前投薬
- **作用機序** ベンゾジアゼピン受容体刺激
- **主な副作用** 依存性、呼吸抑制、持ち越し効果
- **ポイント** 中時間作用型ベンゾジアゼピン系薬である。中枢神経のGABA$_A$受容体Cl⁻チャネル複合体においてベンゾジアゼピン受容体を刺激することでGABA作用を増強し、Cl⁻チャネルを開口させ、過分極を起こす。重症筋無力症、緑内障の患者には投与禁忌である。また、呼吸機能が著しく低下している患者にも原則使用しない。

新傾向

エスタゾラム

ベンゾジアゼピン系睡眠薬

- **主な商品名** ユーロジン
- **適応** 不眠症、麻酔前投薬
- **作用機序** ベンゾジアゼピン受容体刺激
- **主な副作用** 依存性、呼吸抑制、持ち越し効果
- **ポイント** 中時間作用型ベンゾジアゼピン系薬である。中枢神経のGABA$_A$受容体Cl⁻チャネル複合体においてベンゾジアゼピン受容体を刺激することでGABA作用を増強し、Cl⁻チャネルを開口させ、過分極を起こす。重症筋無力症患者には投与禁忌であるが、本薬剤には緑内障の発生報告がなく、急性閉塞隅角緑内障患者にも使用できる。

ロルメタゼパム

ベンゾジアゼピン系睡眠薬

主な商品名 エバミール、ロラメット
適応 不眠症
作用機序 ベンゾジアゼピン受容体刺激
主な副作用 依存性、呼吸抑制、持ち越し効果
ポイント 中時間作用型ベンゾジアゼピン系薬である。重症筋無力症、緑内障の患者には投与禁忌である。また、呼吸機能が著しく低下している患者にも原則使用しない。本薬剤の代謝にはCYPが関与していないため、CYP誘導またはCYP阻害などの作用を持つ薬剤との併用は問題にならない。

リルマザホン塩酸塩水和物

ベンゾジアゼピン系睡眠薬

主な商品名 リスミー
適応 不眠症、麻酔前投薬
作用機序 ベンゾジアゼピン受容体刺激
主な副作用 依存性、呼吸抑制、前向性健忘
ポイント 短時間作用型ベンゾジアゼピン系薬であるため、副作用は持ち越し効果に比べ、前向性健忘を発現しやすい。重症筋無力症、緑内障の患者には投与禁忌である。また、呼吸機能が著しく低下している患者にも原則使用しない。

トリアゾラム

ベンゾジアゼピン系睡眠薬

主な商品名 ハルシオン

適応 不眠症、麻酔前投薬

作用機序 ベンゾジアゼピン受容体刺激

主な副作用 依存性、呼吸抑制、前向性健忘

ポイント 超短時間作用型ベンゾジアゼピン系薬であるため、副作用は持ち越し効果に比べ、前向性健忘を発現しやすい。重症筋無力症、緑内障の患者には投与禁忌である。本薬剤は、主としてCYP3A4にて代謝されるため、CYP3A4を強く阻害する薬剤(アゾール系抗真菌薬、HIVプロテアーゼ阻害薬など)との併用は禁忌である。

ブロチゾラム

チエノトリアゾロジアゼピン系睡眠導入剤

主な商品名 レンドルミン

適応 不眠症、麻酔前投薬

作用機序 ベンゾジアゼピン受容体刺激

主な副作用 依存性、呼吸抑制、前向性健忘

ポイント 短時間作用型ベンゾジアゼピン系薬であるため、副作用は持ち越し効果に比べ、前向性健忘を発現しやすい。重症筋無力症、緑内障の患者には投与禁忌である。また、呼吸機能が著しく低下している患者にも原則使用しない。

第3章 中枢神経系に作用する薬

3-2 催眠薬

65

フルマゼニル

ベンゾジアゼピン受容体拮抗薬

主な商品名 アネキセート

適応 ベンゾジアゼピン系薬による呼吸抑制の改善

作用機序 ベンゾジアゼピン受容体遮断

主な副作用 ショック、血圧上昇

ポイント ベンゾジアゼピン受容体を遮断し、ベンゾジアゼピン系薬の作用に拮抗することで、解毒薬として用いられる。

ゾルピデム酒石酸塩

非ベンゾジアゼピン系睡眠薬

主な商品名 マイスリー

適応 不眠症　　**作用機序** ベンゾジアゼピン受容体刺激

主な副作用 依存性、呼吸抑制、前向性健忘

ポイント 非ベンゾジアゼピン系薬。超短時間作用型であるため、副作用は持ち越し効果に比べ、前向性健忘を発現しやすい。ベンゾジアゼピン受容体のうちω_1受容体（α_1サブユニット）を選択的に刺激し、GABA作用を増強する。ω_2受容体への刺激作用が弱いことから、他の催眠薬に比べ筋弛緩作用が弱い。重症筋無力症、緑内障の患者には投与禁忌である。また、呼吸機能が著しく低下している患者にも原則使用しない。

ゾピクロン

非ベンゾジアゼピン系睡眠薬

- 主な商品名 アモバン
- 適応 不眠症、麻酔前投薬
- 作用機序 ベンゾジアゼピン受容体刺激
- 主な副作用 依存性、呼吸抑制、前向性健忘
- ポイント 非ベンゾジアゼピン系薬。超短時間作用型であるため、副作用は持ち越し効果に比べ、前向性健忘を発現しやすい。重症筋無力症、緑内障の患者には投与禁忌である。また、呼吸機能が著しく低下している患者にも原則使用しない。本薬剤には独特の苦味がある。

エスゾピクロン

非ベンゾジアゼピン系睡眠薬

- 主な商品名 ルネスタ
- 適応 不眠症
- 作用機序 ベンゾジアゼピン受容体刺激
- 主な副作用 依存性、呼吸抑制、前向性健忘
- ポイント 非ベンゾジアゼピン系薬。超短時間作用型であるため、副作用は持ち越し効果に比べ、前向性健忘を発現しやすい。重症筋無力症、緑内障の患者には投与禁忌である。また、呼吸機能が著しく低下している患者にも原則使用しない。本薬剤はラセミ体であるゾピクロンの、薬理活性を持つS-エナンチオマーである。エスゾピクロンにも、ゾピクロン同様の苦味がある。

ラメルテオン

メラトニン受容体刺激薬

主な商品名 ロゼレム

適応 不眠症

作用機序 MT_1、MT_2受容体刺激

主な副作用 めまい、頭痛、眠気

ポイント MT_1及びMT_2受容体を刺激することで、催眠作用を示す。入眠の改善を示すが、体内時計の正常化や、速やかな覚醒ができるなどの使用感が得られることが多い。本薬剤は、主として**CYP1A2**にて代謝されるため、**CYP1A2**を強く阻害する**フルボキサミン**との併用は禁忌である。

スボレキサント

オレキシン受容体遮断薬

主な商品名 ベルソムラ

適応 不眠症

作用機序 オレキシン受容体遮断

主な副作用 疲労感、眠気、頭痛、悪夢

ポイント 中時間作用型の催眠薬である。覚醒に関与するオレキシン受容体の遮断により、催眠作用を発現する。本薬剤は、主として**CYP3A**にて代謝されるため、**CYP3A**を強く阻害する薬剤(**クラリスロマイシン**、**アゾール系抗真菌薬**、**HIVプロテアーゼ阻害薬**など)との併用は禁忌である。

レンボレキサント

オレキシン受容体遮断薬

- 主な商品名 デエビゴ
- 適応 不眠症
- 作用機序 オレキシン受容体遮断
- 主な副作用 傾眠、頭痛、倦怠感
- ポイント 覚醒に関与するオレキシン受容体の遮断により、催眠作用を発現する。本薬剤は、主としてCYP3Aにて代謝されるが、併用禁忌はない。

ブロモバレリル尿素

催眠鎮静薬

- 主な商品名 ブロバリン
- 適応 不眠症
- 作用機序 Br⁻遊離促進
- 主な副作用 依存性、頭痛、悪心、嘔吐
- ポイント Br⁻遊離により、神経細胞の興奮性を抑制する。投与中止時に痙攣発作や振戦、不安などの離脱症状が現れることがある。

3-3 鎮痛薬

第3章 中枢神経系に作用する薬

3-3 鎮痛薬

💊💊💊

モルヒネ塩酸塩水和物

麻薬性鎮痛薬

主な商品名 アンペック、オプソ
適応 癌性疼痛、咳嗽　**作用機序** μ受容体刺激、咳中枢抑制
主な副作用 依存性、呼吸抑制、嘔吐、便秘、縮瞳、眠気
ポイント μ受容体を刺激し、上行性痛覚伝導系の抑制及び下行性抑制神経の賦活化により鎮痛作用を示す。また、副作用はCTZのD_2受容体刺激により嘔吐が、眼ではアセチルコリン遊離促進により縮瞳が、消化管ではアセチルコリン遊離抑制により便秘がそれぞれ現れる。モルヒネによる縮瞳は、抗コリン薬により抑制される。過量投与(急性中毒)時の呼吸麻痺には、麻薬拮抗薬(ナロキソン、レバロルファン)を用いる。

P.171

💊💊💊

コデインリン酸塩水和物

止瀉薬/鎮咳薬/麻薬性鎮痛薬

主な商品名 コデインリン酸塩
適応 咳嗽、疼痛、下痢
作用機序 μ受容体刺激、咳中枢抑制
主な副作用 依存性、呼吸抑制、嘔吐、便秘、縮瞳、眠気
ポイント μ受容体を刺激し、上行性痛覚伝導系の抑制及び下行性抑制神経の賦活化により鎮痛作用を示す。また、延髄咳中枢を直接抑制することで、鎮咳作用を示す。鎮痛、鎮咳、依存性などはすべてモルヒネより弱い。

P.171

ジヒドロコデインリン酸塩

止瀉薬/鎮咳薬/麻薬性鎮痛薬

| 主な商品名 | ジヒドロコデインリン酸塩 |

適応 咳嗽、疼痛、下痢

作用機序 μ受容体刺激、咳中枢抑制

主な副作用 依存性、呼吸抑制、嘔吐、便秘、縮瞳、眠気

ポイント μ受容体を刺激し、上行性痛覚伝導系の抑制及び下行性抑制神経の賦活化により鎮痛作用を示す。また、延髄咳中枢を直接抑制することで、鎮咳作用を示す。鎮痛、鎮咳、依存性などはすべてモルヒネより弱く、コデインよりも強い。コデインと同濃度の製剤であれば、半量で同程度の薬効が期待できる。

オキシコドン 塩酸塩水和物

麻薬性鎮痛薬

主な商品名 オキノーム

適応 癌性疼痛

作用機序 μ受容体刺激

主な副作用 依存性、呼吸抑制、嘔吐、便秘、縮瞳、眠気

ポイント μ受容体を刺激し、上行性痛覚伝導系の抑制及び下行性抑制神経の賦活化により鎮痛作用を示す。経口投与の場合、モルヒネよりも強力な鎮痛作用を示す。モルヒネ、フェンタニルと共に、オピオイドローテーションに用いられる。

第3章 中枢神経系に作用する薬

3-3 鎮痛薬

71

ペチジン塩酸塩

合成麻薬

主な商品名 ペチジン

適応 疼痛、麻酔前投薬、無痛分娩

作用機序 μ受容体刺激

主な副作用 依存性、呼吸抑制、嘔吐、便秘、縮瞳、眠気

ポイント μ受容体を刺激し、上行性痛覚伝導系の抑制及び下行性抑制神経の賦活化により鎮痛作用を示す。唯一、モルヒネよりも鎮痛作用の弱い合成麻薬鎮痛薬である。鎮痙作用を有する。

メサドン塩酸塩

合成麻薬

主な商品名 メサペイン

適応 中等度から高度の癌性疼痛

作用機序 μ受容体刺激

主な副作用 依存性、呼吸抑制、便秘、縮瞳、QT延長

ポイント μ受容体を刺激し、上行性痛覚伝導系の抑制及び下行性抑制神経の賦活化により鎮痛作用を示す。モルヒネよりも強力な鎮痛作用を示す。本薬剤は、他の強オピオイド鎮痛剤から切り替えて使用する。

フェンタニル

合成麻薬

主な商品名 アブストラル、イーフェン、デュロテップ、フェントス

適応 癌性疼痛、全身麻酔　**作用機序** μ 受容体刺激

主な副作用 依存性、呼吸抑制、嘔吐、便秘、縮瞳、眠気

ポイント μ 受容体を選択的に刺激することにより、非常に強い鎮痛作用を示す。舌下錠や貼付剤など様々な剤形があり、貼付剤では貼った部位が高温になると、フェンタニルの吸収性が増大し、呼吸抑制などの致死的症状を引き起こす危険性がある。フェンタニル自身の作用持続時間は短い(剤形の工夫で補っている)。

レミフェンタニル塩酸塩

合成麻薬

主な商品名 アルチバ

適応 全身麻酔

作用機序 μ 受容体刺激

主な副作用 筋硬直、徐脈、血圧低下、呼吸抑制、嘔吐

ポイント μ 受容体を選択的に刺激することにより、非常に強い鎮痛作用を示す。フェンタニル同様、作用持続時間は短い。

第3章　中枢神経系に作用する薬

3-3　鎮痛薬

ペンタゾシン

非麻薬性鎮痛薬

主な商品名 ソセゴン

適応 癌性疼痛、麻酔前投薬、胃・尿路などの鎮痛

作用機序 κ受容体刺激、μ受容体部分刺激

主な副作用 呼吸抑制、依存性

ポイント 非麻薬性鎮痛薬である。κ受容体刺激作用により、鎮痛作用を示す。弱いμ受容体遮断作用(麻薬拮抗作用)を持つため、麻薬依存患者に使用すると退薬症候群を起こす。また、錠剤にはナロキソンが添加されており、溶解させて注射しても効果はなく、麻薬依存患者であれば退薬症候群が誘発される。

ブプレノルフィン

非麻薬性鎮痛薬

主な商品名 ノルスパン、レペタン

適応 癌性疼痛、麻酔前投薬、胃・尿路などの鎮痛

作用機序 μ受容体部分刺激

主な副作用 呼吸抑制、依存性

ポイント 非麻薬性鎮痛薬である。μ受容体への刺激作用により、鎮痛作用を示す。部分刺激薬であるため、μ受容体に対して遮断作用も持ち、モルヒネ併用時にはモルヒネの作用に拮抗する。

トラマドール塩酸塩

非麻薬性鎮痛薬

主な商品名 トラマール、ワントラム、トラムセット（配合剤）

適応 癌性疼痛、慢性疼痛

作用機序 μ受容体刺激、セロトニン・ノルアドレナリン再取り込み阻害

主な副作用 便秘、依存性、眠気、嘔吐

ポイント 非麻薬性鎮痛薬である。μ受容体刺激作用やセロトニン・ノルアドレナリン再取り込み阻害作用により、鎮痛作用を示す。臨床ではトラマドールとアセトアミノフェンの合剤である**トラムセット**も頻用されている。セロトニン再取り込み阻害による下痢、μ受容体刺激による便秘、どちらの副作用も起こすことがある。

プレガバリン

疼痛治療薬

主な商品名 リリカ

適応 神経障害性疼痛、線維筋痛症

作用機序 Ca^{2+}チャネル遮断

主な副作用 めまい、傾眠、心不全、腎障害、嘔吐

ポイント 非麻薬性鎮痛薬である。中枢神経系において$\alpha_2\delta$サブユニットへの結合を介して、Ca^{2+}チャネルを遮断し、グルタミン酸など痛みに関与する伝達物質の遊離を抑制する。眠気や吐き気などの副作用があり、また、急な服薬中止もこれらの副作用の発現を助長する。腎排泄型の薬剤で、腎機能の程度により、用量が細かく設定されている。

ナロキソン塩酸塩

麻薬拮抗薬

主な商品名 ナロキソン

適応 麻薬による呼吸抑制・覚醒遅延

作用機序 μ受容体遮断

主な副作用 肺水腫、血圧上昇

ポイント μ受容体を遮断することにより、麻薬による呼吸抑制(急性中毒)の解毒に用いられる。慢性中毒患者では、退薬症候群を起こすことがあるため、本薬剤は使用しない。

レバロルファン酒石酸塩

麻薬拮抗薬

主な商品名 ロルファン

適応 麻薬による呼吸抑制

作用機序 μ受容体遮断

主な副作用 呼吸抑制、幻視

ポイント μ受容体を遮断することにより、麻薬による呼吸抑制(急性中毒)の解毒に用いられる。慢性中毒患者では、退薬症候群を起こすことがあるため、本薬剤は使用しない。

3-4 抗てんかん薬　　　　　　　　　　　　P.61

フェノバルビタール

バルビツール酸系薬

| 主な商品名 | フェノバール |

適応 不眠症、不安、てんかん

作用機序 バルビツレート結合部位への結合

主な副作用 呼吸抑制、依存性、耐性

ポイント 催眠作用を目的として使用する時よりも、少量で抗てんかん作用を示すことができる。強直間代発作と部分発作に用いられるが、欠神発作には使用することができない。CYP3Aの誘導作用を示すため、これらが関与する併用薬の薬効を減弱させることがある。

プリミドン

バルビツール酸系薬

主な商品名 プリミドン

適応 てんかん

作用機序 バルビツレート結合部位への結合

主な副作用 依存性、眠気、再生不良性貧血

ポイント 体内でフェノバルビタールに代謝されて作用する（フェノバルビタールと併用したとしても、作用点が同じであるため、相乗作用が現れることはない）。

第3章 中枢神経系に作用する薬

3-4 抗てんかん薬

フェニトイン

抗てんかん薬

主な商品名 アレビアチン、ヒダントール

適応 てんかん

作用機序 Na^+チャネル遮断

主な副作用 血液障害、Stevens-Johnson症候群、歯肉増殖

ポイント Na^+チャネル遮断により、神経の興奮性を抑制し、抗てんかん作用を示す。強直間代発作と部分発作に用いられるが、欠神発作には使用することができない。CYP3AやP糖タンパク質の誘導作用を示すため、これらが関与する併用薬の薬効を減弱させることがある。

カルバマゼピン

抗てんかん薬/躁状態治療薬

主な商品名 テグレトール

適応 てんかん、躁病、三叉神経痛

作用機序 Na^+チャネル遮断

主な副作用 血液障害、Stevens-Johnson症候群

ポイント Na^+チャネル遮断により、神経の興奮性を抑制し、抗てんかん作用を示す。強直間代発作と部分発作に用いられるが、欠神発作には使用することができない。また、Na^+チャネル遮断により、痛覚伝導を抑制できるため三叉神経痛に対しても用いられる。CYP3A4の誘導作用を示すため、これらが関与する併用薬の薬効を減弱させることがある。

エトスクシミド

抗てんかん薬

主な商品名 エピレオプチマル、ザロンチン

適応 てんかん

作用機序 T型Ca^{2+}チャネル遮断

主な副作用 血液障害、Stevens-Johnson症候群

ポイント T型Ca^{2+}チャネルの遮断により、T電流(低閾値Ca^{2+}電流)を抑制し、抗てんかん作用を示す。欠神発作に用いられ、強直間代発作や部分発作には用いられない。

トリメタジオン

抗てんかん薬

主な商品名 ミノアレ

適応 てんかん

作用機序 T型Ca^{2+}チャネル遮断

主な副作用 血液障害、Stevens-Johnson症候群

ポイント T型Ca^{2+}チャネルの遮断により、T電流(低閾値Ca^{2+}電流)を抑制し、抗てんかん作用を示す。欠神発作に用いられ、強直間代発作や部分発作には用いられない。

ジアゼパム

抗てんかん薬/抗不安薬

主な商品名 セルシン、ホリゾン

適応 てんかん重積発作、うつ、不安、麻酔前投薬

作用機序 ベンゾジアゼピン受容体刺激

主な副作用 依存性、呼吸抑制、眠気

ポイント 中枢神経のGABA$_A$受容体Cl⁻チャネル複合体において、ベンゾジアゼピン受容体を刺激することでGABA作用を増強し、Cl⁻チャネルを開口させ、過分極を起こす。緑内障や重症筋無力症患者への投与は禁忌である。また、主としてCYP3A4にて代謝されるため、CYP3A4を強く阻害するリトナビルとの併用は禁忌である。

クロナゼパム

ベンゾジアゼピン系薬

主な商品名 ランドセン、リボトリール

適応 てんかん

作用機序 ベンゾジアゼピン受容体刺激

主な副作用 依存性、呼吸抑制、眠気

ポイント 中枢神経のGABA$_A$受容体Cl⁻チャネル複合体において、ベンゾジアゼピン受容体を刺激することでGABA作用を増強し、Cl⁻チャネルを開口させ、過分極を起こす。緑内障や重症筋無力症患者への投与は禁忌である。強直間代発作、欠神発作、部分発作に用いられる。

クロバザム

ベンゾジアゼピン系薬

主な商品名 マイスタン

適応 てんかん

作用機序 ベンゾジアゼピン受容体刺激

主な副作用 依存性、呼吸抑制、眠気

ポイント 中枢神経のGABA$_A$受容体Cl$^-$チャネル複合体において ベンゾジアゼピン受容体を刺激することでGABA作用を増強し、Cl$^-$チャネルを開口させ、過分極を起こす。緑内障や重症筋無力症患者への投与は禁忌である。強直間代発作、欠神発作、部分発作に用いられる。

バルプロ酸ナトリウム

抗てんかん薬

主な商品名 セレニカ、デパケン、バレリン

適応 てんかん、躁病、片頭痛発作の予防

作用機序 GABAトランスアミナーゼ阻害

主な副作用 肝障害、血液障害、Stevens-Johnson症候群

ポイント GABAトランスアミナーゼ阻害作用によりGABAの分解を抑制し、GABA濃度を上昇させることで、抗てんかん作用、抗躁病作用、片頭痛発作の予防作用などを示す。また、バルプロ酸の血中濃度を低下させ、てんかん発作を誘発することがあるため、カルバペネム系抗菌薬とは併用禁忌である。強直間代発作、欠神発作、部分発作に用いられる。

ラモトリギン

抗てんかん薬

主な商品名 ラミクタール

適応 てんかん

作用機序 Na^+チャネル遮断

主な副作用 肝障害、血液障害、Stevens-Johnson症候群

ポイント Na^+チャネル遮断により、神経の興奮性を抑制し、抗てんかん作用を示す。強直間代発作、欠神発作、部分発作に用いられる。本薬剤はStevens-Johnson症候群などの皮膚障害が比較的現れやすく、特にバルプロ酸と併用する場合、投与開始から2週間は隔日投与とする。TDMは義務付けられてはいない。

ガバペンチン

抗てんかん薬

主な商品名 ガバペン

適応 てんかん

作用機序 Ca^{2+}チャネル遮断

主な副作用 腎障害、肝障害、Stevens-Johnson症候群

ポイント 興奮性神経系の$\alpha_2\delta$サブユニットへの結合を介してCa^{2+}チャネルを遮断することにより、グルタミン酸などの神経伝達物質の遊離を抑制して、抗てんかん作用を示す。他剤にて十分に効果が得られなかった部分発作に対して、抗てんかん薬との併用療法で用いられる。

スルチアム

抗てんかん薬

主な商品名 オスポロット
適応 てんかん
作用機序 炭酸脱水酵素阻害
主な副作用 腎障害、白血球減少
ポイント 脳組織内で炭酸脱水酵素を阻害し、神経細胞の過剰な興奮を抑制することにより、抗てんかん作用を示す。

レベチラセタム

抗てんかん薬

主な商品名 イーケプラ
適応 てんかん
作用機序 シナプス小胞タンパク質2A(SV2A)阻害
主な副作用 肝障害、血液障害、Stevens-Johnson症候群
ポイント シナプス小胞タンパク質2A(SV2A)阻害や、N型Ca^{2+}チャネルの遮断により、興奮性の神経伝達の遊離を抑制する。部分発作や、また他剤で効果不十分の強直間代発作に対しての併用療法などに用いられる。

3-5 抗パーキンソン病薬

レボドパ

パーキンソン病治療薬

主な商品名 ドパストン、ドパゾール

適応 パーキンソン病

作用機序 ドパミンへ変換される

主な副作用 幻覚、嘔吐、悪性症候群

ポイント ドパミンの前駆体であるアミノ酸。中枢内へ移行後ドパミンに変換され、線条体のD_2受容体を刺激することで、抗パーキンソン病作用を示す。投与されたレボドパは、ほとんど末梢で代謝されてしまうため、代謝を阻害するカルビドパやベンセラジドとの合剤で用いられる。

カルビドパ水和物

パーキンソン病治療薬

主な商品名 ネオドパストン（配合剤）、メネシット（配合剤）

適応 パーキンソン病

作用機序 芳香族L-アミノ酸脱炭酸酵素阻害

主な副作用 幻覚、嘔吐、悪性症候群

ポイント 芳香族L-アミノ酸脱炭酸酵素（アミノ酸デカルボキシラーゼ）を阻害し、末梢でのレボドパの代謝を抑制し、レボドパの脳内移行量を増加させる。レボドパの抗パーキンソン病薬としての主作用を増大させるだけでなく、嘔吐や心悸亢進といった副作用の軽減に寄与する。レボドパとの合剤で用いられる。

ベンセラジド塩酸塩

パーキンソン病治療薬

主な商品名 マドパー(配合剤)、イーシー・ドパール(配合剤)

適応 パーキンソン病

作用機序 芳香族L-アミノ酸脱炭酸酵素阻害

主な副作用 幻覚、嘔吐、悪性症候群

ポイント 芳香族L-アミノ酸脱炭酸酵素(アミノ酸デカルボキシラーゼ)を阻害し、末梢でのレボドパの代謝を抑制し、レボドパの脳内移行量を増加させる。レボドパの抗パーキンソン病薬としての主作用を増大させるだけでなく、嘔吐や心悸亢進といった副作用の軽減に寄与する。レボドパとの合剤で用いられる。

エンタカポン

パーキンソン病治療薬

主な商品名 コムタン

適応 パーキンソン病(wearing-off現象があるもの)

作用機序 COMT阻害

主な副作用 幻覚、便秘、ジスキネジア、悪性症候群

ポイント 末梢においてCOMTを阻害し、レボドパの代謝を抑制することで、レボドパの脳内移行量を増加させる。レボドパの抗パーキンソン病薬としての主作用を増大させるだけでなく、嘔吐や心悸亢進といった副作用の軽減に寄与する。また、本薬剤の代謝物が尿を赤褐色に着色することがあるが、特に問題はない。

P.380

アマンタジン塩酸塩

パーキンソン病治療薬/精神活動改善薬/抗A型インフルエンザウイルス薬

主な商品名 シンメトレル

適応 パーキンソン病、脳梗塞、A型インフルエンザ

作用機序 ドパミン遊離促進、ウイルス脱殻阻害

主な副作用 悪性症候群、Stevens-Johnson症候群、痙攣

ポイント 線条体のドパミン作動性神経からのドパミン遊離を促進し、抗パーキンソン病作用を示す。また、A型インフルエンザウイルスの脱殻を阻害し、抗インフルエンザ作用を示す。さらに、精神活動を亢進させ、脳梗塞の後遺症に伴う意欲の低下に用いることもできる。副作用で痙攣を起こすことがあるため、てんかん患者や痙攣の既往のある者への投与は特別な注意を要する。

セレギリン塩酸塩

パーキンソン病治療薬

主な商品名 エフピー

適応 パーキンソン病

作用機序 MAO$_B$阻害

主な副作用 幻覚、狭心症、ジスキネジア、悪性症候群

ポイント 脳内にて作用する。非可逆的なMAO$_B$阻害により、ドパミンの不活化を阻害することで、抗パーキンソン病作用を示す。神経伝達物質の過度の反応を招くため、抗うつ薬とは併用しない。特に、三環系抗うつ薬では、投与終了後14日間はセレギリンを投与してはいけない。覚醒剤原料に指定されている。

ラサギリンメシル酸塩

パーキンソン病治療薬

- **主な商品名** アジレクト
- **適応** パーキンソン病
- **作用機序** MAO_B阻害
- **主な副作用** 幻覚、起立性低血圧、ジスキネジア
- **ポイント** 脳内にて作用する。非可逆的なMAO_B阻害により、ドパミンの不活化を阻害することで、抗パーキンソン病作用を示す。神経伝達物質の過度の反応を招くため、抗うつ薬とは併用しない。特に、三環系抗うつ薬では、投与終了後14日間はラサギリンを投与してはいけない。覚醒剤原料に指定されていないため、セレギリンのような流通上の規制はない。

サフィナミドメシル酸塩

パーキンソン病治療薬

- **主な商品名** エクフィナ
- **適応** パーキンソン病(wearing-off現象があるもの)
- **作用機序** MAO_B阻害
- **主な副作用** 幻覚、起立性低血圧、ジスキネジア
- **ポイント** 脳内にて作用する。可逆的なMAO_B阻害により、ドパミンの不活化を阻害する。抗うつ薬とは併用しない。特に、三環系抗うつ薬では、投与終了後14日間はサフィナミドを投与してはいけない。覚醒剤原料に指定されていないため、セレギリンのような流通上の規制はない。本薬剤はレボドパ含有製剤との併用が必須である。

ゾニサミド

パーキンソン病治療薬/抗てんかん薬

主な商品名 トレリーフ、エクセグラン

適応 パーキンソン病、てんかん

作用機序 機序不明

主な副作用 腎障害、血液障害、Stevens–Johnson症候群

ポイント 作用機序はまだ十分に解明されていない。レボドパの作用増強や、作用持続時間の延長がみられる。てんかんに対しては、強直間代発作、欠神発作、部分発作に用いられる。

ブロモクリプチンメシル酸塩

パーキンソン病治療薬/高プロラクチン血症治療薬

主な商品名 パーロデル

適応 パーキンソン病、高プロラクチン血症

作用機序 D_2受容体刺激

主な副作用 幻覚、嘔吐、ジスキネジア、心臓弁膜症

ポイント 麦角系の薬剤である。線条体のD_2受容体を刺激することにより、抗パーキンソン病作用を示す。

ペルゴリドメシル酸塩

パーキンソン病治療薬

- **主な商品名** ペルマックス
- **適応** パーキンソン病
- **作用機序** D_2受容体刺激
- **主な副作用** 幻覚、嘔吐、ジスキネジア、心臓弁膜症
- **ポイント** 麦角系の薬剤である。線条体のD_2受容体を刺激することにより、抗パーキンソン病作用を示す。

ロピニロール塩酸塩

新傾向

パーキンソン病治療薬

- **主な商品名** レキップ、ハルロピ
- **適応** パーキンソン病
- **作用機序** D_2受容体刺激
- **主な副作用** 幻覚、嘔吐、ジスキネジア、突発性睡眠
- **ポイント** 非麦角系の薬剤である。線条体のD_2受容体を刺激することにより、抗パーキンソン病作用を示す。非麦角系の薬剤は、突発性睡眠や傾眠などの副作用が他の抗パーキンソン病薬に比べて強く、服用中は自動車の運転や高所作業など、危険を伴う作業には従事しないよう伝える必要がある。貼付剤の**ハルロピテープ**もある。

プラミペキソール塩酸塩水和物

パーキンソン病治療薬/レストレスレッグス症候群治療薬

- **主な商品名** ビ・シフロール、ミラペックス
- **適応** パーキンソン病、レストレスレッグス症候群
- **作用機序** D_2受容体刺激
- **主な副作用** 幻覚、嘔吐、ジスキネジア、突発性睡眠
- **ポイント** 非麦角系の薬剤である。線条体のD_2受容体を刺激することにより、抗パーキンソン病作用を示す。非麦角系の薬剤は、突発性睡眠や傾眠などの副作用が他の抗パーキンソン病薬に比べて強く、服用中は自動車の運転や高所作業など、危険を伴う作業には従事しないよう伝える必要がある。

ロチゴチン

新傾向

パーキンソン病治療薬/レストレスレッグス症候群治療薬

- **主な商品名** ニュープロ
- **適応** パーキンソン病、レストレスレッグス症候群
- **作用機序** D_2受容体刺激
- **主な副作用** 幻覚、嘔吐、ジスキネジア、突発性睡眠
- **ポイント** 非麦角系の薬剤である。線条体のD_2受容体を刺激することにより、抗パーキンソン病作用を示す。非麦角系の薬剤は、突発性睡眠や傾眠などの副作用が他の抗パーキンソン病薬に比べて強く、服用中は自動車の運転や高所作業など、危険を伴う作業には従事しないよう伝える必要がある。貼付剤として用いられ、血中濃度が約24時間フラットで安定している。

イストラデフィリン

パーキンソン病治療薬

- 主な商品名 ノウリアスト
- 適応 パーキンソン病(wearing-off現象があるもの)
- 作用機序 A_{2A}受容体遮断
- 主な副作用 幻覚、便秘、ジスキネジア
- ポイント 線条体及び淡蒼球におけるA_{2A}受容体を遮断することで、抗パーキンソン病作用を示す。

トリヘキシフェニジル塩酸塩

抗コリン薬

- 主な商品名 アーテン
- 適応 パーキンソン症候群(薬剤性など)
- 作用機序 M_3受容体遮断
- 主な副作用 悪性症候群、幻覚、排尿困難、口渇、眼圧上昇
- ポイント 中枢でM_3受容体を遮断することにより、パーキンソン症候群の治療に用いられる。特に統合失調症治療薬による副作用に対して投与されることが多い。閉塞隅角緑内障患者への投与は禁忌。

第3章 中枢神経系に作用する薬

3-5 抗パーキンソン病薬

ビペリデン

抗コリン薬

主な商品名	アキネトン
適応	パーキンソン症候群（薬剤性など）
作用機序	M_3受容体遮断
主な副作用	依存性、幻覚、排尿困難、口渇、眼圧上昇
ポイント	中枢でM_3受容体を遮断することにより、パーキンソン症候群の治療に用いられる。特に統合失調症治療薬による副作用に対して投与されることが多い。閉塞隅角緑内障患者への投与は禁忌。

ドロキシドパ

ノルアドレナリン作動性神経機能改善薬

主な商品名	ドプス
適応	パーキンソン病、起立性低血圧
作用機序	ノルアドレナリンへの変換
主な副作用	悪性症候群、血液障害、血圧上昇
ポイント	脳内に移行した後、直接ノルアドレナリンに変換され、パーキンソン病における「すくみ足」の症状改善に用いられる。

3-6　認知症治療薬

ドネペジル塩酸塩

アルツハイマー型・レビー小体型認知症治療薬

主な商品名	アリセプト
適応	アルツハイマー型及びレビー小体型認知症
作用機序	アセチルコリンエステラーゼ阻害
主な副作用	心障害、胃腸障害、血小板減少

ポイント 中枢のアセチルコリンエステラーゼを阻害し、脳内アセチルコリン濃度を上昇させることで、アルツハイマー型認知症及びレビー小体型認知症の治療に用いられる。ドネペジル錠には3mg、5mg、10mgの規格があるが、3mg/日は導入における用量であり、使用は1～2週間とする。本薬剤の有効用量は5mg/日もしくは10mg/日であり、こちらを維持量とする。

ガランタミン臭化水素酸塩

アルツハイマー型認知症治療薬

主な商品名	レミニール
適応	アルツハイマー型認知症
作用機序	アセチルコリンエステラーゼ阻害
主な副作用	心障害、胃腸障害、横紋筋融解症

ポイント 中枢のアセチルコリンエステラーゼを阻害する。また、本薬剤は、中枢内N_N受容体に対してアロステリック作用を示し、アセチルコリンの反応性を高めている。ガランタミン錠には複数の規格があるが、導入の際は必ず低用量のものから開始し、4週間経過を観察した後に有効用量まで引き上げ、治療を継続する。

第3章　中枢神経系に作用する薬

3-6　認知症治療薬

リバスチグミン

アルツハイマー型認知症治療薬

主な商品名 イクセロン、リバスタッチ

適応 アルツハイマー型認知症

作用機序 コリンエステラーゼ阻害

主な副作用 心障害、胃腸障害、接触性皮膚炎

ポイント 中枢のアセチルコリンエステラーゼ及びブチリルコリンエステラーゼの2種類のコリンエステラーゼを阻害し、脳内アセチルコリン濃度を上昇させることで、アルツハイマー型認知症の治療に用いられる。また、リバスチグミンは経皮的に使用できる点も他剤との違いとなる。導入の際は必ず低用量のものから開始する。

メマンチン塩酸塩

NMDA受容体拮抗アルツハイマー型認知症治療薬

主な商品名 メマリー

適応 アルツハイマー型認知症

作用機序 NMDA受容体遮断

主な副作用 痙攣、失神、肝障害、精神症状

ポイント アルツハイマー型認知症は、グルタミン酸受容体のサブタイプであるNMDA受容体の過剰な活性化が原因の1つと考えられている。NMDA受容体遮断作用により、中等度及び高度アルツハイマー型認知症の治療に用いられる。また、本薬剤は、他のアルツハイマー型認知症治療薬であるコリンエステラーゼ阻害薬との併用が可能である。

3-7　統合失調症治療薬

クロルプロマジン

フェノチアジン系抗精神病薬/制吐薬

主な商品名 コントミン、ウインタミン

適応 統合失調症、不安、抑うつ、吃逆、鎮静

作用機序 D_2受容体遮断　　**主な副作用** 抗利尿ホルモン不適合分泌症候群(SIADH)、悪性症候群、食欲亢進、パーキンソン症候群、高プロラクチン血症、便秘

ポイント 中脳辺縁系のD_2受容体を遮断することにより、統合失調症の陽性症状を改善する。視床下部の体温調節中枢を抑制することで、発熱時、正常時共に正常体温以下まで体温を降下させる。延髄CTZのD_2受容体も遮断するため、制吐作用を示す。その他、α_1、M_3、H_1などへの受容体遮断作用も持つ。

ハロペリドール

ブチロフェノン系抗精神病薬

主な商品名 セレネース、ネオペリドール

適応 統合失調症、躁病

作用機序 D_2受容体遮断

主な副作用 パーキンソン症候群、高プロラクチン血症

ポイント 中脳辺縁系のD_2受容体を遮断することにより、統合失調症の陽性症状を改善する。α_1、M_3、H_1などへの受容体遮断作用も持ち、それぞれ血管拡張、便秘、鎮静などの副作用に関与する。クロルプロマジンよりもD_2受容体への選択性は高い。ハロペリドールデカン酸エステルは、ハロペリドールの作用を持続化した製剤である。

第3章　中枢神経系に作用する薬

3-7　統合失調症治療薬

スピペロン

ブチロフェノン系抗精神病薬

主な商品名 スピロピタン
適応 統合失調症
作用機序 D_2受容体遮断
主な副作用 パーキンソン症候群、高プロラクチン血症
ポイント 中脳辺縁系のD_2受容体を遮断することにより、統合失調症の陽性症状を改善する。α_1、M_3、H_1などへの受容体遮断作用も持ち、それぞれ血管拡張、便秘、鎮静などの副作用に関与する。

スルピリド

ベンザミド系精神安定薬/抗潰瘍薬

主な商品名 ドグマチール
適応 消化性潰瘍、うつ病、統合失調症
作用機序 D_2受容体遮断
主な副作用 パーキンソン症候群、高プロラクチン血症
ポイント 中脳辺縁系のD_2受容体を遮断することにより、統合失調症の陽性症状を改善する。消化管の副交感神経でもD_2受容体遮断作用を発現し、アセチルコリンの遊離促進による消化管運動促進作用を示すため、低用量では消化性潰瘍に用いられる。

リスペリドン

抗精神病薬

主な商品名 リスパダール

適応 統合失調症、自閉症スペクトラム

作用機序 D_2受容体遮断、5-HT_2受容体遮断

主な副作用 パーキンソン症候群、高プロラクチン血症

ポイント 脳内のD_2受容体及び5-HT_2受容体を遮断することにより、統合失調症の陽性症状、陰性症状を改善する。クロルプロマジンやハロペリドールに比べ、錐体外路系の副作用（パーキンソン症候群）が少ない。

ペロスピロン塩酸塩水和物

抗精神病薬

主な商品名 ルーラン

適応 統合失調症

作用機序 D_2受容体遮断、5-HT_2受容体遮断

主な副作用 パーキンソン症候群、高プロラクチン血症

ポイント 脳内のD_2受容体及び5-HT_2受容体を遮断することにより、統合失調症の陽性症状、陰性症状を改善する。

第3章 中枢神経系に作用する薬

3-7 統合失調症治療薬

パリペリドン

抗精神病薬

主な商品名 インヴェガ、ゼプリオン

適応 統合失調症

作用機序 D_2受容体遮断、5-HT_2受容体遮断

主な副作用 パーキンソン症候群、高プロラクチン血症

ポイント 脳内のD_2受容体及び5-HT_2受容体を遮断することにより、統合失調症の陽性症状、陰性症状を改善する。パリペリドンはリスペリドンの活性代謝物である。**インヴェガ錠**は徐放錠でもあるため、リスペリドンよりも強力な主作用と、長い作用持続時間が特徴である。

オランザピン

抗精神病薬/双極性障害治療薬/制吐薬

主な商品名 ジプレキサ

適応 統合失調症、抗癌剤投与に伴う悪心・嘔吐

作用機序 多元作用型受容体遮断

主な副作用 高血糖、糖尿病性ケトアシドーシス

ポイント 多元作用型受容体遮断薬(MARTA)である。D_2受容体、5-HT_2受容体の他、多くの脳内受容体を遮断することで、統合失調症の陽性症状及び陰性症状を改善する。錐体外路系の副作用はリスペリドンよりも弱い。**本薬剤は強い血糖上昇作用を示し、糖尿病患者への投与は禁忌である。**

クエチアピンフマル酸塩

抗精神病薬

主な商品名 セロクエル、ビプレッソ

適応 統合失調症

作用機序 多元作用型受容体遮断

主な副作用 高血糖、糖尿病性ケトアシドーシス

ポイント 多元作用型受容体遮断薬(MARTA)である。D_2受容体、5-HT_2受容体の他、多くの脳内受容体を遮断することで、統合失調症の陽性症状及び陰性症状を改善する。錐体外路系の副作用はリスペリドンよりも弱い。本薬剤は強い血糖上昇作用を示し、糖尿病患者への投与は禁忌である。

アリピプラゾール

抗精神病薬

主な商品名 エビリファイ

適応 統合失調症、うつ病、自閉症スペクトラム

作用機序 D_2受容体部分刺激、5-HT_{2A}受容体遮断

主な副作用 高血糖、糖尿病性ケトアシドーシス

ポイント D_2受容体部分刺激、5-HT_{2A}受容体遮断作用に加えて5-HT_{1A}受容体部分刺激作用も持つ。これらの機序により統合失調症の陽性症状・陰性症状だけでなく、うつ病や自閉症スペクトラムの改善作用も示す。D_2受容体に対して遮断作用だけでなく刺激作用も示すことから、錐体外路系の副作用(パーキンソン症候群)は特に起こりにくい。

第3章 中枢神経系に作用する薬

3-7 統合失調症治療薬

ブレクスピプラゾール

抗精神病薬

- **主な商品名** レキサルティ
- **適応** 統合失調症
- **作用機序** D_2受容体部分刺激、5-HT_{2A}受容体遮断
- **主な副作用** 高プロラクチン血症、体重増加
- **ポイント** D_2受容体部分刺激、5-HT_{2A}受容体遮断作用に加えて5-HT_{1A}受容体部分刺激作用も持つ。これらの機序により統合失調症の陽性症状・陰性症状に効果を示す。D_2受容体に対して遮断作用だけでなく刺激作用も示すことから、錐体外路系の副作用(パーキンソン症候群)は特に起こりにくい。

クロザピン

治療抵抗性統合失調症治療薬

- **主な商品名** クロザリル
- **適応** 治療抵抗性統合失調症
- **作用機序** 不明
- **主な副作用** 無顆粒球症、心筋炎、高血糖
- **ポイント** 詳細な作用機序は不明で、D_2受容体遮断とは関係のない作用機序であると考えられている。無顆粒球症など、重篤な副作用が発現する可能性があり、「患者モニタリングサービス」に登録した医師・薬局でないと取り扱うことができない。

バルベナジントシル酸塩

遅発性ジスキネジア治療薬

- **主な商品名** ジスバル
- **適応** 遅発性ジスキネジア
- **作用機序** VMAT2阻害
- **主な副作用** 傾眠、パーキンソン症候群
- **ポイント** 遅発性ジスキネジアはD₂受容体遮断薬の長期投与により、D₂受容体の感受性やドパミン分泌が亢進することで発生すると考えられている。バルベナジンは、神経終末の小胞トランスポーターであるVMAT2を阻害し、ドパミンの放出量を減少させることで遅発性ジスキネジアを改善する。

3-8 抗不安薬

エチゾラム

ベンゾジアゼピン系抗不安薬

- **主な商品名** デパス
- **適応** 不安、神経衰弱、頸椎症などに伴う筋緊張
- **作用機序** ベンゾジアゼピン受容体刺激
- **主な副作用** 依存性、呼吸抑制、眠気
- **ポイント** 中枢神経のGABA_A受容体Cl⁻チャネル複合体においてベンゾジアゼピン受容体を刺激することでGABA作用を増強し、Cl⁻チャネルを開口させ、過分極を起こす。緑内障や重症筋無力症患者への投与は禁忌である。乱用が問題視され、2016年に向精神薬に指定された。

タンドスピロンクエン酸塩

セロトニン作動性抗不安薬

主な商品名 セディール
適応 不安、睡眠障害
作用機序 5-HT$_{1A}$受容体部分刺激
主な副作用 肝障害、黄疸、セロトニン症候群、悪性症候群
ポイント 脳内の5-HT$_{1A}$受容体に選択的に作用し、K$^+$チャネルの開口やcAMP産生抑制作用により、神経活動を抑制し、抗不安作用を示す。部分刺激薬ではあるが、主作用は5-HT$_{1A}$受容体刺激作用による。

ヒドロキシジン塩酸塩

抗アレルギー性精神安定薬

主な商品名 アタラックス
適応 不安、蕁麻疹・皮膚疾患における痒み
作用機序 中枢抑制作用
主な副作用 眠気、倦怠感
ポイント 視床、視床下部、大脳辺縁系にて中枢抑制作用を示すものと考えられている。ジフェンヒドラミンと同程度のH$_1$受容体遮断作用を示す。抗不安・鎮静などを目的にするだけでなく、痒みに対しても用いられる。

レボメプロマジン

フェノチアジン系精神安定薬

主な商品名 ヒルナミン、レボトミン

適応 不安、統合失調症

作用機序 D_2受容体遮断

主な副作用 パーキンソン症候群、高プロラクチン血症

ポイント 中脳辺縁系のD_2受容体を遮断することによると考えられるが、レボメプロマジンの作用機序はまだ完全には明らかになっていない。

トフィソパム

自律神経失調症治療薬

主な商品名 グランダキシン

適応 自律神経失調症

作用機序 自律神経の緊張不均衡改善

主な副作用 眠気、悪心・嘔吐

ポイント 自律神経失調症や頭部損傷、更年期障害に伴う自律神経症状に用いられる。ここでいう自律神経症状とは、頭痛、倦怠感、心悸亢進、発汗などを指す。弱い抗不安作用を示す。

第3章 中枢神経系に作用する薬

3-8 抗不安薬

103

3-9 躁・うつ病治療薬

炭酸リチウム

躁病・躁状態治療薬

主な商品名 リーマス

適応 躁病、躁うつ病の躁状態

作用機序 機序不明

主な副作用 リチウム中毒、腎性尿崩症、急性腎障害

ポイント 作用機序の詳細は不明であるが、カテコールアミンによるホスファチジルイノシトール代謝回転を抑制するといわれている。チアジド系やループ系の利尿薬との併用では、利尿薬によるNa$^+$の排泄により、代償的にLi$^+$の再吸収が促進され、リチウム中毒を起こしやすくなる。

アミトリプチリン塩酸塩

三環系抗うつ薬

主な商品名 トリプタノール

適応 うつ病、夜尿症、末梢性神経障害性疼痛

作用機序 モノアミン再取り込み阻害

主な副作用 悪性症候群、セロトニン症候群、口渇、便秘

ポイント 三環系抗うつ薬である。脳内におけるモノアミン(セロトニン及びノルアドレナリン)の神経終末への再取り込みを阻害し、神経間隙のモノアミン濃度を高めることで抗うつ作用・鎮痛作用を示す。また、三環系抗うつ薬は抗コリン作用が強く、本薬剤は夜尿症への適応を持つ。緑内障、MAO阻害薬投与中の患者への投与は禁忌である。

イミプラミン塩酸塩

三環系抗うつ薬

主な商品名 トフラニール

適応 うつ病、遺尿症

作用機序 モノアミン再取り込み阻害

主な副作用 悪性症候群、セロトニン症候群、口渇、便秘

ポイント 三環系抗うつ薬である。抗コリン作用が強く、本薬剤は遺尿症への適応を持つ。緑内障、MAO阻害薬投与中の患者への投与は禁忌である。CYP2D6及びグルクロン酸転移酵素により不活性化されるが、一部はCYP1A2などにより、活性代謝物であるデシプラミンとなる。

アモキサピン

三環系抗うつ薬

主な商品名 アモキサン

適応 うつ病、うつ状態

作用機序 モノアミン再取り込み阻害

主な副作用 悪性症候群、セロトニン症候群、口渇、便秘

ポイント 三環系抗うつ薬である。脳内におけるモノアミン(セロトニン及びノルアドレナリン)の神経終末への再取り込みを阻害し、抗うつ作用を示す。他の三環系抗うつ薬と比較して、「抗コリン作用が弱い」「作用発現がやや早い(他剤では数週間。アモキサピンは3～7日ほどで作用発現)」などの特徴を持つ。緑内障、MAO阻害薬投与中の患者への投与は禁忌である。

マプロチリン塩酸塩

四環系抗うつ薬

主な商品名 ルジオミール

適応 うつ病、うつ状態

作用機序 ノルアドレナリン再取り込み阻害

主な副作用 悪性症候群、口渇、便秘

ポイント 四環系抗うつ薬である。脳内におけるノルアドレナリンの神経終末への再取り込みを阻害し、神経間隙のモノアミン濃度を高めることで抗うつ作用を示す。三環系抗うつ薬と比較すると弱めではあるものの、抗コリン作用を持つ。緑内障、MAO阻害薬投与中の患者への投与は禁忌である。

ミアンセリン塩酸塩

四環系抗うつ薬

主な商品名 テトラミド

適応 うつ病、うつ状態

作用機序 α_2受容体遮断

主な副作用 悪性症候群、QT延長

ポイント 脳内アドレナリン作動性神経シナプス前膜のα_2受容体を遮断し、ノルアドレナリンの遊離を促進することで抗うつ作用を示す。三環系抗うつ薬のような抗コリン作用はなく、緑内障患者であっても使用可能である。MAO阻害薬投与中の患者への投与は禁忌である。

セチプチリンマレイン酸塩

四環系抗うつ薬

主な商品名	テシプール

適応	うつ病、うつ状態

作用機序	α_2受容体遮断

主な副作用	悪性症候群、無顆粒球症

ポイント 脳内アドレナリン作動性神経シナプス前膜のα_2受容体を遮断し、ノルアドレナリンの遊離を促進することで抗うつ作用を示す。三環系抗うつ薬のような抗コリン作用はなく、緑内障患者であっても使用可能である。MAO阻害薬投与中の患者への投与は禁忌である。

フルボキサミンマレイン酸塩

選択的セロトニン再取り込み阻害薬（SSRI）

主な商品名	デプロメール、ルボックス

適応	うつ病、うつ状態、強迫性障害、社会不安障害

作用機序	セロトニン再取り込み阻害

主な副作用	セロトニン症候群、悪性症候群

ポイント 脳内の神経終末にて選択的にセロトニンの再取り込みを阻害し、抗うつ作用を示す。抗コリン作用はないものの、再取り込み阻害の機序を持つことからMAO阻害薬との併用は禁忌である。また、本薬剤は強力なCYP1A2の阻害作用を持つことから、これらの酵素で代謝されるチザニジンやラメルテオンとの併用は禁忌である。

パロキセチン塩酸塩水和物

選択的セロトニン再取り込み阻害薬(SSRI)

主な商品名 パキシル

適応 うつ病、強迫性障害、パニック障害、PTSD

作用機序 セロトニン再取り込み阻害

主な副作用 セロトニン症候群、悪性症候群

ポイント 脳内の神経終末にて、選択的にセロトニンの再取り込みを阻害し、抗うつ作用を示す。シナプス間隙で増加したセロトニンは神経終末のセロトニン自己受容体及びシナプス後膜のセロトニン受容体のダウンレギュレーションを引き起こす。抗コリン作用はないものの、再取り込み阻害の機序を持つことからMAO阻害薬との併用は禁忌である。

セルトラリン塩酸塩

選択的セロトニン再取り込み阻害薬(SSRI)

主な商品名 ジェイゾロフト

適応 うつ病、パニック障害、PTSD

作用機序 セロトニン再取り込み阻害

主な副作用 セロトニン症候群、悪性症候群

ポイント 脳内の神経終末にて、選択的にセロトニンの再取り込みを阻害し、抗うつ作用を示す。再取り込み阻害の機序を持つことからMAO阻害薬との併用は禁忌である。

エスシタロプラムシュウ酸塩

選択的セロトニン再取り込み阻害薬（SSRI）

主な商品名 レクサプロ

適応 うつ病、うつ状態、社会不安障害

作用機序 セロトニン再取り込み阻害

主な副作用 セロトニン症候群、QT延長

ポイント 脳内の神経終末にて、選択的にセロトニンの再取り込みを阻害し、抗うつ作用を示す。再取り込み阻害の機序を持つことからMAO阻害薬との併用は禁忌である。他のSSRIと異なり、治療量で投与を開始できるため、早期の効果発現が期待できる。

ミルナシプラン塩酸塩

セロトニン・ノルアドレナリン再取り込み阻害薬（SNRI）

主な商品名 トレドミン

適応 うつ病、うつ状態

作用機序 セロトニン・ノルアドレナリン再取り込み阻害

主な副作用 悪性症候群、セロトニン症候群

ポイント 脳内の神経終末でのセロトニンとノルアドレナリンの再取り込みを阻害し、抗うつ作用を示す。再取り込み阻害の機序を持つことからMAO阻害薬との併用は禁忌である。

第3章 中枢神経系に作用する薬

3-9 躁・うつ病治療薬

P.257 新傾向

デュロキセチン塩酸塩

セロトニン・ノルアドレナリン再取り込み阻害薬（SNRI）

- **主な商品名** サインバルタ
- **適応** うつ病、糖尿病性神経障害、線維筋痛症、慢性腰痛
- **作用機序** セロトニン・ノルアドレナリン再取り込み阻害
- **主な副作用** 悪性症候群、セロトニン症候群
- **ポイント** 脳内の神経終末でのセロトニンとノルアドレナリンの再取り込みを阻害し、抗うつ作用を示す。また、シナプス間隙のセロトニンとノルアドレナリンは、下行性の抑制系神経の活性化にも関与しているため、本薬剤は鎮痛作用も有する。

新傾向

ミルタザピン

ノルアドレナリン・セロトニン作動性抗うつ薬

- **主な商品名** リフレックス、レメロン
- **適応** うつ病、うつ状態
- **作用機序** $α_2$受容体遮断
- **主な副作用** 眠気、セロトニン症候群、QT延長
- **ポイント** 中枢のシナプス前$α_2$アドレナリン自己受容体及びヘテロ受容体に対して遮断作用を示し、中枢でのノルアドレナリン及びセロトニンの遊離促進により、抗うつ作用を示す。また、シナプス後膜側の5-HT_2及び5-HT_3受容体を遮断することにより、5-HT_1受容体に対するセロトニンの刺激作用を増強することができ、この機序も抗うつ作用に関与する。

トラゾドン塩酸塩

トリアゾロピリジン系抗うつ薬

主な商品名	デジレル、レスリン
適応	うつ病、うつ状態
作用機序	セロトニン再取り込み阻害
主な副作用	眠気、セロトニン症候群、QT延長

ポイント 脳内におけるセロトニンの神経終末への再取り込みを阻害し、抗うつ作用を示す。その他、5-HT$_1$受容体刺激作用や5-HT$_2$受容体遮断作用も有する。

3-10 その他の脳、神経系に作用する薬

ファスジル塩酸塩水和物

タンパクリン酸化酵素阻害薬

主な商品名	エリル
適応	くも膜下出血術後の脳血管攣縮
作用機序	Rhoキナーゼ阻害
主な副作用	頭蓋内出血、消化管出血

ポイント くも膜下出血の発症後4〜14日以内に、脳血管の攣縮により、意識レベルの低下や片麻痺などを起こすことがある。最悪の場合、死に至るケースもある。本薬剤は、Rhoキナーゼを阻害することで、ミオシン軽鎖のリン酸化を阻害し、脳血管の攣縮を抑制する。

チアプリド塩酸塩

ベンザミド系精神・ジスキネジア改善薬

- **主な商品名** グラマリール
- **適応** 脳梗塞後遺症に伴う興奮やせん妄、ジスキネジア
- **作用機序** D_2受容体遮断
- **主な副作用** 眠気、パーキンソン症候群
- **ポイント** 脳内のD_2受容体を遮断することにより、脳梗塞後遺症に伴う精神興奮、攻撃的行為などを抑制する。

デクスメデトミジン塩酸塩

$α_2$受容体刺激薬

- **主な商品名** プレセデックス
- **適応** 鎮静
- **作用機序** $α_2$受容体刺激
- **主な副作用** 血圧変動、徐脈、不整脈、悪心・嘔吐
- **ポイント** 集中治療における人工呼吸中及び離脱時の鎮静や、局所麻酔下における非挿管での手術及び処置時の鎮静に用いられる。

ベタヒスチンメシル酸塩

めまい・平衡障害治療薬

主な商品名	メリスロン
適応	メニエール病、眩暈症
作用機序	内耳微小循環改善
主な副作用	悪心・嘔吐、発疹

ポイント ヒスタミン様作用を持ち、内耳での循環を改善させる。胃酸分泌促進や気管支平滑筋収縮などの副作用を示すため、胃潰瘍や気管支喘息の患者への投与は慎重に行う必要がある。

エダラボン

脳保護薬（フリーラジカルスカベンジャー）

主な商品名	ラジカット
適応	脳梗塞、筋萎縮性側索硬化症（ALS）
作用機序	フリーラジカル除去
主な副作用	急性腎障害、ネフローゼ症候群

ポイント フリーラジカルスカベンジャーと呼ばれ、フリーラジカルを除去することにより、脳保護作用を示す。

アトモキセチン塩酸塩

選択的ノルアドレナリン再取り込み阻害薬

主な商品名 ストラテラ
適応 注意欠陥/多動性障害(AD/HD)
作用機序 ノルアドレナリン再取り込み阻害
主な副作用 食欲減退、動悸、頭痛
ポイント ノルアドレナリンの再取り込みを阻害し、シナプス間隙に存在するノルアドレナリンを増加させ神経系の機能を亢進する。MAO阻害薬投与中の患者への投与は禁忌である。

メチルフェニデート塩酸塩

中枢神経興奮薬

主な商品名 コンサータ、リタリン
適応 注意欠陥/多動性障害(AD/HD)、ナルコレプシー
作用機序 ドパミン・ノルアドレナリン再取り込み阻害
主な副作用 口渇、食欲減退、動悸、不眠症
ポイント ドパミン及びノルアドレナリンの再取り込みを阻害し、シナプス間隙に存在するドパミンやノルアドレナリンを増加させ神経系の機能を亢進する。**コンサータ**はAD/HDに、**リタリン**はナルコレプシーにそれぞれ適応を持つ。MAO阻害薬投与中の患者への投与は禁忌である。依存性があり、取り扱いには注意を要する薬剤である。

モダフィニル

中枢神経興奮薬

主な商品名 モディオダール

適応 ナルコレプシー、閉塞性睡眠時無呼吸症候群

作用機序 GABA遊離抑制

主な副作用 頭痛、動悸、不眠症、口渇

ポイント 詳細な作用機序は不明であるが、GABA遊離抑制作用や、ヒスタミン遊離作用が確認されている。中枢への抑制作用を解除し、ナルコレプシーに用いられる。

マジンドール

食欲抑制薬

主な商品名 サノレックス

適応 高度肥満症

作用機序 モノアミン類再取り込み阻害

主な副作用 依存性、口渇感、便秘

ポイント 神経終末におけるノルアドレナリン・ドパミン・セロトニンの再取り込みを阻害することにより、食欲中枢に作用して食欲を抑える。摂取エネルギー抑制及び消費エネルギー促進をもたらし、肥満症を是正する。MAO阻害薬投与中の患者への投与は禁忌である。

第3章 中枢神経系に作用する薬

3-10 その他の脳、神経系に作用する薬

バレニクリン酒石酸塩

α₄β₂ニコチン受容体部分作動薬（禁煙補助薬）

- **主な商品名** チャンピックス
- **適応** ニコチン依存症の喫煙者に対する禁煙の補助
- **作用機序** α₄β₂ニコチン受容体部分刺激
- **主な副作用** 不眠症、めまい、傾眠、頭痛、便秘、嘔気
- **ポイント** 服用開始から1〜3日目までは0.5mg錠を1日1回、4〜7日目までは0.5mg錠を1日2回、8日目以降は1mg錠を1日2回服用し、計12週間禁煙治療を行う。また、服用開始から8日目以降は完全に禁煙すること。服用中のめまいや傾眠により、自動車事故を起こした報告があり、運転など危険を伴う機械の操作には従事しないよう指導を行う。

オナセムノゲン アベパルボベク

脊髄性筋萎縮症治療薬

- **主な商品名** ゾルゲンスマ
- **適応** 脊髄性筋萎縮症
- **作用機序** SMN蛋白質発現
- **主な副作用** 肝障害、血小板減少
- **ポイント** 脊髄性筋萎縮症は、運動神経を維持するために必要なSMN蛋白質を合成する遺伝子、SMN1の変異や欠乏により発症する。本薬剤はSMN1製剤であり、運動神経や筋細胞に作用してSMN蛋白質を発現させる。投与は1回の点滴静注で済み、再投与は禁止されている。対象は2歳未満に限られ、遺伝子の異常が確認されれば発症前からの投与が可能。

第4章

循環器系に作用する薬

4-1 心不全治療薬

ジゴキシン

ジギタリス強心配糖体

主な商品名 ジゴシン

適応 うっ血性心不全、発作性上室性頻拍

作用機序 ナトリウムポンプ阻害

主な副作用 ジギタリス中毒（悪心・嘔吐・心室性不整脈）

ポイント ナトリウムポンプ（$Na^+,K^+-ATPase$）を阻害し、細胞内Na^+濃度上昇を介し、Na^+-Ca^{2+}交換系を阻害する。なお、洞房結節への副交感神経興奮作用も示し、心拍数の減少や刺激伝導速度の低下が起こる（心房側への抑制作用が強く、発作性上室性頻拍など、心房側の不整脈治療にも用いられる）。本薬剤による中毒は、低カリウム血症の際に発現しやすい。利尿作用あり。

デスラノシド

ジギタリス強心配糖体

主な商品名 ジギラノゲン

適応 うっ血性心不全、心房細動・粗動

作用機序 ナトリウムポンプ阻害

主な副作用 ジギタリス中毒（悪心・嘔吐・心室性不整脈）

ポイント ナトリウムポンプ（$Na^+,K^+-ATPase$）を阻害し、細胞内Na^+濃度上昇を介し、Na^+-Ca^{2+}交換系を阻害する。その結果、細胞内Ca^{2+}濃度が上昇し心収縮力は増強する。なお、洞房結節への副交感神経興奮作用も示し、心拍数の減少や刺激伝導速度の低下が起こる。利尿作用あり。

ドブタミン塩酸塩

心不全治療薬

| 主な商品名 | ドブトレックス |

| 適応 | 心不全による急性循環不全 |

| 作用機序 | β_1受容体刺激 |

| 主な副作用 | 不整脈、心停止、血清カリウム値の低下 |

ポイント 選択的な心筋のβ_1受容体刺激作用により、心収縮力を増大させる。カテコールアミン類に属するため、MAOやCOMTによる代謝を受ける。

デノパミン

心不全治療薬

| 主な商品名 | カルグート |

| 適応 | 慢性心不全 |

| 作用機序 | β_1受容体刺激 |

| 主な副作用 | 心室頻拍などの不整脈 |

ポイント 選択的な心筋のβ_1受容体刺激作用により、心収縮力を増大させる。カテコールアミン類に属さないため、MAOやCOMTによる代謝を受けにくい。

コルホルシンダロパート塩酸塩

急性心不全治療薬

主な商品名 アデール

適応 急性心不全（他剤が効果不十分な場合）

作用機序 アデニル酸シクラーゼ直接活性化

主な副作用 動悸、心室頻拍、心室細動

ポイント アデニル酸シクラーゼを直接活性化し、cAMP濃度を上昇させることで心機能促進作用を示す。

アミノフィリン水和物

キサンチン系強心・利尿薬

主な商品名 アプニション、ネオフィリン

適応 うっ血性心不全、気管支喘息、慢性気管支炎、未熟児無呼吸発作

作用機序 ホスホジエステラーゼ阻害

主な副作用 痙攣、意識障害、肝障害、横紋筋融解症

ポイント ホスホジエステラーゼ（PDE）を阻害し、cAMP濃度を上昇させることで心機能促進作用を示す。A_1受容体遮断によるcAMP濃度の上昇作用も有する。

P.178

プロキシフィリン

心不全治療薬/キサンチン系気管支拡張薬

主な商品名 モノフィリン

適応 うっ血性心不全、気管支喘息、喘息性気管支炎

作用機序 ホスホジエステラーゼ阻害

主な副作用 痙攣、意識障害、急性脳症、横紋筋融解症

ポイント ホスホジエステラーゼ(PDE)を阻害し、cAMP濃度を上昇させることで心機能促進作用を示す。A_1受容体遮断によるcAMP濃度の上昇作用も有する。

ミルリノン

急性心不全治療薬

主な商品名 ミルリーラ(販売中止)

適応 急性心不全(他剤が効果不十分な場合)

作用機序 ホスホジエステラーゼⅢ阻害

主な副作用 心室頻拍、心室細動、腎障害

ポイント 選択的にホスホジエステラーゼ(PDE)Ⅲを阻害し、cAMP濃度を上昇させることで心機能促進作用を示す。

第4章 循環器系に作用する薬

4-1 心不全治療薬

121

オルプリノン塩酸塩水和物

急性心不全治療薬

主な商品名	コアテック
適応	急性心不全(他剤が効果不十分な場合)
作用機序	ホスホジエステラーゼⅢ阻害
主な副作用	心室細動、心室頻拍、腎障害
ポイント	選択的にホスホジエステラーゼ(PDE)Ⅲを阻害し、cAMP濃度を上昇させることで心機能促進作用を示す。

ピモベンダン

Ca^{2+}感受性増強/心不全治療薬

主な商品名	アカルディ(販売中止)
適応	急性心不全、慢性心不全
作用機序	ホスホジエステラーゼⅢ阻害
主な副作用	心室頻拍、心室細動、肝障害
ポイント	選択的にホスホジエステラーゼ(PDE)Ⅲを阻害し、cAMP濃度を上昇させることで心機能促進作用を示す。また、心筋にてトロポニンCに対するCa^{2+}の感受性を増大させ心機能を促進させる作用も持つ。

ブクラデシンナトリウム

cAMP誘導体

主な商品名 アクトシン

適応 急性循環不全

作用機序 cAMP変換

主な副作用 高度な血圧低下、不整脈

ポイント 細胞膜を通過してブクラデシン自身がcAMPに変化し、細胞内のcAMPを直接増加させる。また、本薬剤はホスホジエステラーゼ阻害作用も持つ。ブクラデシンの軟膏剤は、褥瘡に用いられる。

P.21

ビソプロロール

β_1受容体遮断薬

主な商品名 メインテート、ビソノ

適応 慢性心不全、狭心症、高血圧症、頻脈

作用機序 β_1受容体遮断

主な副作用 徐脈、気管支痙攣

ポイント 選択的にβ_1受容体を遮断し、心機能抑制やレニン分泌抑制などの作用を示す。また、β_2受容体の遮断作用はわずかであるため、気管支収縮作用は弱く、気管支喘息患者へは慎重投与ではあるものの使用することができる。慢性心不全に対して使用する場合は、低用量(メインテート錠の場合、0.625mg/日)から開始する。

第4章 循環器系に作用する薬

4-1 心不全治療薬

123

カルベジロール

α₁, β受容体遮断薬

- **主な商品名** アーチスト
- **適応** 慢性心不全、狭心症、高血圧症、頻脈
- **作用機序** α₁, β受容体遮断
- **主な副作用** 徐脈、気管支痙攣
- **ポイント** α₁及びβ受容体を遮断することで、血管拡張作用や、心機能抑制、レニン分泌抑制作用を示す。慢性心不全に対して使用する場合は、低用量(**アーチスト錠**の場合、1回1.25mg、1日2回)から開始する。気管支喘息患者への投与は禁忌である。

イバブラジン塩酸塩

HCNチャネル遮断薬

- **主な商品名** コララン
- **適応** 慢性心不全
- **作用機序** HCNチャネル遮断
- **主な副作用** 徐脈、光視症、心房細動
- **ポイント** 洞調律かつ心拍数75回/分以上、β遮断薬など標準的な慢性心不全の治療を受けているものに限り使用できる。洞結節の環状ヌクレオチド依存性(HCN)チャネルを遮断し、このチャネルを介したNa⁺の流入を抑制し、脱分極・興奮伝導による心収縮を抑制する。本薬剤は主としてCYP3Aにて代謝されるため、CYP3Aを強く阻害する薬剤(HIVプロテアーゼ阻害薬、ベラパミル、ジルチアゼムなど)との併用は禁忌である。

4-2 不整脈治療薬

キニジン硫酸塩水和物

不整脈治療薬

- **主な商品名** キニジン
- **適応** 頻脈・期外収縮（心房性、心室性）
- **作用機序** Na^+チャネル遮断、K^+チャネル遮断
- **主な副作用** 心停止、心室細動、心不全、無顆粒球症
- **ポイント** ボーン・ウィリアムズ分類におけるⅠa群。Na^+チャネル遮断及びK^+チャネル遮断作用により、抗不整脈作用を示す。K^+チャネル遮断のため、活動電位持続時間、不応期、QT間隔は延長する。

プロカインアミド塩酸塩

不整脈治療薬

- **主な商品名** アミサリン
- **適応** 頻脈・期外収縮（心房性、心室性）
- **作用機序** Na^+チャネル遮断、K^+チャネル遮断
- **主な副作用** 心室頻拍、心室細動、心不全、無顆粒球症
- **ポイント** ボーン・ウィリアムズ分類におけるⅠa群。Na^+チャネル遮断及びK^+チャネル遮断作用により、抗不整脈作用を示す。K^+チャネル遮断のため、活動電位持続時間、不応期、QT間隔は延長する。

ジソピラミド

不整脈治療薬

主な商品名 リスモダン

適応 他剤が使用できない場合の頻脈性不整脈

作用機序 Na^+チャネル遮断、K^+チャネル遮断

主な副作用 心停止、心室細動、心不全、無顆粒球症

ポイント ボーン・ウィリアムズ分類におけるⅠa群。Na^+チャネル遮断及びK^+チャネル遮断作用により、抗不整脈作用を示す。K^+チャネル遮断のため、活動電位持続時間、不応期、QT間隔は延長する。他の抗不整脈薬と比較して、抗コリン作用が強く、口渇などの副作用が現れやすい。

シベンゾリンコハク酸塩

不整脈治療薬

主な商品名 シベノール

適応 他剤が使用できない場合の頻脈性不整脈

作用機序 Na^+チャネル遮断、K^+チャネル遮断

主な副作用 催不整脈作用、心不全、低血糖、肝障害

ポイント ボーン・ウィリアムズ分類におけるⅠa群。Na^+チャネル遮断及びK^+チャネル遮断作用により、抗不整脈作用を示す。K^+チャネル遮断のため、活動電位持続時間、不応期、QT間隔は延長する。膵臓のK^+チャネルの遮断によりインスリン分泌が促進され、他の抗不整脈薬と比較して低血糖を招きやすい。

P.46

リドカイン

不整脈治療薬/局所麻酔薬

主な商品名	キシロカイン

適応 頻脈・期外収縮(心房性、心室性)

作用機序 Na^+チャネル遮断

主な副作用 刺激伝導系抑制、意識障害、痙攣

ポイント ボーン・ウィリアムズ分類におけるⅠb群。Na^+チャネル遮断作用により、抗不整脈作用を示す。活動電位持続時間、不応期、QT間隔は短縮するため、国家試験を受験する上では「K^+チャネルを開口させる」と覚えておいてよい。また、リドカインは局所麻酔薬としても用いられる。

P.256

メキシレチン塩酸塩

不整脈治療薬/糖尿病性神経障害治療薬

主な商品名	メキシチール

適応 頻脈性不整脈(心室性)、糖尿病性神経障害

作用機序 Na^+チャネル遮断

主な副作用 心室頻拍、房室ブロック、腎障害

ポイント ボーン・ウィリアムズ分類におけるⅠb群。Na^+チャネル遮断作用により、抗不整脈作用を示す。活動電位持続時間、不応期、QT間隔は短縮するため、国家試験を受験する上では「K^+チャネルを開口させる」と覚えておいてよい。また、局所麻酔様の作用を示すため、糖尿病性神経障害の治療にも用いられる。

第4章 循環器系に作用する薬

4-2 不整脈治療薬

アプリンジン塩酸塩

不整脈治療薬

主な商品名 アスペノン

適応 他剤が使用できない場合の頻脈性不整脈

作用機序 Na^+チャネル遮断

主な副作用 催不整脈、無顆粒球症、肝障害

ポイント ボーン・ウィリアムズ分類におけるⅠb群。Na^+チャネル遮断作用により、抗不整脈作用を示す。活動電位持続時間、不応期、QT間隔は短縮するため、国家試験を受験する上では「K^+チャネルを開口させる」と覚えておいてよい。

プロパフェノン塩酸塩

不整脈治療薬

主な商品名 プロノン

適応 他剤が使用できない場合の頻脈性不整脈

作用機序 Na^+チャネル遮断

主な副作用 心室頻拍、肝障害

ポイント ボーン・ウィリアムズ分類におけるⅠc群。Na^+チャネル遮断作用により、抗不整脈作用を示す。K^+チャネルへの作用を持たず、活動電位持続時間、不応期、QT間隔は不変である。

ピルシカイニド塩酸塩水和物

不整脈治療薬

主な商品名 サンリズム

適応 他剤が使用できない場合の頻脈性不整脈

作用機序 Na^+チャネル遮断

主な副作用 心室細動、腎障害、肝障害

ポイント ボーン・ウィリアムズ分類におけるⅠc群。Na^+チャネル遮断作用により、抗不整脈作用を示す。K^+チャネルへの作用を持たず、活動電位持続時間、不応期、QT間隔は不変である。

フレカイニド酢酸塩

不整脈治療薬

主な商品名 タンボコール

適応 他剤が使用できない場合の頻脈性不整脈

作用機序 Na^+チャネル遮断

主な副作用 心室頻拍、心室細動、心房粗動、洞停止等、肝障害、黄疸

ポイント ボーン・ウィリアムズ分類におけるⅠc群。Na^+チャネル遮断作用により、抗不整脈作用を示す。K^+チャネルへの作用を持たず、活動電位持続時間、不応期、QT間隔は不変である。

P.18 P.135

第4章 循環器系に作用する薬

4-2 不整脈治療薬

プロプラノロール塩酸塩

非選択的β受容体遮断薬

主な商品名 インデラル

適応 頻脈、狭心症、高血圧症

作用機序 非選択的β（$β_1$及び$β_2$）受容体遮断

主な副作用 徐脈、気管支痙攣、血小板減少、無顆粒球症

ポイント ボーン・ウィリアムズ分類におけるⅡ群。心機能抑制による心拍数調整(レートコントロール)により頻脈を改善する。本薬剤は膜安定化作用(MSA)を示し、異所性ペースメーカー活性を抑制できる(膜安定化作用はよい作用ではあるが治療に必須ではない)。その他のβ遮断薬も頻脈性不整脈に用いられる。

アミオダロン塩酸塩

不整脈治療薬

主な商品名 アンカロン

適応 他剤が使用できない場合の頻脈性不整脈

作用機序 K^+チャネル遮断

主な副作用 間質性肺炎、肺線維症、Torsades de pointes

ポイント ボーン・ウィリアムズ分類におけるⅢ群。K^+チャネル遮断作用により、抗不整脈作用を示す。K^+チャネル遮断のため、活動電位持続時間、不応期、QT間隔は延長する。その他、Na^+チャネル遮断、Ca^{2+}チャネル遮断、β受容体遮断などの作用も有する。間質性肺炎、肺線維症などの重篤な副作用を起こすことがある。

ソタロール塩酸塩

不整脈治療薬

主な商品名 ソタコール

適応 他剤が使用できない場合の頻脈性不整脈（心室性）

作用機序 K^+チャネル遮断、β受容体遮断

主な副作用 心室細動、心室頻拍、Torsades de pointes

ポイント ボーン・ウィリアムズ分類におけるⅢ群。K^+チャネル遮断作用により、抗不整脈作用を示す。K^+チャネル遮断のため、活動電位持続時間、不応期、QT間隔は延長する。その他、Ca^{2+}チャネル遮断、β受容体遮断などの作用も有する。なお、β受容体遮断作用はアミオダロンよりも強い。

ニフェカラント塩酸塩

不整脈治療薬

主な商品名 シンビット

適応 他剤が使用できない場合の頻脈性不整脈（心室性）

作用機序 K^+チャネル遮断

主な副作用 心室頻拍（Torsades de pointesを含む）

ポイント ボーン・ウィリアムズ分類におけるⅢ群。K^+チャネル遮断作用により、抗不整脈作用を示す。K^+チャネル遮断のため、活動電位持続時間、不応期、QT間隔は延長する。

第4章 循環器系に作用する薬

4-2 不整脈治療薬

ベラパミル塩酸塩

Ca拮抗薬

主な商品名 ワソラン

適応 頻脈(心房性)、狭心症

作用機序 Ca^{2+}チャネル遮断

主な副作用 循環器障害、皮膚障害

ポイント ボーン・ウィリアムズ分類におけるIV群。心臓に選択的に作用し、洞房結節や房室結節のL型Ca^{2+}チャネルを遮断することで、刺激伝導系における興奮性を抑制する。心拍数調整(レートコントロール)により頻脈を改善する。本薬剤はP糖タンパク質を通して排泄されるため、P糖タンパク質を誘導または阻害する薬剤との併用には注意を要する。

ベプリジル塩酸塩水和物

Ca拮抗薬

主な商品名 ベプリコール

適応 他剤が使用できない場合の頻脈性不整脈、狭心症

作用機序 Ca^{2+}チャネル遮断

主な副作用 QT延長、心室頻拍、心室細動

ポイント ボーン・ウィリアムズ分類におけるIV群。洞房結節や房室結節のCa^{2+}チャネルを遮断することで、刺激伝導系における興奮性を抑制する。心拍数調整(レートコントロール)により頻脈を改善する。その他、Na^+チャネル遮断、K^+チャネル遮断などの作用を示す。本薬剤には、β受容体遮断作用はない。

P.6

第4章 循環器系に作用する薬

＊＊ dℓ-イソプレナリン塩酸塩

心機能・組織循環改善薬

- **主な商品名** イソメニール、プロタノールS
- **適応** 徐脈、気管支喘息
- **作用機序** 非選択的 β（β_1 及び β_2）受容体刺激
- **主な副作用** 血清カリウム値の低下、振戦、心悸亢進
- **ポイント** β_1 受容体刺激による心機能促進作用と、β_2 受容体刺激による平滑筋弛緩作用を示す。心機能を促進させることにより、徐脈からのアダムス・ストークス発作の予防にも用いられる。カテコールアミン類に属するため、MAOやCOMTによる代謝を受ける。

P.33

＊＊＊ アトロピン硫酸塩水和物

抗コリン薬

- **主な商品名** リュウアト
- **適応** 徐脈、診断（眼科領域）、消化管痙攣
- **作用機序** 非選択的M（M_1、M_2、M_3）受容体遮断
- **主な副作用** 眼圧上昇、口渇、心悸亢進、排尿困難
- **ポイント** M_1、M_2、M_3 受容体の遮断作用により、心拍数増加、平滑筋弛緩、腺分泌抑制、散瞳、遠視性調節麻痺、眼圧上昇などを起こす。徐脈の治療に用いられる。

4-2 不整脈治療薬

133

4-3 虚血性心疾患治療薬

第4章 循環器系に作用する薬

ニトログリセリン

硝酸薬

主な商品名 ニトロペン、ニトロダーム、ミオコール
適応 狭心症、心筋梗塞　　**作用機序** NO遊離
主な副作用 急激な血圧低下、心拍出量低下、動悸、頭痛
ポイント NOを遊離し、可溶性グアニル酸シクラーゼを活性化することで、cGMPの合成を促進する。cGMP濃度上昇により、血管拡張作用が現れる。静脈血管の拡張により、静脈還流量を減少させる。肝初回通過効果によって薬効が消失するため、経口投与以外の投与経路で用いられる（舌下錠、舌下スプレー、貼付剤）。急激な血圧低下が現れる可能性があるため、シルデナフィルなどPDE V阻害薬との併用は禁忌である。

硝酸イソソルビド

硝酸薬

主な商品名 ニトロール
適応 狭心症、心筋梗塞、心不全
作用機序 NO遊離
主な副作用 頭痛、めまい、悪心・嘔吐、肝障害
ポイント NOを遊離し、可溶性グアニル酸シクラーゼを活性化することで、cGMPの合成を促進する。cGMP濃度上昇により、血管拡張作用が現れる。冠血管の拡張により、狭心症治療薬として作用する。また、静脈血管拡張により静脈還流量は減少し、心臓の前負荷は軽減され、心不全の治療薬としても用いられる。

4-3 虚血性心疾患治療薬

134

ニコランジル

硝酸薬

主な商品名 シグマート

適応 狭心症

作用機序 NO遊離、K^+チャネル開口

主な副作用 肝障害、血小板減少、動悸、頭痛

ポイント NOを遊離し、可溶性グアニル酸シクラーゼを活性化することで、cGMPの合成を促進する。cGMP濃度上昇により、血管拡張作用が現れる。また、血管平滑筋細胞のK^+チャネルを開口させるため、膜の過分極を引き起こし、この作用によっても血管を拡張する。

P.18 P.130

プロプラノロール塩酸塩

非選択的β受容体遮断薬

主な商品名 インデラル

適応 狭心症、高血圧症、頻脈

作用機序 非選択的β（$β_1$及び$β_2$）受容体遮断

主な副作用 徐脈、気管支痙攣、血小板減少、無顆粒球症

ポイント 主作用は$β_1$受容体の遮断によるものである。β受容体遮断薬は、労作性狭心症に対する第一選択薬となるが、$β_2$受容体遮断により血管収縮作用が現れるため、安静狭心症や異型狭心症には用いられない（異型狭心症に対するβ遮断薬の投与は禁忌）。その他のβ遮断薬も労作性狭心症に用いられる。

第4章 循環器系に作用する薬

4-3 虚血性心疾患治療薬

第4章 循環器系に作用する薬

4-3 虚血性心疾患治療薬

ジルチアゼム塩酸塩

Ca拮抗薬

主な商品名 ヘルベッサー

適応 狭心症、異型狭心症、本態性高血圧症

作用機序 Ca^{2+}チャネル遮断

主な副作用 徐脈、心不全、肝障害

ポイント 冠血管や洞房結節、房室結節のL型Ca^{2+}チャネルを遮断することで、血管拡張作用、心機能抑制作用を示す。冠血管拡張により心筋への酸素供給を増大させ、心機能抑制により酸素消費を抑制する。

P.280

ジピリダモール

冠循環増強薬/抗血小板薬

主な商品名 ペルサンチン

適応 狭心症、心筋梗塞、血栓・塞栓の抑制、タンパク尿

作用機序 アデノシン取り込み阻害

主な副作用 狭心症の悪化、出血傾向、血小板減少

ポイント アデノシンの赤血球や血管壁への取り込みを抑制する。血中に増加したアデノシンがA_2受容体を刺激し、アデニル酸シクラーゼ活性化とcAMP増加を起こし、血小板凝集阻害作用を示す。また、冠血管のA_2受容体刺激により、冠血管を拡張することで心筋への酸素供給量を増加する。

4-4 高血圧治療薬

ニフェジピン

Ca拮抗薬

主な商品名 アダラート、セパミット

適応 高血圧症、狭心症　**作用機序** Ca^{2+}チャネル遮断

主な副作用 紅皮症、無顆粒球症、肝障害、歯肉肥厚

ポイント 血管選択的にL型Ca^{2+}チャネルを遮断し、血管拡張作用を示す。急な血管拡張により、反射性頻脈を起こすことがある。本薬剤は、主としてCYP3A4にて代謝されるため、CYP3A4を強く阻害する薬剤(アゾール系抗真菌薬、HIVプロテアーゼ阻害薬など)との併用で薬効が増強される。また、グレープフルーツジュースによっても、CYP3A4は阻害され、本薬剤の薬効は増強される。

アムロジピンベシル酸塩

Ca拮抗薬

主な商品名 アムロジン、ノルバスク

適応 高血圧症、狭心症

作用機序 Ca^{2+}チャネル遮断

主な副作用 肝障害、血小板減少、白血球減少

ポイント 血管選択的にL型Ca^{2+}チャネルを遮断し、血管拡張作用を示す。作用持続時間が長く、効果の現れ方も緩徐なため、反射性頻脈は起こりにくい。

第4章 循環器系に作用する薬

4-4 高血圧治療薬

シルニジピン

Ca拮抗薬

主な商品名 アテレック

適応 高血圧症

作用機序 Ca^{2+}チャネル遮断

主な副作用 肝障害、黄疸、血小板減少

ポイント 血管選択的にL型Ca^{2+}チャネルを遮断し、血管拡張作用を示す。本薬剤は、交感神経終末のN型Ca^{2+}チャネルも遮断しノルアドレナリンの遊離を抑制するため、反射性頻脈は起こりにくい。

エナラプリルマレイン酸塩

ACE阻害薬

主な商品名 レニベース

適応 高血圧症、慢性心不全

作用機序 ACE阻害

主な副作用 血管浮腫、高カリウム血症、空咳

ポイント 活性体となり、アンギオテンシン変換酵素（ACE）を阻害し、アンギオテンシンⅡによる血管収縮やアルドステロン分泌を抑制する。本薬剤は、ACEと同一酵素であるキニナーゼⅡも阻害し、発痛や炎症の原因となるブラジキニンの分解を抑制する。ブラジキニンは肺で蓄積し、空咳の原因となる。

カプトプリル

ACE阻害薬

主な商品名	カプトリル
適応	高血圧症
作用機序	ACE阻害
主な副作用	血管浮腫、高カリウム血症、空咳

ポイント 活性体となり、アンギオテンシン変換酵素(ACE)を阻害し、アンギオテンシンⅡによる血管収縮やアルドステロン分泌を抑制する。本薬剤は、ACEと同一酵素であるキニナーゼⅡも阻害し、発痛や炎症の原因となるブラジキニンの分解を抑制する。ブラジキニンは肺で蓄積し、空咳の原因となる。

イミダプリル塩酸塩

ACE阻害薬

主な商品名	タナトリル
適応	高血圧症、1型糖尿病に伴う腎症
作用機序	ACE阻害
主な副作用	血管浮腫、高カリウム血症、空咳

ポイント 活性体となり、アンギオテンシン変換酵素(ACE)を阻害し、アンギオテンシンⅡによる血管収縮やアルドステロン分泌を抑制する。本薬剤は、ACEと同一酵素であるキニナーゼⅡも阻害し、発痛や炎症の原因となるブラジキニンの分解を抑制する。ブラジキニンは肺で蓄積し、空咳の原因となる。腎保護作用があり、1型糖尿病に伴う腎症にも用いられる。

第4章 循環器系に作用する薬

4-4 高血圧治療薬

ロサルタンカリウム

選択的AT₁受容体遮断薬

主な商品名 ニューロタン

適応 高血圧症、2型糖尿病に伴う腎症

作用機序 AT₁受容体遮断（ARB）

主な副作用 血管浮腫、肝障害、腎障害、高カリウム血症

ポイント アンギオテンシンⅡ受容体であるAT₁受容体を遮断し、血管収縮及びアルドステロン分泌を抑制する。輸出細動脈の拡張により糸球体内圧を低下させるため、2型糖尿病に伴う腎症にも用いられる。

バルサルタン

選択的AT₁受容体遮断薬

主な商品名 ディオバン

適応 高血圧症

作用機序 AT₁受容体遮断（ARB）

主な副作用 血管浮腫、肝障害、腎障害、高カリウム血症

ポイント アンギオテンシンⅡ受容体であるAT₁受容体を遮断し、血管収縮及びアルドステロン分泌を抑制する。

テルミサルタン

選択的AT$_1$受容体遮断薬

主な商品名 ミカルディス

適応 高血圧症

作用機序 AT$_1$受容体遮断（ARB）

主な副作用 血管浮腫、肝障害、腎障害、高カリウム血症

ポイント アンギオテンシンⅡ受容体であるAT$_1$受容体を遮断し、血管収縮及びアルドステロン分泌を抑制する。空腹時投与に比べ、食後投与では血中濃度が低下する。

カンデサルタン シレキセチル

選択的AT$_1$受容体遮断薬

主な商品名 ブロプレス

適応 高血圧症、慢性心不全

作用機序 AT$_1$受容体遮断（ARB）

主な副作用 血管浮腫、肝障害、腎障害、高カリウム血症

ポイント 代謝されてから活性体となり、アンギオテンシンⅡ受容体であるAT$_1$受容体を遮断することで、血管収縮及びアルドステロン分泌を抑制する。

第4章 循環器系に作用する薬

4-4 高血圧治療薬

アジルサルタン

選択的AT$_1$受容体遮断薬

主な商品名 アジルバ

適応 高血圧症

作用機序 AT$_1$受容体遮断（ARB）

主な副作用 血管浮腫、肝障害、腎障害、高カリウム血症

ポイント 代謝されてから活性体となり、アンギオテンシンⅡ受容体であるAT$_1$受容体を遮断することで、血管収縮及びアルドステロン分泌を抑制する。

アリスキレンフマル酸塩

直接的レニン阻害薬

主な商品名 ラジレス

適応 高血圧症

作用機序 レニン阻害

主な副作用 血管浮腫、高カリウム血症、腎障害

ポイント レニンを強力かつ直接的に阻害し、アンギオテンシンⅠ及びⅡの産生を抑制し、降圧作用を示す。副作用発現頻度が増加してしまうため、ACE阻害薬またはARB投与中の糖尿病患者への投与は禁忌である。

カリジノゲナーゼ

循環障害改善薬

| 主な商品名 | カルナクリン |

適応 高血圧症、網脈絡膜の循環障害

作用機序 ブラジキニン産生促進

主な副作用 胃部不快感

ポイント カリジノゲナーゼはカリクレインとも呼ばれる、膵臓由来のタンパク質分解酵素である。キニノーゲンを分解して、ブラジキニンを遊離させる。ブラジキニンには、NOやプロスタグランジン類の産生を促進し、血管を拡張させる作用もある。

P.162

スピロノラクトン

抗アルドステロン性降圧利尿薬

| 主な商品名 | アルダクトンA |

適応 高血圧症、浮腫、原発性アルドステロン症

作用機序 アルドステロン受容体遮断

主な副作用 高カリウム血症、女性化乳房

ポイント 遠位尿細管から集合管にかけてのアルドステロン受容体遮断により、Na^+-K^+交換系を抑制し、Na^+及び水の再吸収を抑制することで尿量を増大させる。Na^+-K^+交換系の一部となっているNa^+チャネルの発現そのものを抑制する。他の抗アルドステロン薬や、ループ利尿薬、チアジド系利尿薬も降圧薬として使用される。

第4章 循環器系に作用する薬

4-4 高血圧治療薬

143

P.16

ドキサゾシンメシル酸塩

α₁受容体遮断薬

主な商品名 カルデナリン

適応 高血圧症、褐色細胞腫による高血圧症

作用機序 α_1受容体遮断

主な副作用 起立性低血圧、失神、頻脈

ポイント 選択的にα_1受容体を遮断することにより血管拡張作用を示す。また、血管拡張により反射的な交感神経の興奮を引き起こし、頻脈を起こすことがある。α_1受容体遮断薬だけでなく、β受容体遮断薬、α_2受容体刺激薬なども降圧薬として使用される。

ヒドララジン塩酸塩

血圧降下薬

主な商品名 アプレゾリン

適応 高血圧症、妊娠高血圧症

作用機序 機序不明

主な副作用 SLE様症状、劇症肝炎

ポイント 血管平滑筋に直接的に作用し、血管を拡張することが主作用と考えられている。Ca^{2+}遮断薬、ACE阻害薬、ARBなどは妊婦への投与は禁忌であり、妊婦に使用できる降圧薬は限られている。本薬剤は、妊娠高血圧症に用いることができるものの1つである。

4-5 その他の循環器系疾患治療薬　　　　P.3

エチレフリン塩酸塩

アドレナリン受容体刺激薬

主な商品名 エホチール

適応 本態性低血圧、起立性低血圧

作用機序 α, β受容体刺激

主な副作用 高血圧症、心悸亢進

ポイント α, β受容体刺激により、血管収縮及び心機能亢進を起こし、血圧を上昇させる。カテコールアミンではないためMAOやCOMTによる代謝を受けにくく、経口投与が可能な薬剤である。

P.4

フェニレフリン塩酸塩

α_1受容体刺激薬

主な商品名 ネオシネジン

適応 急性低血圧またはショック、診断または治療を目的とする散瞳

作用機序 α_1受容体刺激　　**主な副作用** 高血圧症、頭痛

ポイント α_1受容体刺激作用による血管収縮により血圧を上昇させるため、低血圧やショックの治療に用いられる。また、瞳孔散大筋のα_1受容体を刺激し、瞳孔散大筋収縮による散瞳を引き起こす。MAOやCOMTによる代謝を受けにくいため、アドレナリンやノルアドレナリンといったカテコールアミン類と比較すると作用は持続的である。

第4章 循環器系に作用する薬

4-5 その他の循環器系疾患治療薬

145

アメジニウムメチル硫酸塩

低血圧治療薬

主な商品名	リズミック
適応	低血圧、透析施行時の血圧低下
作用機序	ノルアドレナリン再取り込み阻害
主な副作用	動悸、頭痛

ポイント ノルアドレナリンの再取り込み阻害、MAO阻害作用により、ノルアドレナリンによる昇圧作用を増強する。起立性低血圧や透析施行時の血圧低下などに用いられる。

シルデナフィルクエン酸塩

ホスホジエステラーゼ（PDE）Ⅴ阻害薬

主な商品名	バイアグラ、レバチオ
適応	勃起不全、肺動脈性肺高血圧症
作用機序	PDE Ⅴ阻害
主な副作用	ほてり、頭痛、血圧低下

ポイント ヒト陰茎海綿体、肺血管平滑筋において、PDE Ⅴを選択的に阻害することで、cGMP量を増加させる。**バイアグラ**は勃起不全治療薬、**レバチオ**は肺動脈性肺高血圧症治療薬である。過度の血圧低下を招くため、ニトログリセリンなど硝酸薬との併用は禁忌である。

タダラフィル

ホスホジエステラーゼ(PDE)Ⅴ阻害薬

主な商品名 シアリス、アドシルカ、ザルティア
適応 勃起不全、肺動脈性肺高血圧症、前立腺肥大症に伴う排尿障害
作用機序 PDE Ⅴ阻害
主な副作用 ほてり、頭痛、血圧低下
ポイント ヒト陰茎海綿体、肺血管平滑筋、前立腺において、PDE Ⅴを選択的に阻害することで、cGMP量を増加させる。**シアリス**は勃起不全治療薬、**アドシルカ**は肺動脈性肺高血圧症治療薬、**ザルティア**は前立腺肥大症治療薬である。作用持続時間が長く、また、食事による影響を受けにくい。過度の血圧低下を招くため、硝酸薬との併用は禁忌である。

リオシグアト

可溶性グアニル酸シクラーゼ刺激薬

主な商品名 アデムパス
適応 肺動脈性肺高血圧症
作用機序 グアニル酸シクラーゼ活性化
主な副作用 頭痛、眩暈、鼻閉、消化不良
ポイント NOと可溶性グアニル酸シクラーゼとの反応性を上昇させる作用と、可溶性グアニル酸シクラーゼを直接活性化させる作用を併せ持つ。cGMP濃度の上昇により血管拡張作用を示す。硝酸薬やPDE Ⅴ阻害薬との併用は禁忌である。また、本薬剤は、CYP3Aにて代謝されるため、CYP3Aを強く阻害する薬剤との併用も禁忌である。

ボセンタン水和物

エンドセリン受容体拮抗薬

主な商品名 トラクリア

適応 肺動脈性肺高血圧症

作用機序 ET受容体遮断

主な副作用 重篤な肝障害、汎血球減少、心不全

ポイント エンドセリンのET_AとET_B受容体を非選択的に遮断することにより、血管収縮を抑制する。CYP2C9、CYP3A4により代謝を受けるため、これらの酵素を阻害、誘導する薬剤との相互作用がある。肝障害の発現頻度は10%以上と高く、定期的な肝機能検査が必要である。

アンブリセンタン

エンドセリン受容体拮抗薬

主な商品名 ヴォリブリス

適応 肺動脈性肺高血圧症

作用機序 ET_A受容体遮断

主な副作用 貧血、過敏症反応(血管浮腫、発疹)

ポイント ET_A受容体を選択的に遮断することにより、血管収縮を抑制する。主にグルクロン酸抱合によって代謝を受けるため、ボセンタンと比較してCYPに関連した相互作用は少ない。貧血の発現頻度は10%以上と高い。

エポプロステノールナトリウム

プロスタグランジンI$_2$製剤

主な商品名 フローラン

適応 肺動脈性肺高血圧症

作用機序 PGI$_2$受容体刺激

主な副作用 過度の血圧低下、徐脈、肺水腫

ポイント 血小板及び血管平滑筋のPGI$_2$(プロスタノイドIP)受容体を刺激し、アデニル酸シクラーゼ活性化によるcAMP産生促進により、血小板凝集阻害や血管拡張などの作用を示す。

P.280

ベラプロストナトリウム

プロスタグランジンI$_2$製剤

主な商品名 ドルナー、プロサイリン、ベラサス

適応 原発性肺高血圧症、慢性動脈閉塞症、血栓症

作用機序 PGI$_2$受容体刺激

主な副作用 出血傾向、肝障害、狭心症、心筋梗塞

ポイント 血小板及び血管平滑筋のPGI$_2$(プロスタノイドIP)受容体を刺激し、アデニル酸シクラーゼ活性化によるcAMP産生促進により、血小板凝集阻害や血管拡張などの作用を示す。

第4章 循環器系に作用する薬

4-5 その他の循環器系疾患治療薬

149

ロメリジン塩酸塩

片頭痛治療薬

- **主な商品名** ミグシス
- **適応** 片頭痛(発作予防)
- **作用機序** Ca^{2+}チャネル遮断
- **主な副作用** 抑うつ、錐体外路症状
- **ポイント** Ca^{2+}チャネル遮断薬であり、本薬剤は脳血管を選択的に拡張させる。1日2回の服用を継続することにより、脳血管の拡張を保つことで片頭痛発作を予防する。

ガルカネズマブ

片頭痛治療薬

- **主な商品名** エムガルティ
- **適応** 片頭痛(発作予防)
- **作用機序** 抗CGRPモノクローナル抗体
- **主な副作用** 過敏症反応、注射部位疼痛
- **ポイント** 何らかの原因で三叉神経が刺激されると、CGRPなどの血管拡張物質が分泌される。脳内における過度な血管拡張は周囲の神経を圧迫し、痛みを引き起こす。また、CGRPは起炎症作用も有する。ガルカネズマブは抗CGRPモノクローナル抗体製剤であり、CGRPによる痛みや炎症を抑制する。1ヶ月に1度の皮下注射にて片頭痛発作の予防効果を示す。

スマトリプタンコハク酸塩

片頭痛治療薬

主な商品名 イミグラン

適応 片頭痛（発作時）　**作用機序** 5-HT$_{1B/1D}$受容体刺激

主な副作用 不整脈、狭心症、悪心、眠気

ポイント 脳血管において、5-HT$_{1B/1D}$受容体刺激により血管拡張ペプチドの放出を抑制し、脳血管を収縮させる。片頭痛発作時に用いられ、効果不十分の場合は2時間以上間隔をあけて追加投与が可能である。ひと月の間に10回以上トリプタン製剤を用いることで、トリプタン乱用頭痛が引き起こされることがある。MAO阻害薬投与中の患者への投与は禁忌である。錠剤、点鼻薬、皮下注など本薬剤には多様な剤形がある。

ゾルミトリプタン

片頭痛治療薬

主な商品名 ゾーミッグ

適応 片頭痛（発作時）

作用機序 5-HT$_{1B/1D}$受容体刺激

主な副作用 不整脈、狭心症、悪心、眠気

ポイント 脳血管において、5-HT$_{1B/1D}$受容体刺激により血管拡張ペプチドの放出を抑制し、脳血管を収縮させる。片頭痛発作時に用いられ、効果不十分の場合は2時間以上間隔をあけて追加投与が可能である。ひと月の間に10回以上トリプタン製剤を用いることで、トリプタン乱用頭痛が引き起こされることがある。MAO阻害薬投与中の患者への投与は禁忌である。

エレトリプタン臭化水素酸塩

片頭痛治療薬

- **主な商品名** レルパックス
- **適応** 片頭痛(発作時)
- **作用機序** 5-HT$_{1B/1D}$受容体刺激
- **主な副作用** 不整脈、狭心症、悪心、眠気
- **ポイント** 脳血管において、5-HT$_{1B/1D}$受容体を刺激し、脳血管を収縮させる。片頭痛発作時に用いられ、効果不十分の場合は2時間以上間隔をあけて追加投与が可能である。ひと月の間に10日以上トリプタン製剤を用いることで、トリプタン乱用頭痛が引き起こされることがある。また、本薬剤は、CYP3Aにて代謝されるため、CYP3Aを強く阻害する薬剤との併用は禁忌である。

ラスミジタンコハク酸塩

片頭痛治療薬

- **主な商品名** レイボー
- **適応** 片頭痛(発作時)
- **作用機序** 5-HT$_{1F}$受容体刺激
- **主な副作用** 眩暈、悪心・嘔吐
- **ポイント** 三叉神経から分泌されたCGRPは、脳内の過度な血管拡張を招き、片頭痛を引き起こすことがある。ラスミジタンは三叉神経終末に存在する5-HT$_{1F}$受容体を刺激し、CGRPの分泌を抑制する。血管拡張を抑制するが、血管収縮を進めてはいないため、トリプタン製剤を投与できない「虚血性心疾患を有する片頭痛患者」に対しても本薬剤は使用可能である。

第5章

泌尿器系に作用する薬

5-1 膀胱に作用する薬
P.17

タムスロシン塩酸塩

α_1受容体遮断薬

主な商品名 ハルナール

適応 前立腺肥大症に伴う排尿障害

作用機序 α_{1A}受容体遮断

主な副作用 起立性低血圧、失神、肝障害

ポイント 選択的に前立腺のα_{1A}受容体を遮断することにより前立腺弛緩作用を示し、尿道括約筋のα_{1A}受容体を遮断することにより尿道拡張作用を示す。血管平滑筋のα_1受容体も遮断してしまうため、低血圧などの副作用が出現することがある。先発品の**ハルナールD錠**は、口腔内崩壊錠の中でも特にコーティングが施された錠剤であり、粉砕できない。

P.18

ナフトピジル

α_1受容体遮断薬

主な商品名 フリバス

適応 前立腺肥大症に伴う排尿障害

作用機序 α_{1D}受容体遮断

主な副作用 起立性低血圧、失神、肝障害

ポイント 選択的に前立腺のα_{1D}受容体を遮断することにより前立腺弛緩作用を示し、尿道及び膀胱三角部のα_{1D}受容体を遮断することにより尿道拡張作用を示す。血管平滑筋のα_1受容体も遮断してしまうため、低血圧などの副作用が出現することがある。その他のα_1受容体薬も、前立腺肥大症に伴う排尿障害の治療に用いられる。

P.28

ベタネコール塩化物

ムスカリン(M)受容体刺激薬

主な商品名 ベサコリン

適応 排尿困難、腸管麻痺、慢性胃炎

作用機序 M_3受容体刺激

主な副作用 コリン作動性クリーゼ、血圧低下

ポイント M_3受容体を刺激することにより、副交感神経興奮様作用を示し、腸管麻痺や排尿困難の治療に用いられる。アセチルコリンと比較して構造内にメチル基を多く持つことでM受容体への選択性が増しており、また、カルバモイル基を含むことでコリンエステラーゼによる分解を受けにくいなどの特徴を持つ。4級アンモニア構造を持つ。

P.31 P.304

ジスチグミン臭化物

間接型副交感神経興奮様薬

主な商品名 ウブレチド

適応 重症筋無力症、排尿困難、緑内障

作用機序 コリンエステラーゼ阻害

主な副作用 コリン作動性クリーゼ(腹痛、縮瞳など)

ポイント コリンエステラーゼの陰性部及びエステル水解部と結合し、エステル水解部をカルバモイル化することでコリンエステラーゼを可逆的に阻害する。膀胱平滑筋の収縮により、排尿困難の治療に用いられる。毒薬。その他の副交感神経系を興奮させる薬剤も、排尿困難の治療に用いられる。

第5章 泌尿器系に作用する薬

5-1 膀胱に作用する薬

P.40

第5章 泌尿器系に作用する薬

5-1 膀胱に作用する薬

プロピベリン塩酸塩

抗コリン性頻尿治療薬

主な商品名 バップフォー

適応 頻尿、尿意切迫感、尿失禁、過活動膀胱

作用機序 M_3受容体遮断(抗コリン)

主な副作用 口渇、便秘、排尿困難、心悸亢進、眼圧上昇

ポイント 膀胱平滑筋を弛緩させることで、神経因性膀胱、神経性頻尿の治療に用いられる。M_3受容体遮断以外に膀胱平滑筋に対して直接働きかけて弛緩させる作用もある。緑内障患者への投与は禁忌である。頻尿症状に苦しむ場合は、前立腺肥大症患者であっても使用されることがある。その他の抗コリン薬も、排尿困難の治療に用いられる。

フラボキサート塩酸塩

フラボン系頻尿治療薬

主な商品名 ブラダロン

適応 頻尿、残尿感

作用機序 Ca^{2+}チャネル遮断

主な副作用 肝障害、黄疸

ポイント 電位依存性Ca^{2+}チャネル遮断、ホスホジエステラーゼ阻害、抗コリンなどの作用を有し、様々な機序で膀胱平滑筋を弛緩させ、頻尿を改善する。

P.11

クレンブテロール塩酸塩

β₂受容体刺激薬/気管支拡張薬/腹圧性尿失禁治療薬

| 主な商品名 | スピロペント |

適応 腹圧性尿失禁、気管支喘息

作用機序 β_2受容体刺激

主な副作用 血清カリウム値の低下、振戦、心悸亢進

ポイント 選択的β_2受容体刺激作用により、気管支を拡張する。さらに、膀胱平滑筋の弛緩により蓄尿機能が増すため、腹圧性尿失禁を改善させる。また、クレンブテロールは骨格筋の肥大を誘発し、速筋化と持久力の低下をもたらすことが知られており、ドーピング規制指定薬となっている。

P.12

ミラベグロン

β₃受容体刺激薬/過活動膀胱治療薬

| 主な商品名 | ベタニス |

適応 過活動膀胱、切迫性尿失禁

作用機序 β_3受容体刺激

主な副作用 心悸亢進、生殖能の低下

ポイント 選択的β_3受容体刺激により、膀胱平滑筋を弛緩させ、過活動膀胱による尿意切迫感などの改善を行う。動物実験にて生殖能力の低下が確認されており、生殖可能な年齢の患者へは極力投与しない。また、高血圧や心拍数増加、QT延長などの副作用もみられることがあるため、重篤な心疾患を有する患者へは投与禁忌である。

第5章 泌尿器系に作用する薬

5-1 膀胱に作用する薬

ビベグロン

β₃受容体刺激薬/過活動膀胱治療薬

- **主な商品名** ベオーバ
- **適応** 過活動膀胱、切迫性尿失禁
- **作用機序** β₃受容体刺激
- **主な副作用** 心悸亢進、口内乾燥
- **ポイント** 選択的β₃受容体刺激により、膀胱平滑筋を弛緩させ、過活動膀胱による尿意切迫感などの改善を行う。生殖器系、心血管系、CYPへの影響が同種同効薬のミラベグロンよりも少なく、禁忌が少ないという特徴がある。生殖可能な年齢の患者にも投与が可能である。

5-2 利尿薬

P.308

アセタゾラミド

利尿薬/炭酸脱水酵素阻害薬/抗てんかん薬

- **主な商品名** ダイアモックス
- **適応** 心性浮腫、肝性浮腫、緑内障、てんかん
- **作用機序** 炭酸脱水酵素阻害
- **主な副作用** 代謝性アシドーシス、電解質異常
- **ポイント** 近位尿細管の炭酸脱水酵素(CA)を阻害することで、Na^+-H^+の交換系を抑制するため、Na^+及び水の再吸収を抑制し、尿量を増大させる。CA阻害作用により血中H^+を増加し、呼吸中枢が刺激されることにより、換気量が増大するため、呼吸性アシドーシスの治療にも用いられる。また、本薬剤の使用で尿細管腔内のHCO_3^-は増加し、アルカリ尿となる。

フロセミド

ループ利尿薬

主な商品名 ラシックス

適応 高血圧症、心性浮腫、腎性浮腫、肝性浮腫

作用機序 $Na^+-K^+-2Cl^-$ 共輸送系抑制

主な副作用 低カリウム血症、難聴、高尿酸血症

ポイント ループ利尿薬であり、強い利尿効果を示す。ヘンレ係蹄上行脚において $Na^+-K^+-2Cl^-$ 共輸送系を抑制し、Na^+ 及び水の再吸収を抑制することで尿量を増大させる。血清 K^+ 値を低下させるため、ジギタリス製剤と併用した場合には、ジギタリス中毒が起こりやすくなる。

トラセミド

ループ利尿薬

主な商品名 ルプラック

適応 心性浮腫、腎性浮腫、肝性浮腫

作用機序 $Na^+-K^+-2Cl^-$ 共輸送系抑制

主な副作用 低カリウム血症、高カリウム血症、高尿酸血症

ポイント ループ利尿薬であり、強い利尿効果を示す。ヘンレ係蹄上行脚において $Na^+-K^+-2Cl^-$ 共輸送系を抑制し、Na^+ 及び水の再吸収を抑制することで尿量を増大させる。抗アルドステロン作用も示すため、他のループ利尿薬と比較して低カリウム血症を起こしにくい。

第5章 泌尿器系に作用する薬

5-2 利尿薬

ブメタニド

ループ利尿薬

主な商品名 ルネトロン（販売中止）

適応 心性浮腫、腎性浮腫、肝性浮腫、癌性腹水

作用機序 Na^+-K^+-2Cl^-共輸送系抑制

主な副作用 低カリウム血症、難聴、高尿酸血症

ポイント ループ利尿薬であり、強い利尿効果を示す。ヘンレ係蹄上行脚においてNa^+-K^+-2Cl^-共輸送系を抑制し、Na^+及び水の再吸収を抑制することで尿量を増大させる。血清K^+値を低下させるため、ジギタリス製剤と併用した場合には、ジギタリス中毒が起こりやすくなる。

トリクロルメチアジド

チアジド系降圧利尿薬

主な商品名 フルイトラン

適応 高血圧症、心性浮腫、腎性浮腫、肝性浮腫

作用機序 Na^+-Cl^-共輸送系抑制

主な副作用 低カリウム血症、血清脂質増加、高尿酸血症

ポイント 有機アニオン輸送系により近位尿細管腔に分泌され、主として遠位尿細管におけるNa^+-Cl^-共輸送系を抑制する。脂質、尿酸、グルコースの血中濃度を上昇させることから、代謝系疾患患者への使用は敬遠されているが、Ca^{2+}の排泄は促進しないため、骨粗鬆症患者に対しては使いやすい。交感神経系の抑制による弱い血管拡張作用を示す。

ヒドロクロロチアジド

チアジド系降圧利尿薬

主な商品名	ヒドロクロロチアジド
適応	高血圧症、心性浮腫、腎性浮腫、肝性浮腫
作用機序	Na^+-Cl^- 共輸送系抑制
主な副作用	低カリウム血症、血清脂質増加、高尿酸血症

ポイント 有機アニオン輸送系により近位尿細管腔に分泌され、主として遠位尿細管におけるNa^+-Cl^-共輸送系を抑制する。チアジド系利尿薬は脂質、尿酸、グルコースの血中濃度を上昇させることから、代謝系疾患患者への使用は敬遠されているが、Ca^{2+}の排泄は促進しないため、骨粗鬆症患者に対しては使いやすい。

インダパミド

非チアジド系降圧利尿薬

主な商品名	ナトリックス、テナキシル
適応	本態性高血圧症
作用機序	Na^+-Cl^- 共輸送系抑制
主な副作用	低カリウム血症、低ナトリウム血症

ポイント 遠位尿細管におけるNa^+-Cl^-共輸送系を抑制し、Na^+及び水の再吸収を抑制することで尿量を増大させる。作用機序はチアジド系利尿薬と同様であるが、チアジド系の化学構造を持たない。

第5章 泌尿器系に作用する薬

5-2 利尿薬

第5章 泌尿器系に作用する薬

5-2 利尿薬

メフルシド

非チアジド系降圧利尿薬

主な商品名 バイカロン

適応 高血圧症、慢性浮腫

作用機序 Na^+-Cl^-共輸送系抑制

主な副作用 低カリウム血症、高尿酸血症

ポイント 遠位尿細管におけるNa^+-Cl^-共輸送系を抑制し、Na^+及び水の再吸収を抑制することで尿量を増大させる。また、ヘンレ係蹄上行脚に作用し、ループ利尿薬様の利尿作用も示す。チアジド系の化学構造を持たない。

P.143

スピロノラクトン

抗アルドステロン薬

主な商品名 アルダクトンA

適応 高血圧症、浮腫、原発性アルドステロン症

作用機序 アルドステロン受容体遮断

主な副作用 高カリウム血症、女性化乳房

ポイント 遠位尿細管から集合管にかけてのアルドステロン受容体遮断により、Na^+-K^+交換系を抑制する。Na^+-K^+交換系の一部となっているNa^+チャネルの発現そのものを抑制する。ステロイド骨格を持ち、副作用で男性の女性化乳房を起こすことがある。また、作用機序より、体内にK^+が残ることになるため、高カリウム血症を起こすことがある。

162

カンレノ酸カリウム

抗アルドステロン薬

| 主な商品名 | ソルダクトン |

適応 原発性アルドステロン症、心性浮腫、肝性浮腫

作用機序 アルドステロン受容体遮断

主な副作用 高カリウム血症、女性化乳房

ポイント 遠位尿細管から集合管にかけてのアルドステロン受容体遮断により、Na^+-K^+交換系を抑制する。Na^+-K^+交換系の一部となっているNa^+チャネルの発現そのものを抑制する。ステロイド骨格を持ち、副作用で男性の女性化乳房を起こすことがある。また、作用機序より、体内にK^+が残ることになるため、高カリウム血症を起こすことがある。

エプレレノン

抗アルドステロン薬

| 主な商品名 | セララ |

適応 高血圧症

作用機序 アルドステロン受容体遮断

主な副作用 高カリウム血症、女性化乳房

ポイント 抗アルドステロン薬の1つ。ステロイド骨格を持つものの、本薬剤はアルドステロン受容体への選択性が非常に高く、他の抗アルドステロン薬に比べて女性化乳房の副作用を起こしにくい。しかし、作用機序より、体内にK^+が残ることになるため、高カリウム血症を起こすことがある。重度腎機能障害患者への投与は禁忌である。

第5章 泌尿器系に作用する薬

5-2 利尿薬

163

エサキセレノン

抗アルドステロン薬

- **主な商品名** ミネブロ
- **適応** 高血圧症
- **作用機序** アルドステロン受容体遮断
- **主な副作用** 高カリウム血症、高尿酸血症
- **ポイント** 抗アルドステロン薬の1つ。本薬剤は、ステロイド骨格を持たないため、女性化乳房の副作用を起こさない。しかし、作用機序より、体内にK⁺が残ることになるため、高カリウム血症を起こすことがある。重度腎機能障害患者への投与は禁忌である。

トリアムテレン

抗アルドステロン薬

- **主な商品名** トリテレン
- **適応** 高血圧症、心性浮腫、腎性浮腫、肝性浮腫
- **作用機序** アルドステロン受容体遮断
- **主な副作用** 高カリウム血症、急性腎障害
- **ポイント** 抗アルドステロン薬の1つ。本薬剤は、遠位尿細管から集合管にかけてNa⁺-K⁺交換系の一部を担うNa⁺チャネルを遮断し、間接的にNa⁺-K⁺交換系を抑制することで、Na⁺及び水の再吸収を抑制して尿量を増大させる。また、作用機序より、体内にK⁺が残ることになるため、高カリウム血症を起こすことがある。

カルペリチド

α型ヒト心房性ナトリウム利尿ポリペプチド

主な商品名 ハンプ

適応 急性心不全(慢性心不全の急性増悪期を含む)

作用機序 グアニル酸シクラーゼ活性化

主な副作用 血圧低下、低血圧性ショック

ポイント 血管平滑筋や腎臓の膜結合型グアニル酸シクラーゼを活性化し、cGMP量を増加することで血管拡張作用、利尿作用を示す。

D-マンニトール

脳圧眼圧降下・利尿薬

主な商品名 マンニットT、マンニットトール

適応 頭蓋内圧亢進、緑内障　　**作用機序** 浸透圧性利尿

主な副作用 大量投与により急性腎障害が現れることがある

ポイント 血漿浸透圧を増大させ、脳や眼の組織から水分を血中へ移行させることで、脳圧や眼圧を降下させる。また、本薬剤は糸球体で濾過された後、再吸収を受けない。血漿浸透圧上昇で循環血液量・腎血流量が増え、尿細管管腔内の浸透圧上昇でNa^+及び水の再吸収が抑制されるため、これら2つの機序による利尿作用を示す。炭酸リチウムによる中毒の際、リチウムの排泄促進に使用できる利尿薬である。

第5章 泌尿器系に作用する薬

5-2 利尿薬

165

第5章 泌尿器系に作用する薬

5-2 利尿薬

イソソルビド

浸透圧利尿薬/メニエール病改善薬

主な商品名 イソバイド

適応 頭蓋内圧亢進、緑内障、メニエール病

作用機序 浸透圧性利尿

主な副作用 下痢、不眠症

ポイント 血漿浸透圧を増大させ、脳や眼の組織から水分を血中へ移行させることで、脳圧や眼圧を降下させる。また、本薬剤は糸球体で濾過された後、再吸収を受けない。血漿浸透圧上昇で循環血液量・腎血流量が増え、尿細管管腔内の浸透圧上昇でNa$^+$及び水の再吸収が抑制されるため、これら2つの機序による利尿作用を示す。

トルバプタン

バソプレシンV$_2$受容体拮抗薬

主な商品名 サムスカ

適応 心性浮腫、肝性浮腫、多発性嚢胞腎

作用機序 V$_2$受容体遮断

主な副作用 高ナトリウム血症、腎障害、血栓塞栓症

ポイント V$_2$受容体を遮断し、腎集合管でのバソプレシンによる水の再吸収を阻害することにより、選択的に水を排泄し、Na$^+$の排泄を伴わない利尿作用を示す。重篤な高ナトリウム血症を起こすことがあるため、服薬開始は必ず入院下にて行われる。心不全や肝硬変による浮腫に対しては、他の利尿薬でも十分に効果が得られなかった場合に用いられる。

166

5-3 腎不全に用いる薬

ポリスチレン スルホン酸カルシウム

陽イオン交換樹脂

主な商品名 カリメート

適応 高カリウム血症

作用機序 陽イオン交換樹脂

主な副作用 腸閉塞、便秘、嘔気

ポイント 経口投与により、消化・吸収されることなく作用する。消化管内にて本薬剤のカルシウムイオンと腸管内のカリウムイオンが交換され、カリウムを吸着したまま糞便中へ排泄される。慢性腎不全などに伴う高カリウム血症に用いられる。

炭酸ランタン水和物

高リン血症治療薬

主な商品名 ホスレノール

適応 高リン血症

作用機序 リン酸イオンとの結合

主な副作用 腸管穿孔、便秘、嘔気

ポイント 経口投与により、消化管内にてリン酸イオンと結合し、そのまま糞便中へ排泄される。慢性腎不全などに伴う高リン血症に用いられる。食直後に服用する。

第5章 泌尿器系に作用する薬

5-3 腎不全に用いる薬

クエン酸第二鉄水和物

高リン血症治療薬

主な商品名 リオナ
適応 高リン血症
作用機序 リン酸イオンとの結合
主な副作用 下痢
ポイント 経口投与により、消化管内にてリン酸イオンと結合し、そのまま糞便中へ排泄される。慢性腎不全などに伴う高リン血症に用いられる。食直後に服用する。溶性ピロリン酸第二鉄(P.295参照)は鉄欠乏性貧血に用いられる。

球形吸着炭

慢性腎不全用薬

主な商品名 クレメジン
適応 慢性腎不全
作用機序 尿毒症毒素との結合
主な副作用 便秘、食欲不振、悪心・嘔吐
ポイント 経口投与により、消化管内にて尿毒症毒素と結合し、そのまま糞便中へ排泄される。慢性腎不全患者に対し、透析導入を遅らせる目的で使用する。薬剤へも吸着作用を発揮するため、併用薬がある場合には、本剤との同時服用は避ける。

第6章

呼吸器系に作用する薬

6-1 呼吸興奮薬

第6章 呼吸器系に作用する薬

6-1 呼吸興奮薬

ジモルホラミン

呼吸循環賦活剤

主な商品名 テラプチク

適応 呼吸障害及び循環機能低下

作用機序 延髄呼吸中枢の直接興奮

主な副作用 血圧上昇、咳嗽

ポイント 延髄の呼吸中枢に直接作用して、呼吸興奮を起こす。新生児仮死、ショック、催眠薬中毒などによる呼吸障害や循環機能低下に用いられる。延髄の血管運動中枢も興奮させるため、血圧上昇を起こす。静注、筋注、皮下注製剤があり、経口投与では用いられない(呼吸障害時に経口投与は不可)。

ドキサプラム塩酸塩水和物

呼吸循環賦活剤

主な商品名 ドプラム

適応 呼吸抑制、覚醒遅延

作用機序 末梢化学受容器の興奮

主な副作用 血圧上昇、嘔気

ポイント 頸動脈小体や大動脈小体の末梢化学受容器を介して、呼吸中枢を興奮させる。延髄の血管運動中枢も興奮させるため、血圧上昇を起こす。静注製剤があり、経口投与では用いられない(呼吸障害時に経口投与は不可)。

170

6-2 鎮咳薬　　　　　　　　　　　　　　　　　　P.70

コデインリン酸塩水和物

止瀉薬/鎮咳薬/麻薬性鎮痛薬

主な商品名 コデインリン酸塩

適応 咳嗽、疼痛、下痢

作用機序 咳中枢抑制、μ受容体刺激

主な副作用 依存性、呼吸抑制、嘔吐、便秘、縮瞳、眠気

ポイント 延髄咳中枢を直接抑制することで、鎮咳作用を示す。また、μ受容体を刺激し、上行性痛覚伝導系の抑制及び下行性抑制神経の賦活化により鎮痛作用を示す。鎮痛、鎮咳、依存性などはすべてモルヒネより弱い。

　　　　　　　　　　　　　　　　　　　　　　　P.71

ジヒドロコデインリン酸塩

止瀉薬/鎮咳薬/麻薬性鎮痛薬

主な商品名 ジヒドロコデインリン酸塩

適応 咳嗽、疼痛、下痢

作用機序 咳中枢抑制、μ受容体刺激

主な副作用 依存性、呼吸抑制、嘔吐、便秘、縮瞳、眠気

ポイント 延髄咳中枢を直接抑制することで、鎮咳作用を示す。また、μ受容体を刺激し、上行性痛覚伝導系の抑制及び下行性抑制神経の賦活化により鎮痛作用を示す。鎮痛、鎮咳、依存性などはすべてモルヒネよりは弱く、コデインよりも強い。コデインと同濃度の製剤であれば、半量で同程度の薬効が期待できる。

第6章　呼吸器系に作用する薬

6-2 鎮咳薬

デキストロメトルファン
臭化水素酸塩水和物

中枢性鎮咳薬

主な商品名 メジコン

適応 感冒・上気道炎・慢性気管支炎などに伴う咳嗽

作用機序 延髄咳中枢抑制

主な副作用 発疹、眠気、便秘、呼吸抑制

ポイント 非麻薬性の鎮咳薬であり、延髄咳中枢に対して、弱い抑制作用を持つ。中枢内にて、モノアミン類(特にセロトニン)の濃度を上昇させるため、MAO阻害薬との併用は禁忌である。

ノスカピン

中枢性鎮咳薬

主な商品名 アストフィリン(配合剤)

適応 感冒・気管支喘息・慢性気管支炎などに伴う咳嗽

作用機序 延髄咳中枢抑制

主な副作用 眠気

ポイント 非麻薬性の鎮咳薬であり、延髄咳中枢に対して、弱い抑制作用を持つ(デキストロメトルファンよりも弱い)。副作用で呼吸抑制はみられない。鎮痛を目的に使用されることはない。

チペピジンヒベンズ酸塩

中枢性鎮咳薬

- 主な商品名 アスベリン
- 適応 感冒・気管支炎などに伴う咳嗽及び喀痰喀出困難
- 作用機序 咳中枢の抑制、気管支腺分泌促進
- 主な副作用 腹痛、嘔吐、発疹、眠気
- ポイント 延髄咳中枢を抑制することで鎮咳作用を示す。また、気管支腺分泌促進及び気道粘膜線毛運動促進などにより去痰作用も示す。

ゲーファピキサントクエン酸塩

慢性咳嗽治療薬

- 主な商品名 リフヌア
- 適応 難治性の慢性咳嗽
- 作用機序 P2X3受容体遮断
- 主な副作用 味覚障害
- ポイント 様々な刺激やアレルギーなどによって気道粘膜細胞から放出されるATPが、P2X3受容体を刺激すると咳嗽が引き起こされると考えられている。本薬剤はP2X3受容体を遮断することにより、慢性咳嗽への治療効果を示す。また、味覚の伝達にもP2X3受容体が作用しているため、副作用で味覚障害が現れることがある。

6-3 去痰薬

ブロムヘキシン塩酸塩

去痰薬

主な商品名 ビソルボン

適応 去痰

作用機序 気管支腺分泌促進

主な副作用 食欲不振

ポイント 気管支腺分泌促進及び気道粘膜線毛運動促進などにより去痰作用を示す。また、肺胞Ⅱ型細胞から肺表面活性物質(肺サーファクタント)が分泌され、この作用も去痰作用に関与する。

アンブロキソール塩酸塩

去痰薬

主な商品名 ムコサール、ムコソルバン

適応 去痰、慢性副鼻腔炎の排膿

作用機序 気管支腺分泌促進

主な副作用 胃部不快感

ポイント 本薬剤は、ブロムヘキシンの活性代謝物である。気管支腺分泌促進及び気道粘膜線毛運動促進などにより去痰作用を示す。また、肺胞Ⅱ型細胞から肺表面活性物質(肺サーファクタント)が分泌され、この作用も去痰作用に関与する。

アセチルシステイン

去痰薬/アセトアミノフェン中毒解毒剤

主な商品名 ムコフィリン
適応 去痰、アセトアミノフェンの解毒
作用機序 ジスルフィド結合開裂
主な副作用 気管支閉塞、気管支痙攣
ポイント 構造中に含まれるSH基により、粘液ムコタンパク質中のジスルフィド結合を開裂させる。それにより、痰の粘性が低下し、去痰作用を示す。また、アセチルシステインはグルタチオンの前駆体となりグルタチオン抱合を促進するため、アセトアミノフェンの代謝・排泄を促し解毒作用を示す。

L-カルボシステイン

去痰薬

主な商品名 ムコダイン
適応 去痰、慢性副鼻腔炎の排膿
作用機序 粘液構成成分の調整
主な副作用 肝障害、発疹
ポイント 略痰中のシアロムチンの増加、フコムチンの減少により、両者の構成比を正常化し、粘液構成成分を調整することで去痰作用を示す。SH基を持たず、粘液中のジスルフィド結合を開裂する作用はない。

フドステイン

去痰薬

- **主な商品名** クリアナール、スペリア
- **適応** 去痰
- **作用機序** 杯細胞の過形成抑制
- **主な副作用** 食欲不振
- **ポイント** 杯細胞の過形成の抑制によりムチンの分泌量を抑制する他、抗炎症作用、漿液性の気管支腺分泌の促進など多様な去痰作用を示す。慢性呼吸器疾患の第一選択の去痰薬となる。

ドルナーゼ アルファ

肺機能改善薬

- **主な商品名** プルモザイム
- **適応** 嚢胞性線維症
- **作用機序** DNA加水分解
- **主な副作用** 咽頭炎、発声障害、呼吸困難
- **ポイント** ドルナーゼ アルファはDNAを選択的に加水分解する酵素製剤である。嚢胞性線維症患者の粘液・及び痰中に大量に含まれる好中球由来のDNAを分解することで、これら膿性分泌液の粘稠性を低下させる。去痰を容易とすることで肺機能を改善する。

プロカテロール塩酸塩水和物

気管支拡張薬/ β₂受容体刺激薬

- 主な商品名　メプチン、エステルチン
- 適応　気管支喘息
- 作用機序　β₂受容体刺激
- 主な副作用　血清カリウム値の低下、振戦、心悸亢進
- ポイント　選択的β₂受容体刺激による平滑筋弛緩作用を示す。気管支平滑筋の弛緩により気管支が拡張するため、気道閉塞による呼吸困難などに用いられる。弱いβ₁受容体刺激作用も示し、副作用である心悸亢進や低カリウム血症の原因となる。その他のβ₂受容体刺激薬も気管支喘息に用いられる。

ホルモテロールフマル酸塩水和物

気管支拡張薬/ β₂刺激薬

- 主な商品名　シムビコート(配合剤)、フルティフォーム(配合剤)
- 適応　気管支喘息、慢性閉塞性肺疾患
- 作用機序　β₂受容体刺激
- 主な副作用　血清カリウム値の低下、振戦、心悸亢進
- ポイント　選択的β₂受容体刺激による平滑筋弛緩作用を示す。気管支平滑筋の弛緩により気管支が拡張するため、気道閉塞による呼吸困難などに用いられる。ホルモテロールは、作用が長時間持続し、また効き始めも早いため、気管支喘息の発作予防および発作時の両方のケースで使用できる(シムビコートによるSMART療法)。

テオフィリン

キサンチン系気管支拡張薬

主な商品名 テオドール、ユニコン、ユニフィル

適応 気管支喘息、慢性気管支炎、肺気腫

作用機序 ホスホジエステラーゼ阻害

主な副作用 痙攣、意識障害、急性脳症、横紋筋融解症

ポイント ホスホジエステラーゼ（PDE）の阻害やA_1受容体の遮断により、cAMP濃度を上昇させることで気管支を拡張する。本薬剤は主としてCYP1A2により代謝を受けるため、喫煙によりCYP1A2が誘導されると、薬効が減弱することがある。また、フルボキサミンなどCYP1A2を阻害する薬剤との併用では薬効が増強されることがある。TDMの対象である。

P.121

プロキシフィリン

キサンチン系気管支拡張薬/心不全治療薬

主な商品名 モノフィリン

適応 気管支喘息、喘息性気管支炎、うっ血性心不全

作用機序 ホスホジエステラーゼ阻害

主な副作用 痙攣、意識障害、急性脳症、横紋筋融解症

ポイント ホスホジエステラーゼ（PDE）を阻害し、cAMP濃度を上昇させることで気管支拡張作用を示す。A_1受容体遮断によるcAMP濃度の上昇作用も有する。

チオトロピウム臭化物水和物

吸入用抗コリン薬

主な商品名 スピリーバ

適応 慢性閉塞性肺疾患、気管支喘息

作用機序 M_3受容体遮断

主な副作用 口渇、便秘、排尿困難、心悸亢進、眼圧上昇

ポイント M_3受容体遮断作用により、気管支は拡張する。また、他の種類の抗コリン薬とは異なり、気道分泌をほとんど抑制しない。緑内障や前立腺肥大症患者への投与は禁忌である。その他の抗コリン薬(名前に「トロピウム」を含むもの)も慢性閉塞性肺疾患(COPD)や気管支喘息に用いられる。

ブデソニド

副腎皮質ホルモン/クローン病治療薬/潰瘍性大腸炎治療薬

主な商品名 パルミコート、ゼンタコート、レクタブル

適応 気管支喘息、クローン病、潰瘍性大腸炎

作用機序 抗炎症・免疫抑制

主な副作用 易感染性、満月様顔貌、骨粗鬆症、高血糖

ポイント 副腎皮質ステロイド薬の1つ。マクロファージの集積抑制、IL-2の分泌阻害、転写因子NFκB抑制などの作用により、抗炎症及び免疫抑制などの作用を示す。本薬剤を吸入で使用した場合、骨粗鬆症や高血糖などの全身性の副作用はほとんど生じないが、口腔内に残存すると口腔感染症のリスクが増大するため、うがい指導が必要である。

オマリズマブ

気管支喘息治療薬/慢性蕁麻疹治療薬

主な商品名 ゾレア
適応 気管支喘息、蕁麻疹、季節性アレルギー性鼻炎
作用機序 抗IgEモノクローナル抗体
主な副作用 感染症、注射部位のそう痒感
ポイント 抗IgEモノクローナル抗体製剤であり、血中遊離IgEと結合し、肥満細胞の活性化などを抑制する。本薬剤は、すでに肥満細胞と結合しているIgE抗体には作用できない。通常、4週間に1度の皮下注射にて使用する。

デュピルマブ

モノクローナル抗体製剤

主な商品名 デュピクセント
適応 気管支喘息、鼻茸を伴う慢性副鼻腔炎、アトピー性皮膚炎
作用機序 抗IL-4受容体αモノクローナル抗体
主な副作用 過敏症、結膜炎、注射部位紅斑
ポイント IL-4受容体αは、IL-4及びIL-13が結合する共通の受容体である。デュピルマブは、IL-4やIL-13のIL-4受容体αへの結合を防ぐことで、アレルギー反応を抑制する。どの疾患に使用するケースでも、既存治療で効果不十分な場合に、治療に精通した医師のもとで投与を行うこととされている。2週間に1度、皮下注射にて投与する。

第7章

消化器系に
作用する薬

7-1 胃・十二指腸潰瘍治療薬

ピレンゼピン塩酸塩水和物

胃炎・消化性潰瘍治療薬

主な商品名 ガストロゼピン（販売中止）
適応 胃潰瘍、十二指腸潰瘍、胃炎
作用機序 M_1受容体遮断
主な副作用 無顆粒球症、口渇、便秘
ポイント ヒスタミン産生細胞や副交感神経節のM_1受容体を選択的に遮断することで、胃酸分泌を抑制する。M_2受容体への遮断作用は弱く、心機能促進などの副作用は現れにくい。

シメチジン

H_2受容体拮抗薬

主な商品名 タガメット
適応 胃潰瘍、十二指腸潰瘍、胃炎、逆流性食道炎
作用機序 H_2受容体遮断
主な副作用 再生不良性貧血、汎血球減少、無顆粒球症
ポイント 胃壁細胞でH_2受容体を遮断することにより、胃酸分泌を抑制する。腎排泄型の薬剤であるため、腎機能の低下に応じて投与量を調整する必要がある。また、CYP1A2、CYP2C9、CYP2D6、CYP3A4などの阻害作用を持つため、これらの酵素で代謝される薬剤との併用には注意を要する。

ファモチジン

H₂受容体拮抗薬

- **主な商品名** ガスター
- **適応** 胃潰瘍、十二指腸潰瘍、胃炎、逆流性食道炎
- **作用機序** H₂受容体遮断
- **主な副作用** 腎障害、血液障害
- **ポイント** 胃壁細胞でH₂受容体を遮断することにより、胃酸分泌を抑制する。腎排泄型の薬剤であるため、腎機能の低下に応じて投与量を調整する必要がある。

新傾向

ラフチジン

H₂受容体拮抗薬

- **主な商品名** プロテカジン
- **適応** 胃潰瘍、十二指腸潰瘍、胃炎、逆流性食道炎
- **作用機序** H₂受容体遮断
- **主な副作用** 再生不良性貧血、汎血球減少、無顆粒球症
- **ポイント** 胃壁細胞でH₂受容体を遮断することにより、胃酸分泌を抑制する。H₂受容体遮断薬の中で、唯一の肝代謝型薬剤であり、腎機能障害のある患者に対しても投与量の調整を行う必要がない。

プログルミド

胃炎・胃潰瘍治療薬

主な商品名	プロミド(販売中止)
適応	胃炎、胃潰瘍
作用機序	ガストリン受容体遮断
主な副作用	口渇、便秘、嘔気

ポイント 胃壁細胞でガストリン受容体を遮断することにより、胃酸分泌抑制作用を示す。胃酸分泌の制御以外に、組織修復や胃粘膜の合成促進などの作用も示す。

P.47

オキセサゼイン

消化管粘膜局所麻酔薬

主な商品名	ストロカイン
適応	胃炎・胃潰瘍に伴う疼痛・嘔吐、過敏性大腸症
作用機序	ガストリン遊離抑制、Na^+チャネル遮断
主な副作用	便秘、食欲不振、頭痛

ポイント ガストリン遊離抑制作用により胃酸分泌を抑制する。また、Na^+チャネルを遮断し、局所麻酔作用も示す。酸性部位でも薬効を発揮できるため、胃炎などに起因する疼痛に対し、経口投与で用いられる。

オメプラゾール

プロトンポンプインヒビター

主な商品名 オメプラール、オメプラゾン
適応 胃潰瘍、十二指腸潰瘍、逆流性食道炎、ピロリ除菌
作用機序 プロトンポンプ阻害
主な副作用 白血球減少、肝障害
ポイント 胃壁細胞でプロトンポンプ(H^+, K^+-ATPase)のSH基と非可逆的に結合し、強力で持続的な胃酸分泌抑制作用を示す。投与期間は、胃潰瘍には8週まで、十二指腸潰瘍には6週までである。本薬剤はCYP2C19で代謝を受けるが、日本人の約20%はCYP2C19のPMであるため、効果に個人差が現れやすい。錠剤は腸溶錠のため粉砕できない。

エソメプラゾール マグネシウム水和物

新傾向

プロトンポンプインヒビター

主な商品名 ネキシウム
適応 胃潰瘍、十二指腸潰瘍、逆流性食道炎、ピロリ除菌
作用機序 プロトンポンプ阻害
主な副作用 汎血球減少、肝酵素上昇
ポイント オメプラゾールのS体のみを製剤化した薬剤である。本薬剤は、CYP2C19による代謝の影響を受けにくく、オメプラゾールと比較して効果の個人差が現れにくい。

ランソプラゾール

プロトンポンプインヒビター

主な商品名 タケプロン、タケルダ(配合剤)

適応 胃潰瘍、十二指腸潰瘍、逆流性食道炎、ピロリ除菌

作用機序 プロトンポンプ阻害

主な副作用 汎血球減少、肝障害

ポイント 胃壁細胞でプロトンポンプ(H^+, K^+-ATPase)のSH基と非可逆的に結合し、強力で持続的な胃酸分泌抑制作用を示す。錠剤は腸溶錠のため粉砕できない。また、本薬剤は、低用量アスピリンによる消化性潰瘍予防のため、アスピリンとの合剤(**タケルダ錠**)としても用いられている。

ラベプラゾールナトリウム

プロトンポンプインヒビター

主な商品名 パリエット

適応 胃潰瘍、十二指腸潰瘍、逆流性食道炎、ピロリ除菌

作用機序 プロトンポンプ阻害

主な副作用 汎血球減少、血圧上昇

ポイント 胃壁細胞でプロトンポンプ(H^+, K^+-ATPase)のSH基と結合し、強力で持続的な胃酸分泌抑制作用を示す。投与期間は、胃潰瘍には8週まで、十二指腸潰瘍には6週までである。錠剤は腸溶錠のため粉砕できない。低用量ラベプラゾール(5mg錠)は、低用量アスピリンによる消化性潰瘍の予防のために用いられる。

ボノプラザンフマル酸塩

カリウムイオン競合型アシッドブロッカー

- 主な商品名　タケキャブ、キャブピリン(配合剤)
- 適応　胃潰瘍、十二指腸潰瘍、逆流性食道炎、ピロリ除菌
- 作用機序　プロトンポンプ阻害
- 主な副作用　汎血球減少、発疹
- ポイント　胃壁細胞でプロトンポンプ(H^+, K^+-ATPase)のK^+と競合し、強力で持続的な胃酸分泌抑制作用を示す。投与期間は、胃潰瘍には8週まで、十二指腸潰瘍には6週までである。錠剤は腸溶錠ではないため粉砕が可能である(光による分解を受けるため、遮光することが好ましい)。低用量アスピリンによる消化性潰瘍の予防のためにも用いられる。

炭酸水素ナトリウム

制酸・中和薬

- 主な商品名　炭酸水素ナトリウム、メイロン
- 適応　胃・十二指腸潰瘍、胃炎、アシドーシス
- 作用機序　胃酸中和
- 主な副作用　アルカローシス、胃酸の二次的分泌
- ポイント　胃内pHを上昇させ、胃酸を中和して胃粘膜刺激を抑制する。また、ペプシンを失活させる。胃への作用以外に、尿や血液をアルカリ性に傾ける作用を持ち、酸性薬物(バルビツール系薬、メトトレキサートなど)の排泄促進やアシドーシスの改善にも用いられる。

酸化マグネシウム

制酸・緩下薬

主な商品名 マグミット

適応 胃・十二指腸潰瘍、胃炎、便秘

作用機序 胃酸中和、腸内浸透圧上昇

主な副作用 高マグネシウム血症

ポイント 胃内pHを上昇させ、胃酸を中和して胃粘膜刺激を抑制する。また、ペプシンを失活させる。消化管から吸収されにくいため、腸内の浸透圧が高くなり、腸管内に水分を吸引することで便を軟化し、排便を促進する。ニューキノロン系抗菌薬やビスホスホネート製剤と併用すると、キレートを形成するため、これら併用薬の吸収量が低下する。

スクラルファート水和物

胃炎・消化性潰瘍治療薬

主な商品名 アルサルミン

適応 胃潰瘍、十二指腸潰瘍、胃炎

作用機序 潰瘍部保護

主な副作用 便秘、アルミニウム脳症

ポイント 潰瘍部と結合することで、粘膜保護作用を示す。抗ペプシン作用も有する。ニューキノロン系抗菌薬やビスホスホネート製剤と併用すると、キレートを形成するため、これら併用薬の吸収量が低下する。また、本薬剤はショ糖硫酸エステルアルミニウム塩である。透析ではアルミニウムを十分に除去できないことから、透析患者への投与は禁忌とされている。

ポラプレジンク

亜鉛含有胃潰瘍治療薬

| 主な商品名 | プロマック |

| 適応 | 胃潰瘍 |

| 作用機序 | 潰瘍部保護 |

| 主な副作用 | 肝障害、銅欠乏症 |

ポイント 潰瘍部と結合することで、粘膜保護作用を示す。長時間潰瘍部に付着することで、直接保護して治癒促進作用を示す。また、適応外ではあるが、亜鉛を含有するため、亜鉛欠乏性の味覚障害へ用いられることがある。

テプレノン

胃炎・胃潰瘍治療薬

| 主な商品名 | セルベックス |

| 適応 | 急性胃炎、慢性胃炎、胃潰瘍 |

| 作用機序 | PG合成促進 |

| 主な副作用 | 肝障害 |

ポイント 胃粘膜のPGE_2、PGI_2の合成を促進することで、粘膜保護作用や粘膜血流量増加作用を示す。

第7章 消化器系に作用する薬

7-1 胃・十二指腸潰瘍治療薬

189

セトラキサート塩酸塩

胃炎・胃潰瘍治療薬

主な商品名 ノイエル

適応 急性胃炎、慢性胃炎、胃潰瘍

作用機序 PG合成促進

主な副作用 胃部不快感、発疹、便秘

ポイント 胃粘膜のPGE$_2$、PGI$_2$の合成を促進することで、粘膜保護作用や粘膜血流量増加作用を示す。抗カリクレイン作用も有する。

レバミピド

胃炎・胃潰瘍治療薬

主な商品名 ムコスタ

適応 急性胃炎、慢性胃炎、胃潰瘍、ドライアイ

作用機序 PG合成促進

主な副作用 白血球減少、血小板減少、肝障害

ポイント 胃粘膜のPGE$_2$、PGI$_2$の合成を促進することで、粘膜保護作用や粘膜血流量増加作用を示す。また、胃粘膜における活性酸素の消去作用も持ち、胃粘膜の保護に役立っている。また、本薬剤の点眼薬は粘性のムチンの産生を促進するため、ドライアイの治療薬として用いられている。

ゲファルナート

胃炎・胃潰瘍治療薬

主な商品名 ゲファルナート（販売中止）

適応 急性胃炎、慢性胃炎、胃潰瘍

作用機序 PG合成促進

主な副作用 便秘、肝障害

ポイント 胃粘膜のPGE$_2$、PGI$_2$の合成を促進することで、粘膜保護作用や粘膜血流量増加作用を示す。

ミソプロストール

プロスタグランジンE$_1$誘導体

主な商品名 サイトテック

適応 NSAIDsの長期投与時にみられる胃潰瘍・十二指腸潰瘍

作用機序 PGE$_1$受容体刺激

主な副作用 下痢、肝障害、腎障害、貧血

ポイント PGE$_1$（プロスタノイドEP）受容体を刺激し、粘膜保護作用や粘膜血流量増加作用を示す。また、本薬剤は子宮収縮作用を示すため、妊婦への投与は禁忌である。

7-2 胃腸機能改善薬

メトクロプラミド

消化管運動改善薬

主な商品名 プリンペラン

適応 消化器機能異常（悪心・嘔吐・腹部膨満感）

作用機序 D_2受容体遮断

主な副作用 悪性症候群、パーキンソニズム、乳汁分泌

ポイント D_2受容体を遮断し、副交感神経終末から**アセチルコリン**を遊離させることで、消化管運動促進作用を示す。また、延髄CTZのD_2受容体遮断により、制吐作用を示す。また、本薬剤は妊婦への投与は可能である。消化管の出血や閉塞の患者には禁忌である。

ドンペリドン

消化管運動改善薬

主な商品名 ナウゼリン

適応 消化器症状（悪心・嘔吐、腹部膨満、胸やけ）

作用機序 D_2受容体遮断

主な副作用 パーキンソニズム、乳汁分泌

ポイント D_2受容体を遮断し、副交感神経終末から**アセチルコリン**を遊離させることで、消化管運動促進作用を示す。また、延髄CTZのD_2受容体遮断により、制吐作用を示す。本薬剤は妊婦及び消化管の出血や閉塞の患者には禁忌である。

モサプリドクエン酸塩水和物

消化管運動改善薬

- **主な商品名** ガスモチン
- **適応** 慢性胃炎に伴う消化器症状（胸やけ、悪心・嘔吐）
- **作用機序** 5-HT$_4$受容体刺激
- **主な副作用** 劇症肝炎、肝障害、黄疸
- **ポイント** 5-HT$_4$受容体を刺激し、副交感神経終末からアセチルコリンを遊離させることで、消化管運動促進作用を示す。投与開始から14日間で、効果の有無を観察し、継続の是非を検討することとされている。

アコチアミド塩酸塩水和物

機能性ディスペプシア(FD)治療薬

- **主な商品名** アコファイド
- **適応** 機能性ディスペプシア
- **作用機序** コリンエステラーゼ阻害
- **主な副作用** 下痢、便秘、肝障害
- **ポイント** 胃潰瘍や胃癌ではないにもかかわらず、胃部の不快感が続くものを機能性ディスペプシアという。アコチアミドは消化管においてアセチルコリンエステラーゼを阻害し、アセチルコリンの分解を阻害することで消化管運動を促進させる。食後投与では最高血中濃度の顕著な低下がみられるため、食前に服用する。

六君子湯エキス

（リックンシトウ）

漢方製剤

主な商品名	ツムラ六君子湯エキス
適応	胃炎、消化不良、食欲不振
作用機序	グレリン分泌促進
主な副作用	偽アルドステロン症、肝障害

ポイント 5-HT$_{2C}$受容体を介したグレリン分泌促進や、ラジカル消去などの作用を示し、食欲不振などの症状を改善させる。

ポリカルボフィルカルシウム

過敏性腸症候群治療薬

主な商品名	コロネル、ポリフル
適応	過敏性腸症候群における便通異常（下痢、便秘）
作用機序	消化管内水分保持、消化管内容物輸送調節
主な副作用	発疹、嘔気、肝障害

ポイント 本薬剤は、吸収されずに、消化管内で作用を発現する。胃酸で分解されてポリカルボフィルとなり、腸内でゲル化し、消化管内水分保持作用及び消化管内容物輸送調節作用を示す。過敏性腸症候群における下痢、便秘、両方の改善に用いられる。

トリメブチンマレイン酸塩

消化管運動調律薬

主な商品名 セレキノン(販売中止)
適応 慢性胃炎における消化器症状、過敏性腸症候群
作用機序 μ受容体刺激
主な副作用 肝障害、黄疸
ポイント 腸管のオピオイドμ受容体に作用する。腸運動亢進時には低下作用を、腸運動低下時には亢進作用を示し、腸運動を正常に近づける。

ラモセトロン塩酸塩

下痢型過敏性腸症候群治療薬

主な商品名 イリボー、ナゼア
適応 下痢型過敏性腸症候群、抗癌剤に伴う消化器症状
作用機序 5-HT$_3$受容体遮断
主な副作用 重篤な便秘、硬便、腹部膨満
ポイント 遠心性神経の5-HT$_3$受容体を遮断することにより下痢を改善し、また、CTZへと繋がる求心性迷走神経の5-HT$_3$受容体を遮断することにより、抗癌剤投与に伴う嘔吐を抑制する。下痢型過敏性腸症候群への使用は、発売初期は男性にしか適応がなかったが、2015年に女性にも使用できるよう適応追加された。

7-3 炎症性腸疾患治療薬

サラゾスルファピリジン

潰瘍性大腸炎治療薬/抗リウマチ薬

主な商品名 アザルフィジンEN、サラゾピリン

適応 潰瘍性大腸炎、関節リウマチ

作用機序 抗炎症、サイトカイン産生抑制

主な副作用 血液障害、急性腎障害、肝障害

ポイント 腸内細菌により5-アミノサリチル酸に分解され、大腸に運ばれ抗炎症作用を示す。また、分解を受けていないサラゾスルファピリジン自身の作用として、T細胞やマクロファージからのサイトカイン(IL-1、2、6)産生を抑制し、抗リウマチ作用を示す。また、本薬剤の代謝物が尿を黄赤色に着色することがあるが、特に問題はない。

メサラジン

潰瘍性大腸炎治療薬/クローン病治療薬

主な商品名 アサコール、ペンタサ、リアルダ

適応 潰瘍性大腸炎、クローン病

作用機序 抗炎症

主な副作用 血液障害、急性腎障害、肝障害

ポイント 5-アミノサリチル酸製剤である。抗炎症作用、ロイコトリエン合成抑制作用などを示す。メサラジンは小腸にて吸収を受けると大腸で薬効を発現できないため、経口薬は徐放錠やフィルムコーティング錠といった加工が施されている。メサラジン錠のうち、**リアルダ錠**は冷所保管が必要である。

インフリキシマブ

モノクローナル抗体製剤

主な商品名 レミケード

適応 関節リウマチ、クローン病、潰瘍性大腸炎

作用機序 抗ヒトTNFαモノクローナル抗体

主な副作用 感染症、結核、脱髄疾患

ポイント 炎症や関節破壊の原因となるTNFαに対するヒト/マウスキメラ型モノクローナル抗体製剤。結核の既感染者の場合、結核菌の活発化や、症状の発現を招くことがある。関節リウマチ治療ではインフリキシマブ自身に対して免疫反応が生じないよう、メトトレキサートとの併用が行われる。生物学的製剤に分類され、既存治療で効果不十分な場合に用いられる。

アダリムマブ

モノクローナル抗体製剤

主な商品名 ヒュミラ

適応 関節リウマチ、クローン病、潰瘍性大腸炎

作用機序 抗ヒトTNFαモノクローナル抗体

主な副作用 感染症、結核、脱髄疾患

ポイント 炎症や関節破壊の原因となるTNFαに対するヒト型モノクローナル抗体製剤である。結核の既感染者であれば、結核菌の活発化や、症状の発現を招くことがある。ヒト型モノクローナル抗体製剤であるため、メトトレキサートとの併用は義務付けられていない。生物学的製剤に分類され、既存治療で効果不十分な場合に用いられる。

P.331

トファシチニブクエン酸塩

ヤヌスキナーゼ(JAK)阻害薬

主な商品名 ゼルヤンツ
適応 関節リウマチ、潰瘍性大腸炎 **作用機序** JAK阻害
主な副作用 感染症、白血球減少、肝障害、間質性肺炎
ポイント 炎症性サイトカインであるTNFαやIL-6などが炎症を引き起こす際、それらが各受容体に結合し、刺激が核に伝わる。各受容体にはヤヌスキナーゼ(JAK)と呼ばれるタンパク質が付随しており、JAKを介して刺激が核に伝わることで炎症が起きる。本薬剤はJAKを阻害することで、TNFαやIL-6による刺激が核に伝わるのを阻害し、潰瘍性大腸炎への治療効果を示す。

ベドリズマブ

モノクローナル抗体製剤

主な商品名 エンタイビオ
適応 クローン病、潰瘍性大腸炎
作用機序 抗ヒトα₄β₇インテグリンモノクローナル抗体
主な副作用 感染症、結核
ポイント 炎症の原因となるT細胞が炎症部位に向かう際、接着→浸潤→遊走のプロセスを経るが、本薬剤は接着に関与しているα₄β₇インテグリンを選択的に阻害する。生物学的製剤に分類され、既存治療で効果不十分な場合に用いられる。

7-4　下剤（瀉下薬）

ヒマシ油

下剤

主な商品名 ヒマシ油

適応 便秘症、食中毒における腸管内容物の排除

作用機序 小腸刺激

主な副作用 悪心・嘔吐、腹痛

ポイント 小腸で加水分解を受けリシノール酸とグリセリンとなる。うち、リシノール酸が小腸を刺激して消化管の運動性を高め、さらにグリセリンによる粘滑作用により排便を促進する。即効性があり、就寝前の服用を避けさせる。

センノシド

下剤

主な商品名 プルゼニド

適応 便秘症

作用機序 大腸刺激

主な副作用 腹痛、着色尿

ポイント 大腸の腸内細菌により分解されレインアンスロンとなる。このレインアンスロンが、アウエルバッハ神経叢を刺激し消化管の蠕動運動を促進する。効果発現には8時間程度を要し、就寝前に経口投与することで朝方の便通を改善する。妊婦への投与は原則禁忌。センナ製剤であるアローゼンも同様の特徴を持つ。

ピコスルファート
ナトリウム水和物

下剤

主な商品名 ラキソベロン
適応 各種便秘症、造影剤投与後の排便促進
作用機序 大腸刺激、水分吸収阻害
主な副作用 腸閉塞、腸管穿孔
ポイント 大腸で活性体のジフェノール体となる。このジフェノール体が、大腸を刺激して排便を促進する。また、腸管からの水分吸収阻害作用により、便を軟化させる。効果発現には8時間程度を要する。妊婦への投与は可能。

カルメロースナトリウム

下剤

主な商品名 バルコーゼ
適応 便秘症
作用機序 水分吸引、腸壁刺激
主な副作用 悪心・嘔吐、腹部膨満感
ポイント 腸管内にて、カルメロース自身が水分を吸引して膨張し、腸壁を刺激することで蠕動運動を促進させる。また、腸管内に水分を吸引しているため、便の軟化作用も示す。

ルビプロストン

新傾向

クロライドチャネルアクチベーター

- **主な商品名** アミティーザ
- **適応** 慢性便秘症（器質的疾患によるものを除く）
- **作用機序** Cl^-透過性亢進
- **主な副作用** 下痢、悪心・嘔吐
- **ポイント** 小腸細胞上のCl^-チャネルを活性化させ、Cl^-の細胞から管腔内への移動を促進させる。Cl^-の移動に伴い管腔内へのNa^+及び水分移動も促進され、便の軟化・排便促進作用を示す。本薬剤は食後に投与する必要があり、空腹時に服用すると、悪心・嘔吐などの副作用が増加したとの報告がある。腸閉塞患者、妊婦への投与は禁忌である。

リナクロチド

新傾向

グアニル酸シクラーゼC受容体アゴニスト

- **主な商品名** リンゼス
- **適応** 慢性便秘症、便秘型過敏性腸症候群
- **作用機序** グアニル酸シクラーゼC受容体刺激
- **主な副作用** 重度の下痢
- **ポイント** グアニル酸シクラーゼC受容体を刺激することで、小腸細胞上のCl^-チャネルが活性化され、腸管内の水分量を増加させる。腸管内の水分増加によって、便の軟化や蠕動運動の促進などの作用を示し、便秘症を改善する。

第7章 消化器系に作用する薬

7-4 下剤（瀉下薬）

エロビキシバット水和物

胆汁酸トランスポーター阻害薬

- **主な商品名** グーフィス
- **適応** 慢性便秘症
- **作用機序** 胆汁酸トランスポーター阻害
- **主な副作用** 腹痛
- **ポイント** 回腸末端部の上皮細胞に発現している胆汁酸トランスポーターを阻害し、胆汁酸の再吸収を阻害することで、大腸に流入する胆汁酸を増加させる。大腸管腔内での胆汁酸は、管腔内の水分や電解質の増加、蠕動運動の促進などの作用を示し、便秘症を改善する。

ナルデメジントシル酸塩

末梢性μ受容体拮抗薬

- **主な商品名** スインプロイク
- **適応** オピオイド誘発性便秘症
- **作用機序** μ受容体遮断
- **主な副作用** 重度の下痢、腹痛
- **ポイント** 消化管にて、μ受容体を遮断することで、オピオイド系薬剤(モルヒネなど)により誘発される便秘症を改善する。通常の便秘症には使用せず、オピオイド薬の投与を中止する際には、本薬剤の投与も必ず中止する。

新傾向

マクロゴール4000・塩化ナトリウム・炭酸水素ナトリウム・塩化カリウム

慢性便秘症治療薬

主な商品名	モビコール
適応	慢性便秘症
作用機序	浸透圧性下剤
主な副作用	下痢、腹痛

ポイント **モビコール**を投与すると、有効成分のマクロゴール4000やNaClなどによって腸管内の浸透圧が高くなり、腸管内の水分が吸収されることなく滞留する。その結果、蠕動運動の促進などの作用を示し、便秘症を改善する。

7-5 止瀉薬

ロペラミド塩酸塩

止瀉薬

主な商品名	ロペミン		
適応	下痢症	**作用機序**	μ受容体刺激
主な副作用	イレウス、巨大結腸、腹部膨満、便秘		

ポイント 副交感神経終末のオピオイドμ受容体刺激により**アセチルコリン**の遊離を抑制し、消化管運動を抑制することで強い止瀉作用を示す。消化管に便が留まるようになり、便に含まれる水分が体内に吸収されるようになるため、**脱水**を予防できる。μ受容体刺激薬ではあるが、モルヒネのような中枢への作用は**ない**。重篤な**感染性**の下痢に対しては**感染源**を体内に留めてしまう危険性があるため原則**禁忌**である。

第7章 消化器系に作用する薬

7-5 止瀉薬

203

ベルベリン

止瀉薬

主な商品名 キョウベリン

適応 下痢症

作用機序 腸内殺菌作用

主な副作用 便秘

ポイント 腸内にて腐敗・発酵抑制作用を有し、腸管蠕動運動の抑制や、胆汁分泌促進作用を示す。重篤な感染性の下痢に対しては感染源を体内に留めてしまう危険性があるため原則禁忌である。

次硝酸ビスマス

止瀉薬

主な商品名 次硝酸ビスマス

適応 下痢症

作用機序 腸内被膜形成、収れん

主な副作用 精神神経系障害、亜硝酸中毒

ポイント 腸粘膜のタンパク質と結合し被膜を形成し、腸壁への刺激を減少させ、蠕動運動を抑制する。また、収れん作用によっても止瀉作用を示す。感染性の下痢には原則禁忌である。

タンニン酸アルブミン

止瀉薬

主な商品名 タンニン酸アルブミン

適応 下痢症

作用機序 収れん

主な副作用 肝障害、便秘

ポイント 腸管内でタンニン酸を遊離する。タンニン酸が腸粘膜に作用して収れん作用を示す。本薬剤は乳性カゼインを含むため、牛乳アレルギーのある患者には投与禁忌である。

ビフィズス菌製剤

整腸薬

主な商品名 ビオフェルミン

適応 腸内細菌叢の異常による諸症状

作用機序 腸内細菌叢の正常化

主な副作用 ―

ポイント ビフィズス菌が腸内で増殖し、乳酸と酢酸を産生して腸内細菌叢の正常化をはかり、整腸作用を示す。本薬剤は、β-ラクタム系などの抗菌薬と併用すると、ビフィズス菌が殺されてしまうため整腸作用が低下する。抗菌薬と併用する場合には、薬剤に耐性を持つビオフェルミンRなどを用いる。

7-6 制吐薬

グラニセトロン塩酸塩

5-HT₃受容体拮抗型制吐薬

主な商品名 カイトリル
適応 抗癌剤投与や放射線照射に伴う消化器症状
作用機序 5-HT₃受容体遮断
主な副作用 発疹、頭痛、便秘
ポイント CTZへと繋がる求心性迷走神経の5-HT₃受容体を遮断することにより、抗癌剤投与に伴う嘔吐を抑制する。

パロノセトロン塩酸塩

新傾向

5-HT₃受容体拮抗型制吐薬

主な商品名 アロキシ
適応 抗癌剤投与に伴う消化器症状(遅発期含む)
作用機序 5-HT₃受容体遮断
主な副作用 便秘、頭痛、QT延長
ポイント CTZへと繋がる求心性迷走神経の5-HT₃受容体を遮断することにより、抗癌剤投与に伴う嘔吐を抑制する。通常5-HT₃受容体遮断薬は急性嘔吐にしか効果を発揮しないが、本薬剤は、急性と遅発性どちらの嘔吐にも使用できる。

アプレピタント

選択的NK₁受容体拮抗型制吐薬

主な商品名 イメンド

適応 抗癌剤投与に伴う消化器症状（遅発期含む）

作用機序 NK₁受容体遮断

主な副作用 穿孔性十二指腸潰瘍、便秘、食欲不振

ポイント 選択的にNK₁受容体を遮断することにより、抗癌剤投与による嘔吐を抑制する。原則として副腎皮質ステロイド薬（デキサメタゾンなど）、5-HT₃受容体遮断薬との併用で用いられる。急性と遅発性どちらの嘔吐にも使用できる。

ホスアプレピタント メグルミン

選択的NK₁受容体拮抗型制吐薬

主な商品名 プロイメンド

適応 抗癌剤投与に伴う消化器症状（遅発期含む）

作用機序 NK₁受容体遮断

主な副作用 穿孔性十二指腸潰瘍、便秘、食欲不振

ポイント 選択的にNK₁受容体を遮断することにより、抗癌剤投与による嘔吐を抑制する。原則として副腎皮質ステロイド薬（デキサメタゾンなど）、5-HT₃受容体遮断薬との併用で用いられる。本薬剤は注射製剤であり、成人だけでなく、12歳未満の小児へも適応が拡大されている。

第7章　消化器系に作用する薬

7-7　利胆薬、肝・膵疾患治療薬

ジメンヒドリナート

鎮暈・鎮吐薬

主な商品名　ドラマミン
適応　動揺病、メニエール症候群
作用機序　H_1受容体遮断
主な副作用　胸やけ、胃痛、眠気
ポイント　中枢にてH_1受容体を遮断することで、動揺病やメニエール病などに伴う眩暈や悪心・嘔吐の改善に用いられる。ジフェンヒドラミンと8-クロロテオフィリンとの塩である。

7-7　利胆薬、肝・膵疾患治療薬

ウルソデオキシコール酸

肝・胆・消化機能改善薬

主な商品名　ウルソ
適応　胆道系疾患及び肝疾患における利胆
作用機序　胆汁分泌促進
主な副作用　下痢
ポイント　胆汁の分泌を促進することで、胆汁うっ滞を改善し、肝機能を改善させる。外殻石灰化を認めないコレステロール胆石であれば、ミセル化して溶解する作用も示す。

フロプロピオン

膵胆道・尿路系鎮痙薬

（主な商品名）コスパノン

（適応）肝胆道疾患・膵疾患・尿路結石などでの鎮痙

（作用機序）COMT阻害

（主な副作用）悪心・嘔吐

（ポイント）COMT阻害作用により交感神経機能を高めOddi括約筋（総胆管から十二指腸へのゲート）を弛緩させ、胆汁や膵液の消化管への排出を促す。また、平滑筋の弛緩作用により、鎮痙作用も示す。

P.376

ラミブジン

抗肝炎ウイルス化学療法薬/HIV逆転写酵素阻害薬

（主な商品名）エピビル、ゼフィックス

（適応）B型肝炎、HIV感染症

（作用機序）逆転写酵素阻害

（主な副作用）血小板減少、横紋筋融解症、頭痛

（ポイント）ヌクレオシド系逆転写酵素阻害薬である。ウイルス感染細胞内でリン酸化され、逆転写酵素を競合的に阻害することで、エイズウイルス（HIV）やB型肝炎ウイルスの増殖を抑制する。

第7章 消化器系に作用する薬

7-7 利胆薬、肝・膵疾患治療薬

第7章 消化器系に作用する薬

7-7 利胆薬、肝・膵疾患治療薬

P.386

エンテカビル水和物

抗肝炎ウイルス化学療法薬

- **主な商品名** バラクルード
- **適応** B型肝炎
- **作用機序** DNAポリメラーゼ阻害
- **主な副作用** 投与終了後の肝炎の悪化
- **ポイント** ウイルス細胞内でリン酸化され、デオキシグアノシン三リン酸と競合的に拮抗することにより、DNAポリメラーゼを阻害し、B型肝炎ウイルスの増殖を抑制する。

P.386

インターフェロン アルファ

天然型インターフェロン

- **主な商品名** スミフェロン
- **適応** B型・C型肝炎、腎細胞癌、慢性骨髄性白血病
- **作用機序** 免疫増強、抗ウイルス
- **主な副作用** うつ病、自殺企図、間質性肺炎、発熱、下痢
- **ポイント** NK細胞、K細胞、マクロファージなどを活性化し、体内の免疫系を増強させる。また、感染細胞内でRNA分解酵素を活性化し、ウイルスのRNA分解を促進する。特にRNAへの作用を示すため、B型肝炎とC型肝炎であれば、C型肝炎の方がよく薬効が現れる。間質性肺炎の発生率が上昇するため、小柴胡湯との併用は禁忌である。

P.387

リバビリン

抗肝炎ウイルス化学療法薬

- 主な商品名　レベトール
- 適応　C型慢性肝炎(インターフェロン製剤との併用)
- 作用機序　RNA依存性RNAポリメラーゼ阻害
- 主な副作用　貧血、無顆粒球症、血小板減少、高血圧
- ポイント　RNA依存性RNAポリメラーゼ阻害作用を持つ。インターフェロン製剤やソホスブビルとの併用により、C型肝炎治療に用いられる。催奇形性が報告されており、妊婦への投与は禁忌である。また、妊娠する可能性のある女性患者及びパートナーが妊娠する可能性がある男性患者は投与中～投与終了後6ヶ月間は妊娠を避けなければいけない。

P.387

ソホスブビル

抗肝炎ウイルス化学療法薬

- 主な商品名　ソバルディ、ハーボニー(配合剤)
- 適応　C型肝炎
- 作用機序　NS5B阻害
- 主な副作用　貧血、高血圧、鼻咽頭炎、倦怠感
- ポイント　NS5Bポリメラーゼ(RNA依存性RNAポリメラーゼ)を阻害することで、C型肝炎ウイルスの複製過程を阻害する。重度腎機能障害患者への投与は、本薬剤の血中濃度が上昇するため禁忌。P糖タンパク質の発現を促す薬剤との併用は、本薬剤の血中濃度を低下させるため禁忌。また、NS5A阻害薬であるレジパスビルとの合剤であるハーボニー配合錠にて非常に優秀な治療成績が得られている。

第7章　消化器系に作用する薬

7-7 利胆薬、肝・膵疾患治療薬

211

第7章　消化器系に作用する薬

7-7 利胆薬、肝・膵疾患治療薬

P.388

新傾向

グレカプレビル水和物

抗肝炎ウイルス化学療法薬

主な商品名 マヴィレット（配合剤）

適応 C型肝炎　　**作用機序** NS3/4Aプロテアーゼ阻害

主な副作用 肝障害、黄疸

ポイント NS3/4Aプロテアーゼを阻害することで、C型肝炎ウイルスのタンパク質合成過程を阻害する。輸送担体上での競合が生じるため、アトルバスタチン、リファンピシンとの併用はそれぞれ禁忌とされている。NS5A阻害薬であるピブレンタスビルとの合剤であるマヴィレット配合錠にて非常に優秀な治療成績が得られている。マヴィレット配合錠は、C型肝炎のすべてのジェノタイプに有効である。

グリチルリチン酸

肝臓障害用薬/抗アレルギー薬

主な商品名 グリチロン（配合剤）

適応 湿疹・皮膚炎、皮膚そう痒症、慢性肝疾患

作用機序 糖質コルチコイド様作用

主な副作用 偽アルドステロン症

ポイント 抗炎症・抗アレルギー作用（糖質コルチコイド様作用）や、インターフェロンγ産生によるヘルパーT細胞の活性化（免疫増強作用）や、肝細胞の増殖促進（肝庇護作用）など多岐にわたる作用を示す。副作用で偽アルドステロン症を起こすことがあるので、血中Na^+値上昇による高血圧や、K^+値低下による脱力感・ミオパチーなどの出現に注意を要する。

小柴胡湯エキス
ショウサイコトウ

漢方製剤

- **主な商品名** ツムラ小柴胡湯エキス
- **適応** 慢性肝炎、気管支炎、慢性胃腸障害
- **作用機序** 肝再生、免疫調整、活性酸素抑制
- **主な副作用** 間質性肺炎、偽アルドステロン症、肝障害
- **ポイント** 風邪、慢性肝炎と幅広く使用される漢方薬である。副作用で偽アルドステロン症を起こすことがあるので、血中Na^+値上昇による高血圧や、K^+値低下による脱力感・ミオパチーなどの出現に注意を要する。また、間質性肺炎の発生率が上昇するため、インターフェロン製剤との併用は禁忌である。

ラクツロース

高アンモニア血症用薬/腸管機能改善薬

- **主な商品名** モニラック、ラグノスNF
- **適応** 高アンモニア血症、便秘症
- **作用機序** 腸管内pH低下・浸透圧上昇
- **主な副作用** 下痢
- **ポイント** ラクツロースの分解で生成した有機酸により腸管内pHが低下し、腸管でのアンモニアの産生抑制（アンモニア産生菌の活動抑制）、排泄促進作用を示す。また、下部消化管で腸管内の浸透圧を上昇させることにより、緩下作用も示す。高アンモニア状態の肝性脳症や、便秘症に用いられる。

リファキシミン

高アンモニア血症用薬

- **主な商品名** リフキシマ
- **適応** 肝性脳症における 高アンモニア血症
- **作用機序** RNAポリメラーゼ阻害
- **主な副作用** 偽膜性大腸炎、便秘、下痢
- **ポイント** アンモニア産生菌のDNA依存性RNAポリメラーゼを阻害し、RNA合成を阻害することで菌の増殖及びアンモニア産生を抑制する。**リフキシマ錠**は難吸収性であり、経口投与によって消化管内で作用する。同じ作用機序を示すリファンピシンへの耐性化が懸念されるため、結核を合併している高アンモニア血症の患者には本薬剤は投与しない。

ナファモスタットメシル酸塩

タンパク分解酵素阻害薬

- **主な商品名** フサン
- **適応** 急性膵炎、慢性膵炎の症状増悪時、DIC
- **作用機序** タンパク質分解酵素阻害
- **主な副作用** 高カリウム血症、血小板・白血球減少、肝障害
- **ポイント** 膵臓で自己消化を起こすタンパク質分解酵素の作用を抑制する。また、トロンビンの活性を阻害することにより、フィブリン合成阻害作用、血小板凝集抑制作用を示すためDICの治療に用いられる。抗プラスミン作用も併せ持つ。

カモスタットメシル酸塩

タンパク分解酵素阻害薬

主な商品名 フオイパン

適応 慢性膵炎における急性症状、術後逆流性食道炎

作用機序 タンパク質分解酵素阻害

主な副作用 高カリウム血症、血小板減少、肝障害

ポイント 膵酵素中のトリプシンのようなタンパク質分解酵素の活性化を抑制し、膵炎の治療に用いる。

P.287

ガベキサートメシル酸塩

タンパク分解酵素阻害薬

主な商品名 エフオーワイ

適応 急性膵炎、慢性膵炎の症状増悪時、DIC

作用機序 タンパク質分解酵素阻害

主な副作用 高カリウム血症、血小板・白血球減少、皮膚潰瘍

ポイント 膵臓で自己消化を起こすタンパク質分解酵素の作用を抑制する。また、トロンビンの活性を阻害することにより、フィブリン合成阻害作用、血小板凝集抑制作用を示すためDICの治療に用いられる。弱い抗プラスミン作用も持つ。その他、Oddi括約筋を弛緩させ、胆汁や膵液の消化管への排出を促すこともできる。

ウリナスタチン

多価・酵素阻害薬

- 主な商品名　ミラクリッド(販売中止)
- 適応　急性膵炎、急性循環不全
- 作用機序　タンパク質分解酵素阻害
- 主な副作用　白血球減少
- ポイント　膵酵素中のトリプシン、エラスターゼのようなタンパク質分解酵素の活性化を抑制し、膵炎の治療に用いる。また、本薬剤は脂質分解酵素であるリパーゼの阻害作用も有する。

ナルフラフィン塩酸塩

そう痒症改善薬

- 主な商品名　レミッチ
- 適応　慢性肝疾患・透析に伴うそう痒症
- 作用機序　κ受容体刺激
- 主な副作用　肝障害、不眠症、便秘
- ポイント　オピオイド受容体のサブタイプであるκ受容体の刺激により、抗ヒスタミン薬で改善できない慢性肝疾患などに伴う痒みに対して用いられる。

第8章

内分泌系に
作用する薬

8-1 視床下部・脳下垂体ホルモン関連薬

第8章 内分泌系に作用する薬

8-1 視床下部・脳下垂体ホルモン関連薬

プロチレリン

TSH・高次中枢機能調整薬

主な商品名 ヒルトニン、TRH

適応 TSH分泌機能検査、脊髄小脳変性症での運動失調

作用機序 TRH受容体刺激

主な副作用 ショック様症状、痙攣、下垂体卒中

ポイント 甲状腺刺激ホルモン放出ホルモン(TRH)製剤であり、脳下垂体前葉からの甲状腺刺激ホルモン(TSH)及びプロラクチンの分泌を促進する。

リュープロレリン酢酸塩

LH-RHアゴニスト

主な商品名 リュープリン

適応 子宮内膜症、閉経前乳癌、前立腺癌

作用機序 LH-RH受容体脱感作　　**主な副作用** 間質性肺炎

ポイント 頻回投与により、LH-RH受容体を持続的に刺激することで、受容体数の脱感作(受容体の感受性低下)及びダウンレギュレーション(受容体数の減少)を引き起こし、性ホルモン(エストロゲン及びアンドロゲン)の分泌を抑制する。乳酸・グリコール酸共重合体によるマイクロスフェア製剤は、作用の持続化を目的とした徐放化製剤である。なお、LH-RH受容体はGn-RH受容体とも表記される。

218

ブセレリン酢酸塩

LH-RHアゴニスト

主な商品名 スプレキュア

適応 子宮内膜症、子宮筋腫

作用機序 LH-RH受容体脱感作

主な副作用 脱毛、不正出血、卵巣嚢胞破裂、肝障害

ポイント 頻回投与により、LH-RH受容体を持続的に刺激することで、受容体数の脱感作(受容体の感受性低下)及びダウンレギュレーション(受容体数の減少)を引き起こし、性ホルモン(エストロゲン及びアンドロゲン)の分泌を抑制する。なお、LH-RH受容体はGn-RH受容体とも表記される。

ゴセレリン酢酸塩

LH-RHアゴニスト

主な商品名 ゾラデックス

適応 子宮内膜症、閉経前乳癌、前立腺癌

作用機序 LH-RH受容体脱感作

主な副作用 アナフィラキシー、肝障害、血栓塞栓症

ポイント 頻回投与により、LH-RH受容体を持続的に刺激することで、受容体数の脱感作(受容体の感受性低下)及びダウンレギュレーション(受容体数の減少)を引き起こし、性ホルモン(エストロゲン及びアンドロゲン)の分泌を抑制する。なお、LH-RH受容体はGn-RH受容体とも表記される。

第8章 内分泌系に作用する薬

8-1 視床下部・脳下垂体ホルモン関連薬

219

ゴナドレリン酢酸塩

下垂体機能検査薬/ゴナドトロピン分泌ホルモン製剤

主な商品名 ヒポクライン、LH-RH

適応 LH分泌機能検査、ゴナドトロピン分泌不全

作用機序 LH-RH受容体刺激

主な副作用 月経早期発来

ポイント 下垂体前葉にあるLH-RH受容体を刺激してゴナドトロピン（LH、FSH）の分泌を促進する。本薬剤は下垂体機能検査やLH-RHの作用不足に用いられる。

ソマトレリン酢酸塩

下垂体成長ホルモン分泌機能検査薬

主な商品名 GRF（販売中止）

適応 下垂体成長ホルモン分泌機能検査

作用機序 GH-RH受容体刺激

主な副作用 下垂体卒中

ポイント 下垂体前葉にあるGH-RH受容体を刺激して成長ホルモン（GH）の分泌を促進する。本薬剤は下垂体機能検査に用いられる。

メカセルミン

ヒトソマトメジンC製剤

主な商品名 ソマゾン
適応 GH抵抗性GH欠損症、インスリン受容体異常症
作用機序 ソマトメジンC受容体刺激
主な副作用 低血糖
ポイント インスリン様成長因子(IGF)-I製剤。ソマトメジンC製剤ともいう。ソマトメジンC受容体を刺激し、骨や筋肉の成長を促す。また、本薬剤は血中のグルコースを細胞内へ移動させ、血糖降下作用も示す。腫瘍細胞の成長を促すため、癌患者への投与は禁忌。

デガレリクス酢酸塩

LH-RHアンタゴニスト

主な商品名 ゴナックス
適応 前立腺癌
作用機序 LH-RH受容体遮断
主な副作用 間質性肺炎、肝障害、糖尿病増悪
ポイント LH-RH受容体を遮断することで、性ホルモン(エストロゲン及びアンドロゲン)の分泌を抑制する。アンドロゲン分泌抑制作用により、前立腺癌の増殖抑制作用を示す。なお、LH-RH受容体はGn-RH受容体とも表記される。

第8章 内分泌系に作用する薬

8-1 視床下部・脳下垂体ホルモン関連薬

ペグビソマント

成長ホルモン受容体拮抗薬

- 主な商品名　ソマバート
- 適応　IGF-Ⅰ分泌過剰の先端巨大症
- 作用機序　GH受容体遮断
- 主な副作用　頭痛、下痢、疲労、体重増加
- ポイント　GH受容体を遮断することで、成長ホルモン(GH)によるインスリン様成長因子(IGF)-Ⅰ分泌を抑制し、先端巨大症に用いられる。

オクトレオチド酢酸塩

持続性ソマトスタチンアナログ製剤

- 主な商品名　サンドスタチン
- 適応　先端巨大症、下垂体性巨人症、消化管ホルモン産生腫瘍
- 作用機序　GH-RIH受容体刺激
- 主な副作用　アナフィラキシー、徐脈
- ポイント　GH-RIH受容体を刺激することで、成長ホルモン(GH)の分泌を抑制する。GH過剰による先端巨大症や下垂体性巨人症などの疾患に用いられる。

テルグリド

選択的ドパミン作動薬

主な商品名	テルロン(販売中止)
適応	高プロラクチン血性排卵障害、乳汁漏出症
作用機序	D_2受容体刺激
主な副作用	悪心・嘔吐、便秘、眠気

ポイント 下垂体前葉のD_2受容体を刺激し、プロラクチン分泌抑制作用を示す。また、下垂体でのD_2受容体の刺激は、プロラクチン以外に成長ホルモン(GH)の分泌も抑制する。

オキシトシン

脳下垂体後葉ホルモン

主な商品名	アトニン-O
適応	分娩誘発、微弱陣痛など
作用機序	子宮平滑筋収縮
主な副作用	過強陣痛、子宮破裂

ポイント オキシトシンは下垂体後葉ホルモンであり、子宮平滑筋を律動的に収縮させ、分娩を誘発する。さらに、オキシトシンは射乳作用も有する(プロラクチンは乳汁産生作用)。また、エストロゲン存在下でオキシトシンの反応性は上昇する。

デスモプレシン酢酸塩水和物

バソプレシン誘導体

主な商品名 ミニリンメルト

適応 尿浸透圧の低下に伴う夜尿症、中枢性尿崩症、夜間頻尿

作用機序 V_2受容体刺激

主な副作用 低ナトリウム血症、脳浮腫・昏睡・痙攣などを伴う重篤な水中毒

ポイント V_2受容体を選択的に刺激し、集合管での水の再吸収を促進することで、抗利尿作用を示す。V_1受容体への刺激作用は少なく、血管収縮による血圧上昇作用はバソプレシンよりも弱い。

モザバプタン塩酸塩

バソプレシンV_2受容体拮抗薬

主な商品名 フィズリン

適応 抗利尿ホルモン不適合分泌症候群

作用機序 V_2受容体遮断

主な副作用 高ナトリウム血症、高カリウム血症

ポイント V_2受容体を遮断し、腎臓集合管でのバソプレシンによる水の再吸収を阻害する。選択的に水を排泄し、Na^+排泄の増加を伴わない利尿作用を示す。抗利尿ホルモン不適合分泌症候群(バソプレシン過剰)における低ナトリウム血症の改善に用いられる。

レボチロキシン
ナトリウム水和物

甲状腺ホルモン

| 主な商品名 | チラーヂンS |

適応 粘液水腫、クレチン病、橋本病、甲状腺腫

作用機序 T_4補充

主な副作用 心不全、狭心症、肝障害、副腎クリーゼ

ポイント 甲状腺ホルモン（T_4）製剤であり、核内受容体へ作用する。甲状腺機能低下性の疾患に対して用いられる。基礎代謝を亢進させる。

チアマゾール

抗甲状腺薬

主な商品名 メルカゾール

適応 甲状腺機能亢進症　　**作用機序** ペルオキシダーゼ阻害

主な副作用 無顆粒球症、汎血球減少、肝障害

ポイント 甲状腺のペルオキシダーゼを阻害し、甲状腺ホルモン（T_3及びT_4）の合成を阻害する。無顆粒球症の発現に注意し、投与開始後2ヶ月間は、2週間に1度は白血球の検査を行うこと。妊婦への投与は、催奇形性の報告があるため、妊娠初期は避けることが好ましい。しかし、同種同効薬のプロピルチオウラシルでは肝障害のリスクが大きいため、妊娠中期以降はチアマゾールの方がよいとされている。

プロピルチオウラシル

抗甲状腺薬

主な商品名 チウラジール、プロパジール
適応 甲状腺機能亢進症
作用機序 ペルオキシダーゼ阻害
主な副作用 無顆粒球症、白血球減少、劇症肝炎
ポイント 甲状腺のペルオキシダーゼを阻害し、ヨウ素のチログロブリンへの結合を阻害することで、甲状腺ホルモン（T_3及びT_4）の合成を阻害する。無顆粒球症の発現に注意を要する。妊婦への投与は、妊娠初期においてのみ、チアマゾールよりもよいとされている。

エルカトニン

合成カルシトニン誘導体

主な商品名 エルシトニン
適応 骨粗鬆症における疼痛
作用機序 カルシトニン受容体刺激
主な副作用 テタニー、喘息発作、肝障害、黄疸
ポイント カルシトニン受容体の刺激により、骨吸収抑制作用を示す。骨粗鬆症における疼痛の改善に用いられる。Ca^{2+}を骨に集めるため、血中Ca^{2+}濃度低下によるテタニー症状の発現に注意が必要である。

シナカルセト塩酸塩

カルシウム受容体作動薬

主な商品名	レグパラ

適応 維持透析下の二次性副甲状腺機能亢進症

作用機序 Ca^{2+}受容体刺激

主な副作用 悪心・嘔吐

ポイント 高リン血症は副甲状腺ホルモン(パラトルモン)の分泌量を増加し、骨吸収促進による血中Ca^{2+}濃度上昇作用を示す。骨からのCa^{2+}流出は骨粗鬆症のリスクとなり、また、血中Ca^{2+}とリンとの結合は血管の石灰化を引き起こす。本薬剤は、副甲状腺細胞のCa^{2+}受容体を刺激し、血中にCa^{2+}が豊富にあるようにみせかけることでパラトルモンの分泌を抑制する。

8-3 副腎皮質ホルモン関連薬　　　　　　　　　　**P.312**

ヒドロコルチゾン

副腎皮質ホルモン

主な商品名	コートリル、ロコイド

適応 副腎皮質機能不全、ネフローゼ、湿疹、皮膚炎群

作用機序 抗炎症・免疫抑制

主な副作用 易感染性、満月様顔貌、骨粗鬆症、高血糖

ポイント 体内で分泌される天然の糖質コルチコイドの1つ。マクロファージの集積抑制、IL-2の分泌阻害、転写因子NFκB抑制などにより、抗炎症及び免疫抑制作用を示す。体内での分泌タイミングに合わせ、内服薬の投与タイミングは朝に設定されることが多い。急な減量や中止は、リバウンド現象を招くことがあり、これは他のステロイド薬にも共通する。

P.312

プレドニゾロン

合成副腎皮質ホルモン

主な商品名 プレドニン

適応 アレルギー性疾患、ネフローゼなど

作用機序 抗炎症・免疫抑制

主な副作用 易感染性、満月様顔貌、骨粗鬆症、高血糖

ポイント 合成ステロイド薬の1つであり、ヒドロコルチゾンが持つステロイド構造に二重結合が1つ増えたもの。天然品と比較して、糖質(抗炎症)作用は強く、鉱質(血圧上昇)作用は弱い。体内での分泌タイミングや、中枢興奮作用を示すことから、内服薬の投与タイミングは朝に設定されることが多い。

P.313

デキサメタゾン

合成副腎皮質ホルモン

主な商品名 アフタゾロン、デカドロン、エリザス

適応 アレルギー性疾患、抗癌剤投与時の制吐など

作用機序 抗炎症・免疫抑制

主な副作用 易感染性、満月様顔貌、骨粗鬆症、高血糖

ポイント 合成ステロイド薬の1つであり、プレドニゾロンの構造にフッ素を1つ加えたもの。天然品と比較して、糖質(抗炎症)作用は強く、鉱質(血圧上昇)作用は弱い。抗癌剤投与時の制吐に用いる際は、$5-HT_3$受容体遮断薬(〜セトロン)やアプレピタントと併用される。

フルチカゾン

合成副腎皮質ホルモン

主な商品名	アラミスト、フルタイド、フルナーゼ
適応	気管支喘息、アレルギー性鼻炎
作用機序	抗炎症・免疫抑制
主な副作用	アナフィラキシーショック

ポイント 合成ステロイド薬の1つ。天然品と比較して、糖質(抗炎症)作用は強く、鉱質(血圧上昇)作用は弱い。点鼻、吸入といった外用薬では、副腎皮質ステロイド薬特有の全身性の副作用(満月様顔貌、骨粗鬆症、高血糖)は、ほとんど現れない。

ベタメタゾン

合成副腎皮質ホルモン

主な商品名	アンテベート、ベトネベート、リンデロン
適応	アレルギー性疾患など	作用機序	抗炎症・免疫抑制
主な副作用	眼圧上昇・緑内障、白内障など

ポイント 合成ステロイド薬の1つ。軟膏、外用液では、副腎皮質ステロイド薬特有の全身性の副作用(満月様顔貌、骨粗鬆症、高血糖)は、ほとんど現れない。眼や眼の周囲に使用する場合には特に、眼圧上昇や緑内障、白内障の惹起に注意が必要である。眼圧上昇、緑内障、白内障などのリスクはすべてのステロイド薬に共通であり、また、内服薬や注射であってもこれら眼の副作用を引き起こす可能性はある。

第8章 内分泌系に作用する薬

8-3 副腎皮質ホルモン関連薬

229

メチラポン

下垂体ACTH分泌機能検査薬/副腎皮質ホルモン合成阻害薬

主な商品名 メトピロン

適応 下垂体ACTH分泌機能検査、クッシング症候群

作用機序 ステロイド合成阻害

主な副作用 ショック、副腎皮質機能不全、骨髄抑制

ポイント ステロイド生合成過程の11位の水酸化を阻害することで、体内のステロイド（ヒドロコルチゾン、コルチゾール、アルドステロン）の合成を阻害する。その際、下垂体前葉の機能が正常であれば、副腎皮質刺激ホルモン（ACTH）分泌が促進される。

トリロスタン

副腎皮質ホルモン合成阻害薬

主な商品名 デソパン

適応 特発性アルドステロン症、クッシング症候群

作用機序 ステロイド合成阻害

主な副作用 悪心・嘔吐、肝障害

ポイント ステロイド生合成過程の3β位の脱水素酵素を阻害することで、体内のステロイド（ヒドロコルチゾン、コルチゾール、アルドステロン）の合成を阻害する。クッシング症候群（コルチゾール過剰症）や原発性アルドステロン症（アルドステロン過剰症）の治療に用いられる。

8-4 性ホルモン関連薬

テストステロン エナント酸エステル

男性ホルモン

主な商品名 エナルモンデポー、テスチノンデポー、テストロンデポー

適応 男子性腺機能不全、再生不良性貧血など

作用機序 アンドロゲン受容体刺激

主な副作用 女性：嗄声、多毛、月経異常
男性：陰茎肥大、持続性勃起、（大量継続投与）精液減少

ポイント 男性ホルモンとしての補充や、タンパク質同化作用（血球、骨、骨格筋、皮膚の産生補助）を目的に使用される。肝初回通過効果でほぼ分解されてしまうため、経口投与は無効。アンドロゲン依存性の癌（前立腺癌）には投与禁忌である。

メテノロン酢酸エステル

タンパク同化ステロイド

主な商品名 プリモボラン

適応 骨粗鬆症、外傷、熱傷、再生不良性貧血

作用機序 アンドロゲン受容体刺激

主な副作用 肝障害、黄疸

ポイント テストステロンの男性化作用を弱め、タンパク質同化作用（血球、骨、骨格筋、皮膚の産生補助）を強めたもの。アンドロゲン依存性の癌（前立腺癌）には投与禁忌である。

第8章 内分泌系に作用する薬

8-4 性ホルモン関連薬

231

フルタミド

非ステロイド性抗アンドロゲン薬

主な商品名 オダイン

適応 前立腺癌

作用機序 アンドロゲン受容体遮断

主な副作用 重篤な肝障害

ポイント 前立腺癌組織のアンドロゲン受容体を選択的に遮断する。副作用の肝障害については、かつて緊急安全性情報が出された。

ビカルタミド

前立腺癌治療薬

主な商品名 カソデックス

適応 前立腺癌

作用機序 アンドロゲン受容体遮断

主な副作用 重篤な肝障害

ポイント 前立腺癌組織のアンドロゲン受容体を選択的に遮断する。

エンザルタミド

前立腺癌治療薬

- 主な商品名 イクスタンジ
- 適応 去勢抵抗性前立腺癌、遠隔転移を有する前立腺癌
- 作用機序 アンドロゲン受容体遮断
- 主な副作用 痙攣、悪心・嘔吐、ほてり
- ポイント 前立腺癌組織のアンドロゲン受容体を選択的に遮断する。フルタミドと比較して肝障害のリスクは低い。

フィナステリド

5α-還元酵素Ⅱ型阻害薬

- 主な商品名 プロペシア
- 適応 男性型脱毛症
- 作用機序 5α-還元酵素Ⅱ型阻害
- 主な副作用 肝障害、性機能不全
- ポイント テストステロンを活性体であるジヒドロテストステロンへ変換する、Ⅱ型の5α-還元酵素を阻害する。男性型脱毛症(自費診療)に用いられる。

デュタステリド

5α-還元酵素阻害薬

主な商品名 アボルブ、ザガーロ
適応 前立腺肥大症、男性型脱毛症
作用機序 5α-還元酵素阻害
主な副作用 肝障害、性機能不全
ポイント テストステロンを活性体であるジヒドロテストステロンへ変換する、Ⅰ型及びⅡ型の5α-還元酵素を阻害する。前立腺肥大の抑制や、男性型脱毛症(自費診療)に用いられる。女性や小児への投与は禁忌である。

アビラテロン酢酸エステル

前立腺癌治療薬(CYP17阻害薬)

主な商品名 ザイティガ
適応 去勢抵抗性前立腺癌　**作用機序** CYP17阻害
主な副作用 低カリウム血症(アルドステロン分泌による)
ポイント ステロイド合成過程に関与するCYP17を阻害し、アンドロゲン合成を阻害することで前立腺癌の増殖を抑制する。しかし、同時にコルチゾールの合成も抑制してしまうため、副腎皮質刺激ホルモン(ACTH)の分泌が促進され、結果、血中アルドステロンの増加が起きてしまう。ACTH分泌促進を起こさないよう、アビラテロン投与時は、プレドニゾロンなど糖質コルチコイド製剤と併用する。

P.271

エストラジオール

エストラジオール製剤

主な商品名 エストラーナ、ジュリナ

適応 更年期障害、閉経後骨粗鬆症

作用機序 エストロゲン受容体刺激

主な副作用 静脈血栓塞栓症、性器分泌物、乳房不快感

ポイント 女性ホルモンとしての補充や、骨吸収抑制を目的に使用される。エストロゲン依存性の癌(乳癌など)には投与禁忌である。

エチニルエストラジオール

卵胞ホルモン

主な商品名 プロセキソール

適応 前立腺癌

作用機序 エストロゲン受容体刺激

主な副作用 血栓症、心不全、狭心症

ポイント 血中エストロゲン濃度の上昇により、負のフィードバックを起こし、卵胞刺激ホルモン(FSH)・黄体形成ホルモン(LH)・テストステロンなどの分泌を抑制することができる。また、黄体ホルモン製剤との合剤は経口避妊薬としても用いられている。

第8章 内分泌系に作用する薬

8-4 性ホルモン関連薬

235

P.271

ラロキシフェン塩酸塩

選択的エストロゲン受容体調節薬

主な商品名 エビスタ

適応 閉経後骨粗鬆症

作用機序 エストロゲン受容体刺激

主な副作用 静脈血栓塞栓症、肝障害

ポイント 選択的エストロゲン受容体モジュレーター(SERM)の1つ。骨では、エストロゲン受容体を刺激し、骨吸収を抑制する。乳房や子宮においては、エストロゲン受容体を遮断するため、乳癌や子宮体癌を悪化させない。静脈血栓塞栓症のリスクとなるため、車椅子状態や長期臥床(寝たきり)の患者には投与禁忌である。

バゼドキシフェン酢酸塩

選択的エストロゲン受容体調節薬

主な商品名 ビビアント

適応 閉経後骨粗鬆症

作用機序 エストロゲン受容体刺激

主な副作用 静脈血栓塞栓症、肝障害

ポイント 選択的エストロゲン受容体モジュレーター(SERM)の1つ。骨では、エストロゲン受容体を刺激し、骨吸収を抑制する。乳房や子宮においては、エストロゲン受容体を遮断するため、乳癌や子宮体癌を悪化させない。静脈血栓塞栓症のリスクとなるため、車椅子状態や長期臥床(寝たきり)の患者には投与禁忌である。

クロミフェンクエン酸塩

排卵誘発剤

主な商品名	クロミッド
適応	排卵障害に基づく<u>不妊症の排卵誘発</u>
作用機序	エストロゲン受容体<u>遮断</u>
主な副作用	卵巣過剰刺激症候群

ポイント 下垂体前葉のエストロゲン受容体を<u>遮断</u>し、<u>負の</u><u>フィードバック</u>をかけているエストロゲンの作用を<u>解除</u>できる。それにより卵胞刺激ホルモン(FSH)や黄体形成ホルモン(LH)の分泌を促進し、特にLHの分泌量増加により、<u>排卵</u>を誘発することができる。排卵障害に基づく<u>不妊症</u>に用いられる。

タモキシフェンクエン酸塩

抗エストロゲン薬

主な商品名	ノルバデックス
適応	乳癌
作用機序	<u>エストロゲン受容体遮断</u>
主な副作用	白血球減少、血小板減少、高<u>カルシウム</u>血症

ポイント 選択的エストロゲン受容体モジュレーター(SERM)の1つ。<u>乳癌</u>組織のエストロゲン受容体を選択的に遮断することで、エストロゲン依存性の<u>乳癌</u>に用いられる。<u>子宮のエストロゲン受容体には弱い刺激作用を示し、子宮体癌のリスクとなる。</u>

第8章 内分泌系に作用する薬

8-4 性ホルモン関連薬

237

フルベストラント

閉経後乳癌治療薬

- **主な商品名** フェソロデックス
- **適応** 乳癌
- **作用機序** エストロゲン受容体遮断
- **主な副作用** 肝障害、血栓塞栓症、注射部位反応
- **ポイント** 選択的エストロゲン受容体ダウンレギュレーター(SERD)の1つ。乳癌組織のエストロゲン受容体を選択的に遮断することで、エストロゲン依存性の乳癌に用いられる。また、分解によりエストロゲン受容体数を減少させる。なお、閉経前乳癌に対してはLH-RHアゴニスト(リュープロレリンなど)投与下でCDK4/6阻害薬(パルボシクリブなど)と併用する。

アナストロゾール

閉経後乳癌治療薬

- **主な商品名** アリミデックス
- **適応** 閉経後乳癌
- **作用機序** アロマターゼ阻害
- **主な副作用** 肝障害、関節痛、血栓塞栓症
- **ポイント** アロマターゼ阻害作用により、アンドロゲンからエストロゲンへの変換を抑制し、エストロゲンを減少させる。閉経後乳癌の治療に用いる。閉経前は、卵胞由来のエストロゲンが豊富に存在するため、アンドロゲン由来のエストロゲン合成のみを阻害するアロマターゼ阻害薬は用いられない。

レトロゾール

閉経後乳癌治療薬

| 主な商品名 | フェマーラ |

適応 閉経後乳癌

作用機序 アロマターゼ阻害

主な副作用 血栓症、塞栓症、心不全、狭心症、肝障害

ポイント アロマターゼ阻害作用により、アンドロゲンからエストロゲンへの変換を抑制し、エストロゲンを減少させる。閉経後乳癌の治療に用いる。閉経前は、卵胞由来のエストロゲンが豊富に存在するため、アンドロゲン由来のエストロゲン合成のみを阻害するアロマターゼ阻害薬は用いられない。

プロゲステロン

黄体ホルモン剤

主な商品名 プロゲホルモン

適応 無月経、黄体機能不全による不妊症

作用機序 プロゲステロン受容体刺激

主な副作用 発疹、肝障害

ポイント 女性ホルモンとしての補充を目的に使用される。子宮内膜、子宮筋に作用し、妊娠の成立や維持に関与する。

第8章 内分泌系に作用する薬

8-4 性ホルモン関連薬

ジエノゲスト

子宮内膜症治療薬

主な商品名 ディナゲスト
適応 子宮内膜症、子宮腺筋症
作用機序 プロゲステロン受容体刺激
主な副作用 ほてり、不正出血、外陰部かぶれ
ポイント 視床下部-下垂体へは負のフィードバックにより、LH分泌を抑制し排卵を抑制する。卵巣へは主席卵胞の発育抑制により、血中エストラジオール濃度を低下させる。また、病巣の子宮内膜症細胞に作用して、この細胞の増殖を抑制する。治療に際しては妊娠していないことを確認し、月経周期2〜5日目より経口投与を開始する。

クロルマジノン酢酸エステル

黄体ホルモン剤

主な商品名 プロスタール、ルトラール
適応 前立腺肥大症、前立腺癌
作用機序 プロゲステロン受容体刺激
主な副作用 うっ血性心不全、血栓症、劇症肝炎、高血糖
ポイント 黄体ホルモンとしてのプロゲステロン受容体刺激作用の他に、アンドロゲン受容体遮断作用も有する。前立腺肥大症及び前立腺癌に用いられる。

アリルエストレノール

黄体ホルモン剤

- 主な商品名 メイエストン(販売中止)
- 適応 前立腺肥大症
- 作用機序 プロゲステロン受容体刺激
- 主な副作用 過敏症など
- ポイント 黄体ホルモンとしてのプロゲステロン受容体刺激作用の他に、アンドロゲン受容体遮断作用も有する。前立腺肥大症に用いられる。

ダナゾール

エチステロン誘導体

- 主な商品名 ボンゾール
- 適応 子宮内膜症、乳腺症
- 作用機序 プロゲステロン及びアンドロゲン受容体刺激
- 主な副作用 血栓症、心筋梗塞、劇症肝炎
- ポイント 視床下部-下垂体へは負のフィードバックにより、LH分泌を抑制し排卵を抑制する。卵巣へは主席卵胞の発育抑制により、血中エストラジオール濃度を低下させる。また、子宮内膜症細胞に作用して、細胞増殖を抑制する。妊娠していないことを確認し、月経周期2～5日目より投与を開始する。妊娠中の服用で、女性胎児の男性化を招くことがある。

ノルエチステロン・エチニル
エストラジオール合剤

卵胞ホルモン・黄体ホルモン配合剤

主な商品名 シンフェーズ、ルナベル（配合錠LD、配合錠ULD）

適応 避妊、月経困難症

作用機序 プロゲステロン及びエストロゲン受容体刺激

主な副作用 血栓症、性器出血、悪心

ポイント 負のフィードバックにより、LH分泌を抑制し排卵を抑制する。排卵の抑制により、避妊、月経困難症、子宮内膜症などへの効果を示す。血栓症のリスクが増すため、35歳以上でかつ15本以上/日の喫煙者へは投与禁忌である。

ドロスピレノン・エチニルエス
トラジオール ベータデクス合剤

新傾向

卵胞ホルモン・黄体ホルモン配合剤

主な商品名 ヤーズ（配合剤）、ヤーズフレックス（配合剤）

適応 月経困難症、子宮内膜症

作用機序 プロゲステロン及びエストロゲン受容体刺激

主な副作用 血栓症、性器出血、悪心

ポイント 負のフィードバックにより、LH分泌を抑制し排卵を抑制する。排卵の抑制により、子宮内膜の増殖が抑制され、子宮内膜症などに伴う痛みや症状を改善できる。血栓症のリスクが増すため、35歳以上でかつ15本以上/日の喫煙者へは投与禁忌である。

第9章

代謝系に
作用する薬

9-1 糖尿病治療薬

インスリン リスプロ

超速効型インスリンアナログ注射液

| 主な商品名 | ヒューマログ |

| 適応 | 糖尿病 | 作用機序 | インスリン補充 |

| 主な副作用 | 低血糖 |

ポイント 超速効型インスリン。皮下注射後、すぐに単量体となって血中へ移行するため、作用発現が早い。食直前に投与する。また、作用の持続化のためにプロタミンを加えた、混合型の製剤も存在する(MIX製剤)。インスリン注射は使用前までは冷所、封を開け使用を開始してからは室温にて保管する。

インスリン アスパルト

超速効型インスリンアナログ注射液

| 主な商品名 | ノボラピッド、ライゾデグ(配合剤) |

| 適応 | 作用機序 | 主な副作用 | ポイント | はリスプロと同じ。

インスリン グルリジン

超速効型インスリンアナログ注射液

| 主な商品名 | アピドラ |

| 適応 | 作用機序 | 主な副作用 | はリスプロと同じ。

ポイント 通常、インスリンは六量体であるが、グルリジンは注射器内のインスリンも単量体で存在している。

インスリン グラルギン

持効型溶解インスリンアナログ注射液

主な商品名 ランタス

適応 糖尿病　　　**作用機序** インスリン補充

主な副作用 低血糖

ポイント 通常、1日に1回の注射で使用される。持効型インスリン単独で使用されることもあるが、経口血糖降下薬を併用するベーサルサポーテッドオーラルセラピー（BOT）や、超速効型インスリンを併用する強化療法などの使い方もある。

インスリン デテミル

持効型溶解インスリンアナログ注射液

主な商品名 レベミル

適応　**作用機序**　**主な副作用** はグラルギンと同じ。

ポイント デテミルは血中でアルブミンと結合し、それが少しずつ解離していくため、作用が持続的である。

インスリン デグルデク

持効型溶解インスリンアナログ注射液

主な商品名 トレシーバ、ライゾデグ（配合剤）

適応　**作用機序**　**主な副作用** はグラルギンと同じ。

ポイント デグルデクは皮下組織内にて安定なマルチヘキサマーを形成し、それが少しずつ解離していくため、作用が持続的である。

第9章　代謝系に作用する薬

9-1　糖尿病治療薬

245

グリベンクラミド

スルホニル尿素系血糖降下薬

主な商品名 オイグルコン、ダオニール

適応 2型糖尿病

作用機序 SU受容体刺激

主な副作用 低血糖、溶血性貧血、無顆粒球症、肝障害

ポイント 膵臓ランゲルハンス島B(β)細胞に存在するSU受容体を刺激し、ATP依存性K$^+$チャネルを閉口させる。K$^+$チャネル閉口による脱分極は、膜電位依存性Ca^{2+}チャネル開口を起こし、B細胞内に流入したCa^{2+}がインスリン分泌を促進させる。

グリメピリド

スルホニル尿素系血糖降下薬

主な商品名 アマリール

適応 2型糖尿病

作用機序 SU受容体刺激

主な副作用 低血糖、溶血性貧血、無顆粒球症、肝障害

ポイント 膵臓ランゲルハンス島B(β)細胞に存在するSU受容体を刺激し、ATP依存性K$^+$チャネルを閉口させる。K$^+$チャネル閉口による脱分極は、膜電位依存性Ca^{2+}チャネル開口を起こし、B細胞内に流入したCa^{2+}がインスリン分泌を促進させる。本薬剤は、インスリン抵抗性改善作用も示す。

ナテグリニド

速効型インスリン分泌促進薬

主な商品名 スターシス、ファスティック

適応 2型糖尿病における食後血糖

作用機序 SU受容体刺激

主な副作用 低血糖、肝障害、心筋梗塞

ポイント 膵臓ランゲルハンス島B（β）細胞に存在するSU受容体を刺激し、インスリン分泌を促進させる。本薬剤はSU受容体に作用するがSU構造は持たず、作用持続時間は短い。食後高血糖の改善に用いられ、食直前に投与する。低血糖のリスクが増大するため、透析患者への投与は禁忌である。

ミチグリニドカルシウム水和物

速効型インスリン分泌促進薬

主な商品名 グルファスト

適応 2型糖尿病における食後高血糖

作用機序 SU受容体刺激

主な副作用 低血糖、肝障害、心筋梗塞

ポイント 膵臓ランゲルハンス島B（β）細胞に存在するSU受容体を刺激し、インスリン分泌を促進させる。本薬剤はSU受容体に作用するがSU構造は持たず、作用持続時間は短い。食後高血糖の改善に用いられ、食直前に投与する。

第9章 代謝系に作用する薬

9-1 糖尿病治療薬

247

レパグリニド

速効型インスリン分泌促進薬

| 主な商品名 | シュアポスト |

適応 2型糖尿病における食後高血糖

作用機序 SU受容体刺激

主な副作用 低血糖、肝障害、心筋梗塞

ポイント 膵臓ランゲルハンス島B(β)細胞に存在するSU受容体を刺激し、インスリン分泌を促進させる。本薬剤はSU受容体に作用するがSU構造は持たず、作用持続時間は短い。食後高血糖の改善に用いられ、食直前に投与する。本薬剤は主にCYP2C8で代謝されるため、CYP2C8を阻害するクロピドグレルなどとは併用注意とされている。

メトホルミン塩酸塩

ビグアナイド系血糖降下薬

| 主な商品名 | メトグルコ |

適応 2型糖尿病

作用機序 AMPK活性化

主な副作用 乳酸アシドーシス、低血糖、肝障害

ポイント AMPプロテインキナーゼ(AMPK)の活性化により、インスリン抵抗性の改善、肝での糖新生抑制、糖利用促進などの作用を発現する。骨格筋細胞におけるグルコース取り込みを促進し、グルコースから乳酸に代謝する嫌気的解糖系を促進するため、乳酸アシドーシスを起こすことがある。

ピオグリタゾン塩酸塩

インスリン抵抗性改善・血糖降下薬

主な商品名 アクトス

適応 2型糖尿病

作用機序 インスリン抵抗性改善

主な副作用 心不全、浮腫、肝障害、低血糖

ポイント ペルオキシソーム増殖因子活性化受容体(PPAR)γを刺激し、TNFαの産生を抑制、アディポネクチンの産生を促進することで、インスリン抵抗性を改善する。特徴的な副作用として、心不全や浮腫があり、これらは女性で発生しやすい。

ボグリボース

α-グルコシダーゼ阻害薬

主な商品名 ベイスン

適応 糖尿病による食後高血糖、2型糖尿病の発症予防

作用機序 α-グルコシダーゼ阻害

主な副作用 腹部膨満感、放屁、下痢、肝障害

ポイント 糖類は単糖まで分解されてから消化管粘膜へと吸収される。本薬剤は、α-グルコシダーゼ(二糖類分解酵素)の阻害により、単糖類(グルコースなど)の吸収を遅延させ、食後高血糖を改善させる。本薬剤は、食直前に投与する。

アカルボース

α-グルコシダーゼ阻害薬

主な商品名	グルコバイ(販売中止)
適応	糖尿病による食後高血糖
作用機序	α-グルコシダーゼ阻害
主な副作用	腹部膨満感、放屁、下痢、肝障害

ポイント 糖類は単糖まで分解されてから消化管粘膜へと吸収される。本薬剤は、α-グルコシダーゼ(二糖類分解酵素)及びα-アミラーゼ(多糖類分解酵素)の阻害により、単糖類(グルコースなど)の吸収を遅延させ、食後高血糖を改善させる。本薬剤は、食直前に投与する。

ミグリトール

α-グルコシダーゼ阻害薬

主な商品名	セイブル
適応	糖尿病による食後高血糖
作用機序	α-グルコシダーゼ阻害
主な副作用	腹部膨満感、放屁、下痢、肝障害

ポイント 糖類は単糖まで分解されてから消化管粘膜へと吸収される。本薬剤は、α-グルコシダーゼ(二糖類分解酵素)及びβ-ガラクトシダーゼ(乳糖分解酵素)の阻害により、単糖類(グルコースなど)の吸収を遅延させ、食後高血糖を改善させる。本薬剤は、食直前に投与する。

シタグリプチンリン酸塩水和物

選択的DPP-4阻害薬

主な商品名 グラクティブ、ジャヌビア

適応 2型糖尿病　　　**作用機序** DPP-4阻害

主な副作用 低血糖、肝障害、急性腎障害

ポイント 消化管ホルモンであるインクレチン(GLP-1、GIP)は、血糖依存的に、インスリン分泌促進やグルカゴン分泌抑制などの作用を示す。インクレチンは分泌後すぐにDPP-4(ジペプチジルペプチダーゼ-4)により分解されてしまう。本薬剤は、DPP-4を阻害し、インクレチン濃度を上昇させることにより、血糖値を低下させる。血糖依存的に作用するため、低血糖のリスクは低い。

ビルダグリプチン

選択的DPP-4阻害薬

主な商品名 エクア

適応 2型糖尿病　　　**作用機序** DPP-4阻害

主な副作用 低血糖、肝障害

ポイント 消化管ホルモンであるインクレチン(GLP-1、GIP)は、血糖依存的に、インスリン分泌促進やグルカゴン分泌抑制などの作用を示す。インクレチンは分泌後すぐにDPP-4(ジペプチジルペプチダーゼ-4)により分解されてしまう。本薬剤は、DPP-4を阻害し、インクレチン濃度を上昇させることにより、血糖値を低下させる。血糖依存的に作用するため、低血糖のリスクは低い。

リナグリプチン

選択的DPP-4阻害薬

- **主な商品名** トラゼンタ
- **適応** 2型糖尿病
- **作用機序** DPP-4阻害
- **主な副作用** 低血糖、肝障害
- **ポイント** インクレチンを分解するDPP-4を阻害し、インクレチン濃度を上昇させることにより、血糖値を低下させる。本薬剤の大部分は胆汁中に排泄されるため、腎機能障害患者への用量調節が必要ない。

トレラグリプチンコハク酸塩

持続性選択的DPP-4阻害薬

- **主な商品名** ザファテック
- **適応** 2型糖尿病　　**作用機序** DPP-4阻害
- **主な副作用** 低血糖、膵炎、肝障害
- **ポイント** インクレチンを分解するDPP-4を阻害し、インクレチン濃度を上昇させることにより、血糖値を低下させる。血糖依存的に作用するため、低血糖のリスクは低い。非常に強いDPP-4阻害作用を示し、低い血中濃度でも血糖降下作用を発現する。腎排泄型の薬剤で、中等度の腎障害の場合にはザファテック錠50mgを、重度の腎障害の場合にはザファテック錠25mgを用いる。1回の服用で、作用が1週間持続する。

オマリグリプチン

持続性選択的DPP-4阻害薬

- 主な商品名: マリゼブ
- 適応: 2型糖尿病
- 作用機序: DPP-4阻害
- 主な副作用: 低血糖、膵炎、肝障害
- ポイント: インクレチンを分解するDPP-4を阻害し、インクレチン濃度を上昇させることにより、血糖値を低下させる。血糖依存的に作用するため、低血糖のリスクは低い。非常に強いDPP-4阻害作用を示し、低い血中濃度でも血糖降下作用を発現する。腎排泄型の薬剤で、重度の腎障害の場合には、低用量の**マリゼブ錠12.5mg**を用いる。1回の服用で、作用が1週間持続する。

リラグルチド

GLP-1受容体作動薬

- 主な商品名: ビクトーザ
- 適応: 2型糖尿病
- 作用機序: GLP-1受容体刺激
- 主な副作用: 低血糖、食欲減退、膵炎、腸閉塞
- ポイント: GLP-1受容体を刺激し、cAMPを増加させ、血糖依存的にインスリン分泌促進やグルカゴン分泌抑制などの作用を示す。DPP-4抵抗性である。本薬剤は、1日に1回の皮下注射が必要である。

デュラグルチド

持続性GLP-1受容体作動薬

主な商品名 トルリシティ
適応 2型糖尿病
作用機序 GLP-1受容体刺激
主な副作用 低血糖、食欲減退、血管浮腫、膵炎、腸閉塞
ポイント GLP-1受容体を刺激し、cAMPを増加させ、血糖依存的にインスリン分泌促進やグルカゴン分泌抑制などの作用を示す。DPP-4抵抗性である。分子量が大きく、吸収速度や腎クリアランスが低いため作用が持続し、**本薬剤は、1週間に1回の皮下注射で済む。**

セマグルチド

GLP-1受容体作動薬

主な商品名 オゼンピック、リベルサス
適応 2型糖尿病　　**作用機序** GLP-1受容体刺激
主な副作用 低血糖、食欲減退、膵炎
ポイント 1週間に1度の皮下注射を行う**オゼンピック皮下注**と、サルカプロザートナトリウム（SNAC）を加えることにより胃酸やペプシンによる分解を受けないよう設計された1日1回の経口投与を行う**リベルサス錠**がある。**リベルサス錠**は、空腹時に120mL以下の水で服用し、服用後30分間は飲食を禁止する。また、**リベルサス錠**は胃において吸収されるため、胃摘出術を受けた患者には使用しない。

イプラグリフロジン
L-プロリン

選択的SGLT2阻害薬

主な商品名 スーグラ

適応 1型・2型糖尿病

作用機序 SGLT2阻害

主な副作用 尿路感染、腎盂腎炎、脱水、低血糖

ポイント 近位尿細管にてナトリウム・グルコース共輸送体 (SGLT)2を阻害することで、Na⁺及びグルコースの再吸収を阻害する。尿中に排泄されるグルコースが増加するため、血糖降下作用を示す。尿糖の増加は尿路感染の原因となり、また、Na⁺の再吸収抑制による尿量増加は脱水の原因となる。

ダパグリフロジン
プロピレングリコール水和物

選択的SGLT2阻害薬

主な商品名 フォシーガ

適応 1型・2型糖尿病

作用機序 SGLT2阻害、慢性心不全、慢性腎臓病

主な副作用 尿路感染、腎盂腎炎、脱水、低血糖

ポイント 近位尿細管にてナトリウム・グルコース共輸送体 (SGLT)2を阻害することで、Na⁺及びグルコースの再吸収を阻害する。尿中に排泄されるグルコースが増加するため、血糖降下作用を示す。尿糖の増加は尿路感染の原因となり、また、Na⁺の再吸収抑制による尿量増加は脱水の原因となる。

第9章 代謝系に作用する薬

9-1 糖尿病治療薬

エパルレスタット

アルドース還元酵素阻害薬

主な商品名 キネダック

適応 糖尿病性末梢神経障害

作用機序 アルドース還元酵素阻害

主な副作用 血小板減少、劇症肝炎、肝障害、肝不全

ポイント アルドース還元酵素を阻害し、神経内ソルビトールの蓄積を抑制することにより、糖尿病性末梢神経障害を改善する。本薬剤に血糖降下作用はない。服薬タイミングは食前であり、食後投与ではTmaxの遅延やCmaxの低下が起こってしまう。また、本薬剤及び本薬剤の代謝物によって、尿が黄褐色〜赤色に着色されることがあるが、特に問題はない。

P.127

メキシレチン塩酸塩

糖尿病性神経障害治療薬/不整脈治療薬

主な商品名 メキシチール

適応 糖尿病性神経障害に伴う自覚症状、頻脈性不整脈

作用機序 Na^+チャネル遮断

主な副作用 心室頻拍、房室ブロック、腎障害

ポイント 神経細胞膜のNa^+チャネルを遮断し、神経の興奮を抑制することで糖尿病性神経障害に用いられる。また、Na^+チャネル遮断作用により、抗不整脈作用を示す。

P.110

新傾向

デュロキセチン塩酸塩

セロトニン・ノルアドレナリン再取り込み阻害薬（SNRI）

主な商品名 サインバルタ

適応 糖尿病性神経障害、線維筋痛症、慢性腰痛、うつ病

作用機序 セロトニン・ノルアドレナリン再取り込み阻害

主な副作用 悪性症候群、セロトニン症候群

ポイント シナプス間隙のセロトニンとノルアドレナリンは、下行性の抑制系神経の活性化にも関与しているため、本薬剤は鎮痛作用を有する。また、脳内の神経終末でのセロトニンとノルアドレナリンの再取り込みを阻害し、抗うつ作用も示す。

9-2 脂質異常症治療薬

シンバスタチン

HMG-CoA還元酵素阻害薬

主な商品名 リポバス

適応 高脂血症、家族性高コレステロール血症

作用機序 HMG-CoA還元酵素阻害

主な副作用 横紋筋融解症、肝障害

ポイント スタンダードスタチンの1つ。HMG-CoA還元酵素を阻害し、肝臓内のコレステロール合成を抑制する。本薬剤は、主としてCYP3A4にて代謝されるため、CYP3A4を強く阻害する薬剤（アゾール系抗真菌薬、HIVプロテアーゼ阻害薬など）との併用は禁忌である。

第9章 代謝系に作用する薬

9-2 脂質異常症治療薬

アトルバスタチン カルシウム水和物

HMG-CoA還元酵素阻害薬

主な商品名 リピトール

適応 高コレステロール血症（家族性含む）

作用機序 HMG-CoA還元酵素阻害

主な副作用 横紋筋融解症、肝障害

ポイント ストロングスタチンの1つ。HMG-CoA還元酵素を阻害し、肝臓内のコレステロール合成を抑制する。肝臓内の減少したコレステロールを補うために、肝細胞膜にLDL受容体が増加する。血中のLDLがこれらの受容体を介して肝臓へと取り込まれるため、血中コレステロールが低下する。本薬剤は、CYP3A4による代謝を受ける。

ロスバスタチンカルシウム

HMG-CoA還元酵素阻害薬

主な商品名 クレストール

適応 高コレステロール血症（家族性含む）

作用機序 HMG-CoA還元酵素阻害

主な副作用 横紋筋融解症、肝障害

ポイント ストロングスタチンの1つ。HMG-CoA還元酵素を阻害し、肝臓内のコレステロール合成を抑制する。シクロスポリンは、排泄過程の有機アニオントランスポーターで競合し、本薬剤の血中濃度を上昇させ横紋筋融解症などの発現リスクが増すため併用禁忌である。また、本薬剤はCYPによる代謝を受けずに胆汁中へと排泄される。

ピタバスタチンカルシウム

HMG-CoA還元酵素阻害薬

主な商品名 リバロ

適応 高コレステロール血症（家族性含む）

作用機序 HMG-CoA還元酵素阻害

主な副作用 横紋筋融解症、肝障害

ポイント ストロングスタチンの1つ。HMG-CoA還元酵素を阻害し、肝臓内のコレステロール合成を抑制する。シクロスポリンは、排泄過程の有機アニオントランスポーターで競合し、本薬剤の血中濃度を上昇させ横紋筋融解症などの発現リスクが増すため併用禁忌である。また、本薬剤はCYPによる代謝をほとんど受けずに胆汁中へと排泄される。

プラバスタチンナトリウム

HMG-CoA還元酵素阻害薬

主な商品名 メバロチン

適応 高脂血症、家族性高コレステロール血症

作用機序 HMG-CoA還元酵素阻害

主な副作用 横紋筋融解症、肝障害

ポイント スタンダードスタチンの1つ。HMG-CoA還元酵素を阻害し、肝臓内のコレステロール合成を抑制する。肝臓内の減少したコレステロールを補うために、肝細胞膜にLDL受容体が増加する。血中のLDLがこれらの受容体を介して肝臓へと取り込まれるため、血中コレステロールが低下する。本薬剤はCYPによる代謝を受けずに胆汁中及び尿中に排泄される。

コレスチラミン

陰イオン交換樹脂

主な商品名 クエストラン

適応 高コレステロール血症

作用機序 陰イオン交換樹脂　**主な副作用** 腸閉塞、便秘

ポイント 食事由来のコレステロールは、胆汁酸による乳化を受け、消化管から吸収される。本薬剤は、陰イオン交換樹脂として消化管内で胆汁酸と結合し、胆汁酸の糞便中への排泄を促進することで、コレステロールの消化管吸収を阻害する。消化管から取り込まれないコレステロールを補うため、肝細胞膜にLDL受容体が増加する。また、ワルファリンやプラバスタチンは本薬剤により吸着されるため、薬効の減弱が起こる。

コレスチミド

陰イオン交換樹脂

主な商品名 コレバイン

適応 高コレステロール血症（家族性含む）

作用機序 陰イオン交換樹脂　**主な副作用** 腸閉塞、便秘

ポイント 食事由来のコレステロールは、胆汁酸による乳化を受け、消化管から吸収される。本薬剤は、陰イオン交換樹脂として消化管内で胆汁酸と結合し、胆汁酸の糞便中への排泄を促進することで、コレステロールの消化管吸収を阻害する。消化管から取り込まれないコレステロール補うため、肝細胞膜にLDL受容体が増加する。また、ワルファリンやプラバスタチンは本薬剤により吸着されるため、薬効の減弱が起こる。

エゼチミブ

小腸コレステロールトランスポーター阻害薬

主な商品名 ゼチーア

適応 高コレステロール血症(家族性含む)

作用機序 コレステロールトランスポーター阻害

主な副作用 横紋筋融解症、肝障害、過敏症

ポイント 小腸に存在するコレステロールトランスポーター(NPC1L1)を阻害してコレステロールの吸収を選択的に阻害する(脂溶性ビタミンなど、その他の脂質の吸収阻害は起きない)。食事由来のコレステロール吸収が阻害されるため、服用の継続により、その反動で内因性のコレステロール合成系が促進されることがある。

プロブコール

脂質異常症治療薬

主な商品名 シンレスタール、ロレルコ

適応 高脂血症(家族性高コレステロール血症を含む)

作用機序 コレステロール異化排泄促進

主な副作用 横紋筋融解症、心室性不整脈、消化管出血

ポイント 肝臓での、コレステロールから胆汁酸への異化を促進し、血中コレステロール値を低下させる。LDLへの抗酸化作用により、直接的に動脈硬化を抑制する。血中のHDL、LDLを共に低下させる。なお、本薬剤の薬理作用には、肝細胞膜上のLDL受容体は関与しない。

第9章 代謝系に作用する薬

9-2 脂質異常症治療薬

261

ロミタピドメシル酸塩

MTP阻害薬

主な商品名 ジャクスタピッド
適応 ホモ接合体家族性高コレステロール血症
作用機序 MTP阻害
主な副作用 肝障害、胃腸障害
ポイント 肝細胞や小腸に存在するミクロソームトリグリセリド転送蛋白質(MTP)は、VLDLやキロミクロンの形成に関わる。VLDLは代謝の後にLDLとなる。ロミタピドはMTPを阻害することで、間接的に血中LDL濃度を低下させる。本薬剤は、主としてCYP3Aにて代謝されるため、CYP3Aを強く阻害する薬剤(アゾール系抗真菌薬、HIVプロテアーゼ阻害薬など)との併用は禁忌である。

フェノフィブラート

フィブラート系薬

主な商品名 トライコア、リピディル
適応 高脂血症(家族性を含む)
作用機序 PPARα刺激
主な副作用 横紋筋融解症、肝障害、膵炎
ポイント ペルオキシソーム増殖因子活性化受容体(PPAR)αを刺激し、アポリポタンパク質C-3の発現を抑制することで、リポタンパク質リパーゼ(LPL)を活性化し、トリグリセリドの加水分解を促進する。また、脂肪酸のβ酸化を促進し、トリグリセリド合成を抑制する。弱いコレステロール合成阻害作用も有する。

ベザフィブラート

フィブラート系薬

主な商品名 ベザトール

適応 高脂血症（家族性を含む）　　**作用機序** PPARα刺激

主な副作用 横紋筋融解症、肝障害

ポイント ペルオキシソーム増殖因子活性化受容体(PPAR)α刺激、リポタンパク質リパーゼ(LPL)活性化、脂肪酸のβ酸化などによりトリグリセリドを減少させる。弱いコレステロール合成阻害作用も有する。本薬剤は、腎排泄型の薬剤で、腎機能の程度により、用量が細かく設定されている。著しい腎機能障害や透析患者への投与は横紋筋融解症のリスクが増すため投与禁忌である。

ニコモール

脂質代謝・末梢血行改善薬

主な商品名 コレキサミン

適応 高脂血症などに伴う末梢血行障害の改善

作用機序 脂肪組織からの遊離脂肪酸動員を抑制

主な副作用 顔面潮紅、熱感

ポイント アデニル酸シクラーゼを阻害し、cAMP産生を抑制することで、脂肪組織からの遊離脂肪酸動員を抑制する（脂肪組織からトリグリセリドの原料が放出されるのを抑制する）。また、消化管からのコレステロール吸収も抑制する。末梢血管拡張作用を示し、ほてりや顔面潮紅が現れることがある。

ニセリトロール

脂質代謝・末梢循環改善薬

主な商品名	ペリシット
適応	高脂血症などに伴う末梢血行障害の改善
作用機序	脂肪組織からの遊離脂肪酸動員を抑制
主な副作用	血小板減少、顔面潮紅、熱感

ポイント アデニル酸シクラーゼを阻害し、cAMP産生を抑制することで、脂肪組織からの遊離脂肪酸動員を抑制する（脂肪組織からトリグリセリドの原料が放出されるのを抑制する）。また、消化管からのコレステロール吸収も抑制する。末梢血管拡張作用を示し、ほてりや顔面潮紅が現れることがある。

デキストラン硫酸エステルナトリウム イオウ18

脂質異常症治療薬

主な商品名	MDS
適応	高トリグリセリド血症
作用機序	LPL活性化
主な副作用	ショック

ポイント リポタンパク質リパーゼ(LPL)を活性化することで、トリグリセリドの加水分解を促進する。

イコサペント酸エチル

EPA製剤

- **主な商品名** エパデール
- **適応** 高脂血症、閉塞性動脈硬化症
- **作用機序** LPL活性化
- **主な副作用** 肝障害、黄疸、出血
- **ポイント** トリグリセリド、コレステロールの消化管吸収抑制や、リポタンパク質リパーゼ(LPL)活性化などの作用を示す。血中コレステロールよりも、血中トリグリセリドの低下作用の方が強い。また、TXA₂産生を阻害し、抗血小板作用も示すため、出血傾向のある患者には投与禁忌である。

オメガ-3脂肪酸エチル

新傾向

EPA-DHA製剤

- **主な商品名** ロトリガ
- **適応** 高脂血症
- **作用機序** LPL活性化
- **主な副作用** 肝障害、黄疸、出血
- **ポイント** 本薬剤に含まれるイコサペント酸エチル(EPA)は、トリグリセリド、コレステロールの消化管吸収抑制や、リポタンパク質リパーゼ(LPL)活性化などの作用を示す。血中コレステロールよりも、血中トリグリセリドの低下作用の方が強い。また、TXA₂産生を阻害し、抗血小板作用も示すため、出血傾向のある患者には投与禁忌である。ドコサヘキサエン酸(DHA)にも弱い血中脂質の低下作用がある。

ガンマオリザノール

高脂血症治療薬

- 主な商品名　ハイゼット
- 適応　高脂質血症、心身症
- 作用機序　コレステロール吸収抑制
- 主な副作用　眠気、悪心・嘔吐
- ポイント　消化管からのコレステロール吸収抑制作用が主である。脂質の分解を促進するような作用はない。

エボロクマブ

新傾向

モノクローナル抗体製剤

- 主な商品名　レパーサ
- 適応　高コレステロール血症（家族性含む）
- 作用機序　PCSK9阻害　　主な副作用　肝障害、高血糖
- ポイント　PCSK9とは、肝細胞膜上のLDL受容体を分解するタンパク質である。本薬剤は、PCSK9に対するモノクローナル抗体製剤あり、肝細胞膜上のLDL受容体の分解を阻害し、LDLの肝細胞内への取り込みを促進することで、血中コレステロール値を低下させる。心血管イベントのリスクが高い、スタチン系薬の効果が不十分、スタチン系薬を使用できないなどの場合に皮下注射にて用いられる。

9-3 高尿酸血症・痛風治療薬

第9章 代謝系に作用する薬

9-3 高尿酸血症・痛風治療薬

アロプリノール

キサンチンオキシダーゼ阻害薬

主な商品名 ザイロリック

適応 痛風、高尿酸血症

作用機序 キサンチンオキシダーゼ阻害

主な副作用 肝障害、腎障害、腎障害の増悪

ポイント キサンチンオキシダーゼを阻害し、尿酸合成阻害作用を示す。代謝物のオキシプリノールにもキサンチンオキシダーゼ阻害作用がある。キサンチン骨格を含むアザチオプリン、メルカプトプリン、テオフィリンなどの代謝を阻害し、これらの薬剤の血中濃度を上昇させるため併用注意とされている。服薬回数は2～3回/日である。

フェブキソスタット

非プリン型選択的キサンチンオキシダーゼ阻害薬

主な商品名 フェブリク

適応 痛風、高尿酸血症

作用機序 キサンチンオキシダーゼ阻害

主な副作用 肝障害、過敏症

ポイント 非競合的に尿酸合成酵素であるキサンチンオキシダーゼを阻害することにより、尿酸の合成を抑制する。キサンチン骨格を含むアザチオプリン、メルカプトプリンの代謝を阻害し、これらの薬剤の血中濃度を上昇させるため併用禁忌とされている。服薬回数は1回/日であり、アロプリノールと比較して利便性が高い。

267

プロベネシド

痛風治療薬/安息香酸誘導体

主な商品名 ベネシッド

適応 痛風、ペニシリンの血中濃度維持

作用機序 尿酸排泄促進

主な副作用 溶血性貧血、再生不良性貧血

ポイント 尿細管で、尿酸の分泌及び再吸収を阻害する（分泌よりも再吸収の阻害作用が強いため、尿酸の排泄が促進される）。本薬剤は尿細管分泌を行う有機アニオントランスポーターで競合を起こすため、ペニシリンやメトトレキサートなどを併用した際には、これら薬剤の血中濃度を上昇させる。腎臓結石、または高度な腎障害のある患者へは投与禁忌である。

ベンズブロマロン

高尿酸血症改善薬

主な商品名 ユリノーム

適応 痛風、高尿酸血症

作用機序 尿酸排泄促進

主な副作用 劇症肝炎

ポイント 尿細管において、尿酸の再吸収を阻害し、尿酸排泄を促進する。投与開始から6ヶ月以内での重篤な肝障害（劇症肝炎など）の発生が報告されているため、**投与開始後少なくとも6ヶ月間は定期的に肝機能の検査を行うこととされている。**肝障害のある患者や、腎臓結石または高度な腎障害のある患者へは投与禁忌である。

ブコローム

痛風治療薬/抗炎症薬

主な商品名 パラミヂン

適応 炎症及び腫脹の緩解、痛風、高尿酸血症

作用機序 尿酸排泄促進

主な副作用 白血球減少、悪心、下痢

ポイント 尿細管において、尿酸の再吸収を阻害し、尿酸排泄を促進する。また、血管透過性抑制による抗炎症作用、抗リウマチ作用も有する。

ラスブリカーゼ

癌化学療法用尿酸分解酵素製剤

主な商品名 ラスリテック

適応 癌化学療法に伴う高尿酸血症

作用機序 尿酸酸化

主な副作用 溶血性貧血、メトヘモグロビン血症

ポイント 尿酸を酸化し、過酸化水素と水溶性のアラントインに分解することで、これらの尿中排泄を促進し、結果的に尿酸値を低下させる。癌化学療法に伴う高尿酸血症に用いられる。

第9章 代謝系に作用する薬

9-3 高尿酸血症・痛風治療薬

コルヒチン

痛風・家族性地中海熱治療薬

[主な商品名] コルヒチン

[適応] 痛風発作の緩解及び予防

[作用機序] 白血球遊走阻害

[主な副作用] 再生不良性貧血、顆粒球減少

[ポイント] 白血球、特に好中球の分裂及び遊走を阻害することにより痛風発作を抑制する。痛風の発作前兆期に使用される。

クエン酸カリウム・クエン酸ナトリウム水和物

アシドーシス・酸性尿改善薬

[主な商品名] ウラリット（配合剤）、ウラリット–U（配合剤）

[適応] 酸性尿の改善、アシドーシスの改善

[作用機序] 尿アルカリ化

[主な副作用] 高カリウム血症

[ポイント] 本薬剤により尿のpHをアルカリ性にすると、酸性物質である尿酸はイオン形となり溶解し、尿酸結石を予防できる。

9-4 骨粗鬆症治療薬 P.235

エストラジオール

エストラジオール製剤

主な商品名 エストラーナ、ジュリナ

適応 閉経後骨粗鬆症、更年期障害

作用機序 エストロゲン受容体刺激

主な副作用 静脈血栓塞栓症、性器分泌物、乳房不快感

ポイント 女性ホルモンとしての補充や、骨吸収抑制を目的に使用される。エストロゲン依存性の癌(乳癌など)には投与禁忌である。

P.236

ラロキシフェン塩酸塩

選択的エストロゲン受容体調節薬

主な商品名 エビスタ

適応 閉経後骨粗鬆症

作用機序 エストロゲン受容体刺激

主な副作用 静脈血栓塞栓症、肝障害

ポイント 選択的エストロゲン受容体モジュレーター(SERM)の1つ。骨では、エストロゲン受容体を刺激し、骨吸収を抑制する。乳房や子宮においては、エストロゲン受容体を遮断するため、乳癌や子宮体癌を悪化させない。静脈血栓塞栓症のリスクとなるため、車椅子状態や長期臥床(寝たきり)の患者には投与禁忌である。

第9章 代謝系に作用する薬

9-4 骨粗鬆症治療薬

271

イプリフラボン

イソフラボン系骨粗鬆症治療薬

主な商品名 オステン

適応 骨粗鬆症

作用機序 エストロゲン作用増強

主な副作用 消化性潰瘍、胃腸出血、黄疸

ポイント エストロゲンのカルシトニン分泌促進作用を増強し、骨吸収を抑制するため、骨粗鬆症に用いられる。また、骨に直接作用して骨吸収を抑制する作用も持つ。

アルファカルシドール

活性型ビタミンD_3

主な商品名 アルファロール、ワンアルファ

適応 骨粗鬆症、ビタミンD_3代謝異常

作用機序 Ca^{2+}吸収促進

主な副作用 高カルシウム血症、急性腎障害、肝障害

ポイント 肝臓で25位の水酸化を受け、腸管からのCa^{2+}吸収を促進する。血中Ca^{2+}濃度を上昇させることで、パラトルモンの分泌を抑制し、骨吸収を抑制する。骨粗鬆症治療薬の中で、副作用で高カルシウム血症を起こす可能性があるのは、活性型ビタミンD_3製剤とCa^{2+}製剤、テリパラチドである。

エルデカルシトール

活性型ビタミンD₃

- **主な商品名** エディロール
- **適応** 骨粗鬆症
- **作用機序** Ca²⁺吸収促進
- **主な副作用** 高カルシウム血症、急性腎障害、尿路結石
- **ポイント** 本薬剤は活性型ビタミンD₃の誘導体として作用し、腸管からのCa²⁺吸収を促進する。血中Ca²⁺濃度を上昇させることで、パラトルモンの分泌を抑制し、骨吸収を抑制する。骨粗鬆症治療薬の中で、副作用で高カルシウム血症を起こす可能性があるのは、活性型ビタミンD₃製剤とCa²⁺製剤、テリパラチドである。

P.292

メナテトレノン

ビタミンK₂

- **主な商品名** グラケー、ケイツー
- **適応** 骨粗鬆症、ビタミンK欠乏、ワルファリンなどの解毒
- **作用機序** オステオカルシン生成促進
- **主な副作用** 胃部不快感、頭痛
- **ポイント** ビタミンK₂製剤であり、活性型ビタミンD₃存在下でオステオカルシンの生成を促進し、骨形成を促進する。本薬剤は、骨吸収抑制作用も有する。作用が拮抗するため、ワルファリンとの併用は禁忌である。

アレンドロン酸
ナトリウム水和物

ビスホスホネート系骨吸収抑制薬

主な商品名 フォサマック、ボナロン

適応 骨粗鬆症　　　　**作用機序** 骨吸収抑制

主な副作用 上部消化管障害、肝障害、顎骨壊死

ポイント ヒドロキシアパタイトに結合し、破骨細胞内部に入り込む。その後、ファルネシルピロリン酸合成酵素を阻害することで破骨細胞のアポトーシスを起こし、骨吸収を抑制する。骨形成促進作用はない。消化性潰瘍の原因となりやすいため服薬はコップ1杯の水で行う。また、食事によりキレートを形成しやすいため、起床時に服用し、服用後30分は水以外の飲食物を口にせず、横にもならないように指導する。

リセドロン酸
ナトリウム水和物

ビスホスホネート系骨吸収抑制薬

主な商品名 アクトネル、ベネット

適応 骨粗鬆症　　　　**作用機序** 骨吸収抑制

主な副作用 上部消化管障害、肝障害、顎骨壊死

ポイント ヒドロキシアパタイトに結合し、破骨細胞内部に入り込む。その後、ファルネシルピロリン酸合成酵素を阻害することで破骨細胞のアポトーシスを起こし、骨吸収を抑制する。骨形成促進作用はない。消化性潰瘍の原因となりやすいため服薬はコップ1杯の水で行う。また、食事によりキレートを形成しやすいため、起床時に服用し、服用後30分は水以外の飲食物を口にせず、横にもならないように指導する。

ミノドロン酸水和物

ビスホスホネート系骨吸収抑制薬

- **主な商品名** ボノテオ、リカルボン
- **適応** 骨粗鬆症
- **作用機序** 骨吸収抑制
- **主な副作用** 上部消化管障害、肝障害、顎骨壊死
- **ポイント** ビスホスホネート製剤であり、強い骨吸収抑制作用を示す。本薬剤は、作用の持続化を目的とした製剤で、50mg錠では服用が約1ヶ月に1度でよい。服用時の指導内容は、他のビスホスホネート製剤と同様。

ゾレドロン酸水和物

ビスホスホネート系骨代謝改善薬

- **主な商品名** リクラスト、ゾメタ
- **適応** 骨粗鬆症、癌による高カルシウム血症、多発性骨髄腫
- **作用機序** 骨吸収抑制
- **主な副作用** 急性腎障害、低カルシウム血症、顎骨壊死
- **ポイント** ヒドロキシアパタイトに結合し、破骨細胞内部に入り込む。その後、ファルネシルピロリン酸合成酵素を阻害することで破骨細胞のアポトーシスを起こし、骨吸収を抑制する。骨形成促進作用はない。投与の際は、15分以上かけて点滴する。本薬剤の作用持続時間は長く、特にリクラストは1年に1回の投与でよい。

テリパラチド

副甲状腺ホルモン剤薬

- (主な商品名) テリボン、フォルテオ
- (適応) 骨折の危険性の高い骨粗鬆症
- (作用機序) PTH受容体刺激
- (主な副作用) 悪心・嘔吐、頭痛
- (ポイント) パラトルモン(PTH)受容体刺激薬である。間欠投与により、骨芽細胞を活性化させ、骨形成を促進する。PTH受容体の単回刺激では骨吸収が促進されるため、骨粗鬆症治療のためには継続的に投与する必要がある。なお、本薬剤の投与は24ヶ月間以内に留めなければいけない(投与期間のトータルが24ヶ月を超えない)。

デノスマブ

モノクローナル抗体製剤

- (主な商品名) プラリア、ランマーク
- (適応) 骨粗鬆症、多発性骨髄腫・固形癌転移による骨病変
- (作用機序) 抗RANKLモノクローナル抗体
- (主な副作用) 低カルシウム血症、顎骨壊死、皮膚感染症
- (ポイント) ヒトRANKLは破骨細胞の形成や生存に必須のタンパク質である。本薬剤は、ヒトRANKLに対するモノクローナル抗体製剤であり、破骨細胞の作用を強力に抑制する。特に腎機能障害のある患者では、低カルシウム血症が出現しやすく、もしも現れた場合には速やかにCa^{2+}製剤や活性化ビタミンD_3製剤を投与して対応する。作用持続時間は長い。

第10章

血液系に
作用する薬

10-1 抗血栓薬

P.313

アスピリン

抗血小板薬/サリチル酸系解熱鎮痛薬

主な商品名 バイアスピリン、バファリン(配合剤)

適応 血栓形成の抑制、解熱・鎮痛　**作用機序** COX阻害

主な副作用 腎障害、アスピリン喘息、消化性潰瘍

ポイント シクロオキシゲナーゼ(COX-1及びCOX-2)のセリン残基をアセチル化して非可逆的に阻害する。低用量で使用することで、血小板のCOXを阻害し、TXA_2の産生を抑制し、血小板凝集を阻害する。抗血小板薬は動脈硬化に伴う血栓の予防に用いられることが多い。手術による大量出血を避ける場合は、術前約7～10日前に投与を中止する(作用が非可逆的なため、前もっての中止が必要)。

オザグレル

トロンボキサン合成酵素阻害薬

主な商品名 カタクロット、キサンボン、ドメナン

適応 脳血栓症、くも膜下出血、気管支喘息

作用機序 TXA_2合成酵素阻害

主な副作用 脳内出血、肝障害、血小板減少

ポイント トロンボキサン(TX)合成酵素の阻害により、TXA_2の産生を抑制し、血小板凝集を阻害する。動脈硬化に伴う血栓を予防する。また、平滑筋の収縮を抑制するため、くも膜下出血後の脳血管攣縮の抑制や、気管支喘息にも用いられる。

サルポグレラート塩酸塩

抗血小板薬

主な商品名 アンプラーグ

適応 慢性動脈閉塞症、疼痛・冷感などの虚血性諸症状

作用機序 5-HT$_2$受容体

主な副作用 出血、肝障害、無顆粒球症、血小板減少

ポイント 選択的に5-HT$_2$受容体を遮断し、5-HTによる血小板凝集を阻害する。手術による大量出血を避ける場合は、術前約1日前に投与を中止する。

シロスタゾール

抗血小板薬

主な商品名 プレタール

適応 血栓形成の抑制、疼痛・冷感などの虚血性諸症状

作用機序 ホスホジエステラーゼⅢ阻害

主な副作用 心不全、心室頻拍、出血、肝障害、腎障害

ポイント 血小板のホスホジエステラーゼ（PDE）Ⅲを選択的に阻害し、cAMPの分解を抑制することで、血小板凝集阻害作用を示す。手術による大量出血を避ける場合は、術前約3日前に投与を中止する。

第10章 血液系に作用する薬

10-1 抗血栓薬

P.149

ベラプロストナトリウム

プロスタサイクリン(PGI$_2$)誘導体

主な商品名 ドルナー、プロサイリン、ベラサス

適応 血栓症、慢性動脈閉塞症、原発性肺高血圧症

作用機序 PGI$_2$受容体刺激

主な副作用 出血傾向、肝障害、狭心症、心筋梗塞

ポイント 血小板及び血管平滑筋のPGI$_2$(プロスタノイドIP)受容体を刺激し、アデニル酸シクラーゼ活性化によるcAMP産生促進により、血小板凝集阻害や血管拡張などの作用を示す。

P.136

ジピリダモール

抗血小板薬/冠循環増強薬

主な商品名 ペルサンチン

適応 血栓・塞栓の抑制、狭心症、心筋梗塞、タンパク尿

作用機序 アデノシン取り込み阻害

主な副作用 狭心症の悪化、出血傾向、血小板減少

ポイント アデノシンの赤血球や血管壁への取り込みを抑制する。血中に増加したアデノシンがA$_2$受容体を刺激し、アデニル酸シクラーゼ活性化とcAMP増加を起こし、血小板凝集阻害作用を示す。また、冠血管のA$_2$受容体刺激により、冠血管を拡張することで心筋への酸素供給量を増加する。

チクロピジン塩酸塩

抗血小板薬

主な商品名 パナルジン

適応 血栓形成の抑制　　**作用機序** ADP受容体遮断

主な副作用 血栓性血小板減少性紫斑病、重篤な肝障害

ポイント 肝臓で活性代謝物に変換され、血小板のADP受容体（P2Y$_{12}$サブタイプ）を非可逆的に遮断する。ADP受容体はGiタンパク質共役型受容体であり、遮断にてアデニル酸シクラーゼは活性化し、cAMPが増加する。また、糖タンパク質Ⅱb/Ⅲaとフィブリノーゲンとの結合阻害でも抗血小板作用を示す。血栓性血小板減少性紫斑病や肝障害などの副作用の早期発見のため、服用開始から2ヶ月間は2週間に1回、検査を行う。

クロピドグレル硫酸塩

抗血小板薬

主な商品名 プラビックス

適応 血栓形成の抑制　　**作用機序** ADP受容体遮断

主な副作用 血栓性血小板減少性紫斑病、肝障害

ポイント 肝臓で活性代謝物に変換され、血小板のADP受容体（P2Y$_{12}$サブタイプ）を非可逆的に遮断する。糖タンパク質Ⅱb/Ⅲaとフィブリノーゲンとの結合による血小板凝集も阻害できる。重篤な副作用の発現リスクは、チクロピジンに比べて低い。手術による大量出血を避ける場合は、術前14日以上前に投与を中止する（作用が非可逆的なため、前もっての中止が必要）。コンプラビンは、アスピリンとの合剤である。

プラスグレル塩酸塩

抗血小板薬

- **主な商品名** エフィエント
- **適応** 血栓形成の抑制
- **作用機序** ADP受容体遮断
- **主な副作用** 血栓性血小板減少性紫斑病、肝障害
- **ポイント** クロピドグレルがCYP2C19で代謝されて活性体になるのに対し、本薬剤はエステラーゼによる加水分解及びCYP3A4による代謝を経て活性体となる。CYP3A4は個人差の少ない代謝酵素であるため、プラスグレルはクロピドグレルと比較して、効果のばらつきが少ないという特徴を持つ。CYP3A4を強く阻害するアゾール系抗真菌薬などとの併用では活性代謝物の血中濃度が低下するため、薬効の減弱が起こる。

チカグレロル

抗血小板薬

- **主な商品名** ブリリンタ
- **適応** 血栓形成の抑制
- **作用機序** ADP受容体遮断
- **主な副作用** 出血、呼吸困難、高尿酸血症
- **ポイント** 肝臓での代謝を必要とせずチカグレロルそのものが作用するため、他剤と比較して作用発現が早い。また、ADP受容体(P2Y$_{12}$サブタイプ)遮断作用は可逆的であるため、投与中止後は速やかに作用が消失する。本薬剤はCYP3Aにて代謝され、CYP3Aを強く誘導もしくは阻害する薬剤との併用は禁忌である。

ワルファリンカリウム

血液凝固阻止薬

主な商品名 ワーファリン
適応 血栓塞栓症の治療及び予防
作用機序 ビタミンK拮抗　**主な副作用** 出血、肝障害
ポイント 肝臓でビタミンKと拮抗し、プロトロンビンの合成を阻害する。本薬剤は、CYP2C9で代謝されるため、CYP2C9を阻害する薬剤（ミコナゾール、カペシタビンなど）との併用は薬効の増強を招く。手術による大量出血を避ける場合は、術前約3〜5日前に投与を中止する（半減期が長いため、前もっての中止が必要）。血漿タンパク結合率が高い、陰イオン交換樹脂により吸着される、などの特徴を持つ。

ヘパリンナトリウム

血液凝固阻止薬

主な商品名 ヘパフラッシュ、ヘパリンZ
適応 血栓塞栓症、血液凝固防止　**作用機序** 抗トロンビン
主な副作用 ヘパリン起因性血小板減少症（HIT）
ポイント アンチトロンビンIIIと結合して複合体を形成し、セリンプロテアーゼ（トロンビン、Xa因子）活性を阻害する。フィブリンの形成が阻害され、抗凝固作用を示す。分子量が大きく、経口投与では吸収されない。胎盤を通過しないため、妊婦への使用も可能（ワルファリンは妊婦に禁忌）。投与後の作用発現は速やかである。本薬剤の解毒にはプロタミンが有効である。播種性血管内凝固症候群（DIC）への適応も持つ。

第10章　血液系に作用する薬

10-1　抗血栓薬

283

プロタミン硫酸塩

抗ヘパリン・強塩基性ポリペプチド

主な商品名 プロタミン硫酸塩

適応 ヘパリン過量投与時の中和

作用機序 ヘパリン中和

主な副作用 肺高血圧症、呼吸困難

ポイント 本薬剤が塩基性の性質を持っており、酸性のヘパリンと複合体を形成し、中和する。ヘパリン解毒薬。

ダルテパリンナトリウム

血液凝固阻止薬

主な商品名 フラグミン

適応 血液凝固防止、播種性血管内凝固症候群（DIC）

作用機序 抗トロンビン

主な副作用 出血、血小板減少

ポイント アンチトロンビンIIIと結合して複合体を形成し、この複合体が、セリンプロテアーゼ（トロンビン、Xa因子）活性を阻害する。ヘパリンとの比較では、抗Xa因子作用は強く、抗トロンビン作用は弱く、作用持続時間は長い。

ダナパロイドナトリウム

血液凝固阻止薬

主な商品名 オルガラン
適応 播種性血管内凝固症候群（DIC）
作用機序 抗トロンビン
主な副作用 出血、血小板減少
ポイント アンチトロンビンⅢと結合して複合体を形成し、この複合体が、セリンプロテアーゼ（トロンビン、Xa因子）活性を阻害する。ヘパリンとの比較では、抗Xa因子作用は強く、抗トロンビン作用は弱く、作用持続時間は長い。

フォンダパリヌクスナトリウム

血液凝固阻止薬

主な商品名 アリクストラ
適応 静脈血栓塞栓症の発症抑制
作用機序 抗Xa因子
主な副作用 出血、肝障害、黄疸
ポイント アンチトロンビンⅢと結合して複合体を形成し、この複合体が、Xa因子活性を選択的に阻害する。Xa因子活性の阻害により、トロンビンの産生を阻害する。

第10章 血液系に作用する薬

10-1 抗血栓薬

ダビガトランエテキシラート メタンスルホン酸塩

血液凝固阻止薬

主な商品名 プラザキサ

適応 血栓塞栓症の発症抑制

作用機序 抗トロンビン　　**主な副作用** 出血、間質性肺炎

ポイント 直接的にトロンビンと結合し、フィブリン形成を阻害する。本薬剤はP糖タンパク質を通して排泄されるため、P糖タンパク質を誘導または阻害する薬剤との併用には注意を要する。強いP糖タンパク質阻害作用を持つイトラコナゾールとの併用は禁忌である。また、透析患者や高度な腎機能障害のある患者への投与も禁忌である。吸湿性が高く、一包化は不可。本薬剤の作用発現にアンチトロンビンⅢは関与しない。

アルガトロバン水和物

血液凝固阻止薬

主な商品名 スロンノンHI、ノバスタンHI

適応 脳血栓症急性期に伴う神経症候・日常生活動作の改善

作用機序 抗トロンビン

主な副作用 出血、劇症肝炎

ポイント 直接的にトロンビンと結合し、フィブリン形成を阻害する。また、弱い血小板凝集阻害作用も持つ。本薬剤の作用発現にアンチトロンビンⅢは関与しない。

P.214

第10章 血液系に作用する薬

ナファモスタットメシル酸塩

タンパク分解酵素阻害薬

主な商品名 フサン

適応 急性膵炎、慢性膵炎の症状増悪時、DIC

作用機序 タンパク質分解酵素阻害(抗トロンビン)

主な副作用 高カリウム血症、血小板・白血球減少、肝障害

ポイント タンパク質分解酵素阻害薬であり、膵臓で自己消化を起こすタンパク分解酵素の作用を抑制する。また、トロンビンの活性を阻害することにより、フィブリン合成阻害作用、血小板凝集阻害作用を示すため播種性血管内凝固症候群(DIC)の治療に用いられる。また、抗プラスミン作用も併せ持つ。

10-1 抗血栓薬

P.215

ガベキサートメシル酸塩

タンパク分解酵素阻害薬

主な商品名 エフオーワイ

適応 急性膵炎、慢性膵炎の症状増悪時、DIC

作用機序 タンパク質分解酵素阻害(抗トロンビン)

主な副作用 高カリウム血症、血小板・白血球減少、皮膚潰瘍

ポイント タンパク質分解酵素阻害薬であり、膵臓で自己消化を起こすタンパク分解酵素の作用を抑制する。また、トロンビンの活性を阻害することにより、フィブリン合成阻害作用、血小板凝集阻害作用を示すためDICの治療に用いられる。また、弱い抗プラスミン作用も持つ。その他、Oddi括約筋を弛緩させ、胆汁や膵液の消化管への排出を促すこともできる。

287

リバーロキサバン

血液凝固阻止薬

主な商品名 イグザレルト

適応 血栓塞栓症の発症抑制

作用機序 抗Xa因子

主な副作用 出血、肝障害、間質性肺炎

ポイント 血液凝固第Xa因子に対し直接的に結合し、トロンビンの産生を抑制し、フィブリン形成を阻害する。本薬剤は、主としてCYP3A4にて代謝されるため、CYP3A4を強く阻害する薬剤(アゾール系抗真菌薬、HIVプロテアーゼ阻害薬など)との併用は禁忌である。腎機能障害がある場合には、低用量(10mg)の規格を用いる。

エドキサバントシル酸塩水和物

血液凝固阻止薬

主な商品名 リクシアナ

適応 血栓塞栓症の発症抑制　　**作用機序** 抗Xa因子

主な副作用 出血、肝障害、間質性肺炎

ポイント 血液凝固第Xa因子に対し直接的に結合し、トロンビンの産生を抑制し、フィブリン形成を阻害する。本薬剤はP糖タンパク質を通して排泄されるため、特にP糖タンパク質を阻害する薬剤(ベラパミル、エリスロマイシン、シクロスポリン、イトラコナゾールなど)との併用には注意を要する。体重60kg以下の場合や、腎機能障害がある場合などでは、低用量(30mg)の規格を用いる。

アピキサバン

血液凝固阻止薬

主な商品名 エリキュース

適応 血栓塞栓症の発症抑制　　**作用機序** 抗Xa因子

主な副作用 出血、肝障害、間質性肺炎

ポイント 血液凝固第Xa因子に対し直接的に結合し、トロンビンの産生を抑制し、フィブリン形成を阻害する。本薬剤はCYP3Aによる代謝及びP糖タンパク質を通して排泄されるため、これらを阻害する薬剤(エリスロマイシン、イトラコナゾールなど)との併用には注意を要する。80歳以上、60kg以下、血清クレアチニン1.5mg/dL以上、のうち2つ以上に当てはまる患者では出血リスクが高いとされ、用量の調節が必要となる。

トロンボモデュリン アルファ

血液凝固阻止薬

主な商品名 リコモジュリン

適応 播種性血管内凝固症候群(DIC)

作用機序 プロテインC活性化

主な副作用 出血

ポイント 本薬剤はプロテインCを活性化させる。活性化プロテインCには、トロンビン産生を阻害する作用があり、これにより抗凝固作用を示す。

第10章　血液系に作用する薬

10-1 抗血栓薬

ウロキナーゼ

血栓溶解薬

主な商品名 ウロナーゼ

適応 血栓溶解 **作用機序** プラスミノーゲン活性化

主な副作用 出血、心破裂、重篤な不整脈

ポイント プラスミノーゲンを活性化し、プラスミンの生成を促進することによりフィブリン血栓を溶解する。急性期の心筋梗塞における冠動脈血栓の溶解（発症後6時間以内）や、発症から5日以内の脳血栓に用いられる。循環血中で作用し、体内のα_2-プラスミンインヒビターによる不活性化を受けるため、血栓溶解作用の発現のためにはα_2-プラスミンインヒビターの影響を加味して投与量が設定される。尿素由来製剤(u-PA)。

アルテプラーゼ

血栓溶解薬（rt-PA製剤）

主な商品名 アクチバシン、グルトパ

適応 血栓溶解

作用機序 プラスミノーゲン活性化

主な副作用 出血、心破裂、心タンポナーデ

ポイント フィブリンに対する選択性が高く、血栓上でプラスミノーゲンを活性化し、プラスミンの生成を促進することによりフィブリン血栓を溶解する。急性期の心筋梗塞には6時間以内に、急性期の脳梗塞には4.5時間以内に用いられる。血栓に選択的に作用するため、本薬剤はα_2-プラスミンインヒビターによる影響を受けない。組織由来製剤(t-PA)。

10-2 止血薬

アンデキサネット アルファ

Xa因子阻害薬中和薬

- **主な商品名** オンデキサ
- **適応** Xa因子阻害薬投与中の患者における抗凝固作用の中和
- **作用機序** おとりXaとしてXa因子阻害薬と結合
- **主な副作用** 血栓塞栓症、インフュージョンリアクション、心筋障害
- **ポイント** リバーロキサバンなどのXa因子阻害薬投与中、生命を脅かす出血や止血困難な出血が現れた際に、抗凝固作用の中和を目的に投与される。アンデキサネット アルファはXa因子阻害薬に対して、Xa因子よりも高い親和性を有している。

フィトナジオン

ビタミンK_1

- **主な商品名** カチーフN、ケーワン、ビタミンK_1
- **適応** ビタミンK欠乏、ワルファリンの解毒
- **作用機序** ビタミンK_1補充
- **主な副作用** 高ビリルビン血症
- **ポイント** ビタミンK_1として体内に補充される。プロトロンビン産生に利用され、止血作用を示す。ワルファリンの作用に拮抗する。

メナテトレノン

ビタミンK₂

主な商品名	グラケー、ケイツー
適応	ビタミンK欠乏、ワルファリンなどの解毒、骨粗鬆症
作用機序	オステオカルシン生成促進
主な副作用	胃部不快感、頭痛
ポイント	ビタミンK₂として体内に補充される。プロトロンビン産生に利用され、止血作用を示す。ワルファリンの作用に拮抗する。また、活性型ビタミンD₃存在下でオステオカルシンの生成を促進し、骨形成を促進する。本薬剤は、骨吸収抑制作用も有する。

トロンビン

局所用止血薬

主な商品名	経口用トロンビン
適応	局所出血
作用機序	トロンビン補充
主な副作用	凝固異常、異常出血
ポイント	トロンビンとして作用し、フィブリン形成を促す。手術中に出血部位への噴霧や散布によって用いられる。また、経口投与することもあるが、胃で分解されるため、全身作用を目的とはしない（上部消化管の止血に用いる）。

ヘモコアグラーゼ

酵素止血薬

主な商品名	レプチラーゼ
適応	出血
作用機序	トロンビン様作用
主な副作用	蕁麻疹、発疹

ポイント トロンビン様作用により、フィブリンを形成する。本薬剤の止血作用は、ヘパリンに拮抗されない。

トラネキサム酸

抗プラスミン薬

主な商品名	トランサミン
適応	出血傾向、湿疹、扁桃炎、咽喉頭炎
作用機序	抗プラスミン、抗プラスミノーゲン
主な副作用	食欲不振

ポイント プラスミン、プラスミノーゲンのリジン結合部位に結合し、プラスミンによるフィブリン分解を阻害する。また、湿疹の改善や咽喉頭炎の改善などの作用も示すため、皮膚科や耳鼻咽喉科からの処方も多い。

第10章 血液系に作用する薬

10-2 止血薬

カルバゾクロムスルホン酸ナトリウム水和物

血管強化・止血薬

- **主な商品名** アドナ
- **適応** 血管透過性亢進などによる出血
- **作用機序** 血管透過性抑制
- **主な副作用** 食欲不振、胃部不快感
- **ポイント** 血管強化薬、対血管薬などと呼ばれる。凝固系や線溶系に影響を与えることなく止血作用を示す。

エミシズマブ

モノクローナル抗体製剤・血液凝固第Ⅷ因子機能代替製剤

- **主な商品名** ヘムライブラ
- **適応** 血友病Aにおける出血傾向の抑制
- **作用機序** 第Ⅸa/Ⅹ因子へのバイスペシフィック抗体
- **主な副作用** 血栓塞栓症、注射部位反応
- **ポイント** 血液凝固第Ⅷa因子・第Ⅸa因子・第Ⅹ因子が結合することで第Ⅹa因子が生成されて二次止血が起こるが、血友病Aでは血液凝固の第Ⅷa因子が欠損している。本剤は第Ⅷa因子の代わりに第Ⅸa因子・第Ⅹ因子と結合することで第Ⅹa因子の生成を促進させる。1つの抗体で2つの因子に結合可能な抗体をバイスペシフィック(二重特異性)抗体と呼んでいる。

10-3 貧血治療薬

第10章 血液系に作用する薬

10-3 貧血治療薬

クエン酸第一鉄ナトリウム

鉄欠乏性貧血治療薬

主な商品名 フェロミア

適応 鉄欠乏性貧血

作用機序 鉄補充 　　　　　**主な副作用** 悪心・嘔吐

ポイント 第一鉄(Fe^{2+})は第二鉄(Fe^{3+})よりも優れた吸収性を示す。よって、第一鉄の経口薬が鉄欠乏性貧血の第1選択薬として用いられている。血清鉄が補充されたタイミングで貧血症状は改善するが、一般には肝臓に貯蔵鉄が十分ストックされるまで、約半年の服用継続が必要となる。なお、本薬剤の鉄による着色で、黒色便が現れることがあるが、気にせず服用は継続するよう指導する。

溶性ピロリン酸第二鉄

鉄欠乏性貧血治療薬

主な商品名 インクレミン

適応 鉄欠乏性貧血

作用機序 鉄補充

主な副作用 悪心・嘔吐

ポイント クエン酸第一鉄(Fe^{2+})が服用できない場合に用いられることが多い。悪心・嘔吐の副作用、約半年の服用継続が必要、黒色便が現れることがある、などの注意点はクエン酸第一鉄同様。クエン酸第二鉄(P.168参照)は、高リン血症に用いられる。

295

カルボキシマルトース第二鉄

鉄欠乏性貧血治療薬

- **主な商品名** フェインジェクト
- **適応** 鉄欠乏性貧血
- **作用機序** 鉄補充
- **主な副作用** 過敏症、血中リン減少
- **ポイント** 第一鉄(Fe^{2+})が服用できない場合に限り用いられる。週に1回、静脈注射にて投与し、血中ヘモグロビン値や体重によって治療期間が異なる(最長でも3週間で治療は完結する)。投与経路が静脈であるため、経口鉄剤のような便の黒色化は生じない。

デフェラシロクス

鉄キレート剤

- **主な商品名** ジャドニュ
- **適応** 輸血による慢性鉄過剰症
- **作用機序** キレート形成
- **主な副作用** 腎障害、肝障害、胃腸出血、頭痛、悪心・嘔吐
- **ポイント** 投与により重篤な腎障害、肝障害、胃腸出血が現れることがある。投与期間中は腎機能、肝機能などの検査値に変動はないか注視すること。腎不全や骨髄異形成症候群、悪性腫瘍などで全身状態が悪い患者で重篤な副作用が現れやすいため、本薬剤はこれらの患者には投与禁忌である。

シアノコバラミン

ビタミンB12

主な商品名 サンコバ

適応 巨赤芽球性貧血、悪性貧血、眼精疲労

作用機序 ビタミンB12補充　　**主な副作用** 発疹、そう痒感

ポイント 胃切除や抗内因子抗体により、ビタミンB12の吸収量が低下すると、巨赤芽球性貧血を起こすことがある。巨赤芽球性貧血が発生する際には、消化管吸収に障害が起きている場合が多く、治療は基本的に「注射」で行う。また、ビタミンB12欠乏や不足による神経からの疲労回復作用も持ち、点眼により眼精疲労に用いられる（**サンコバ**）。抗内因子抗体産生による巨赤芽球性貧血を、特に悪性貧血という。

メコバラミン

ビタミンB12

主な商品名 メチコバール

適応 巨赤芽球性貧血、末梢神経障害

作用機序 ビタミンB12補充

主な副作用 悪心・嘔吐、発疹

ポイント 胃切除や抗内因子抗体により、ビタミンB12の吸収量が低下すると、巨赤芽球性貧血を起こすことがある。巨赤芽球性貧血が発生する際には、消化管吸収に障害が起きている場合が多く、貧血治療は基本的に「注射」で行う。本薬剤など「〜コバラミン」と付くものは分子内にコバルトを含む。メコバラミンの経口製剤は、末梢神経障害に対して使用されることが多い。

第10章　血液系に作用する薬

10-3 貧血治療薬

コバマミド

ビタミンB₁₂

主な商品名 ハイコバール

適応 巨赤芽球性貧血、悪性貧血

作用機序 ビタミンB₁₂補充

主な副作用 発疹、悪心・嘔吐

ポイント 経口製剤ではあるが、わずかに吸収されるビタミンB₁₂により、貧血症状の回復が期待できる。本薬剤は分子内にコバルトを含む。

葉酸

葉酸製剤

主な商品名 フォリアミン

適応 巨赤芽球性貧血、葉酸欠乏症

作用機序 葉酸補充

主な副作用 紅斑、そう痒症、全身倦怠感

ポイント 赤血球の正常な発育、形成に関与する。巨赤芽球性貧血の治療や、その他葉酸欠乏状態に用いられる。

エポエチン アルファ

ヒトエリスロポエチン

- 主な商品名 エスポー
- 適応 透析施行中の腎性貧血、未熟児貧血
- 作用機序 エリスロポエチン受容体刺激
- 主な副作用 高血圧性脳症、血栓症、肝障害
- ポイント エリスロポエチン受容体を刺激し、赤芽球前駆細胞からの赤血球の成長・増殖を促進させる。血圧上昇や血栓症などの副作用が現れることがある。手術の事前に備えておく「自己血貯血」の際にも用いることがある。通常、2〜3回/週の静脈内投与が必要である（皮下注射製剤は作用が持続し、1回/週、または1回/2週投与で用いられる）。

ダルベポエチン アルファ

腎性貧血治療薬

- 主な商品名 ネスプ
- 適応 腎性貧血、骨髄異形成症候群に伴う貧血
- 作用機序 エリスロポエチン受容体刺激
- 主な副作用 高血圧性脳症、血栓症、肝障害
- ポイント エリスロポエチン受容体を刺激し、赤芽球前駆細胞からの赤血球の成長・増殖を促進させる。血液の粘稠度を上昇させるため、血圧上昇や血栓症などの副作用が現れることがある。作用持続時間が長く、通常、1回/週、または1回/2週で静脈内投与を行う。

ロキサデュスタット

腎性貧血治療薬

- **主な商品名** エベレンゾ
- **適応** 腎性貧血
- **作用機序** HIF-PH阻害薬
- **主な副作用** 血栓塞栓症
- **ポイント** 低酸素誘導因子(HIF)は、酸素供給が低下した状態で特に活性化され、エリスロポエチンの産生促進や鉄の吸収促進などの作用を示す。HIFは通常の酸素濃度であっても産生されているが、HIFプロリン水酸化酵素(HIF-PH)によって分解されてしまう。本薬剤は、HIF-PHを阻害することにより、HIFを保護・活性化し、エリスロポエチンの産生や鉄吸収を促進させる。通常、3回/週で経口投与を行う。

ピリドキサールリン酸エステル水和物

補酵素型ビタミンB_6

- **主な商品名** ピドキサール
- **適応** 鉄芽球性貧血、ビタミンB_6欠乏症
- **作用機序** ビタミンB_6補充
- **主な副作用** 横紋筋融解症、発疹、悪心・嘔吐
- **ポイント** ビタミンB_6の不足により、鉄芽球性貧血や末梢神経障害を起こすことがある。また、イソニアジドなどの使用によってもビタミンB_6不足を招くことがある。本薬剤はこれらの症状の治療、または予防に対して用いられる。

フィルグラスチム

G-CSF製剤

主な商品名 グラン

適応 好中球減少症

作用機序 顆粒球コロニー刺激

主な副作用 急性呼吸窮迫症候群、芽球の増加、脾破裂

ポイント 好中球前駆細胞から成熟好中球までの細胞に存在する受容体に結合する。好中球前駆細胞は分化・増殖が促進され、成熟好中球は貪食などの作用が亢進する。抗癌剤の投与に伴う好中球減少症などに用いられる。PEG化して作用時間を延長させた**ジーラスタ**もある。

ミリモスチム

天然M-CSF/白血球減少症治療薬

主な商品名 ロイコプロール(販売中止)

適応 顆粒球減少症

作用機序 顆粒球コロニー刺激

主な副作用 ショック、肝障害

ポイント 顆粒球コロニーの刺激だけでなく、単球コロニーも刺激する。抗癌剤の投与に伴う好中球減少症などに用いられる。

第10章 血液系に作用する薬

10-3 貧血治療薬

エルトロンボパグ オラミン

トロンボポエチン受容体作動薬

- 主な商品名　レボレード
- 適応　特発性血小板減少性紫斑病、再生不良性貧血
- 作用機序　トロンボポエチン受容体刺激
- 主な副作用　肝障害、血栓塞栓症、出血
- ポイント　トロンボポエチン受容体を刺激することで、巨核球及び骨髄前駆細胞の増殖・分化を促進させ、血小板増加作用を示す。本薬剤は空腹時に内服する。乳製品を含む高脂肪食と共に服用した場合、空腹時と比べてAUCは大きく低下する（Ca^{2+}とのキレート形成による）。

ロミプロスチム

トロンボポエチン受容体作動薬

- 主な商品名　ロミプレート
- 適応　特発性血小板減少性紫斑病、再生不良性貧血
- 作用機序　トロンボポエチン受容体刺激
- 主な副作用　血栓塞栓症、骨髄レチクリン増生、出血
- ポイント　トロンボポエチン受容体を刺激することで、巨核球及び骨髄前駆細胞の増殖・分化を促進させ、血小板増加作用を示す。本薬剤は週に1度皮下注射する。

第11章

眼に作用する薬

11-1 緑内障治療薬

P.29

ピロカルピン塩酸塩

ムスカリン(M)受容体刺激薬

主な商品名 サラジェン、サンピロ

適応 緑内障、口腔乾燥症状、眼科検査

作用機序 M_3受容体刺激

主な副作用 眼類天疱瘡、多汗、頻尿

ポイント 毛様体筋の収縮を促し、シュレム管からの眼房水排出による眼圧降下作用と水晶体肥厚による近視性調節麻痺を示す。瞳孔では縮瞳を起こす。3級アミン構造を持ち、眼球への浸透性はよい。

P.31 P.155

ジスチグミン臭化物

間接型副交感神経興奮様薬

主な商品名 ウブレチド

適応 重症筋無力症、排尿困難、緑内障

作用機序 コリンエステラーゼ阻害

主な副作用 コリン作動性クリーゼ(腹痛、縮瞳など)

ポイント コリンエステラーゼの陰性部及びエステル水解部と結合し、エステル水解部をカルバモイル化することでコリンエステラーゼを可逆的に阻害する。間接的副交感神経興奮様薬である。点眼薬としては縮瞳や毛様体筋収縮、シュレム管開口による眼房水排出促進作用などを示す。4級アンモニウム構造を持つ。毒薬である。

ブナゾシン塩酸塩

α₁受容体遮断薬

- **主な商品名** デタントール
- **適応** 高血圧症、緑内障
- **作用機序** α₁受容体遮断
- **主な副作用** 起立性低血圧、失神、頻脈
- **ポイント** 選択的にα₁受容体を遮断することにより血管拡張作用を示す。また、眼でのα₁受容体遮断により、ぶどう膜強膜流出路からの眼房水流出を促進することで眼圧を下降させる。血管拡張により反射的な交感神経の興奮を引き起こし、頻脈を起こすことがある。

ブリモニジン酒石酸塩

α₂受容体刺激薬

- **主な商品名** アイファガン
- **適応** 緑内障、高眼圧症
- **作用機序** α₂受容体刺激
- **主な副作用** 点状角膜炎、眼瞼炎、結膜炎、過敏症
- **ポイント** α₂受容体の刺激により、ぶどう膜強膜流出路からの眼房水排出促進作用と、眼房水産生抑制作用を示す。

アプラクロニジン塩酸塩

α₂受容体刺激薬

- **主な商品名** アイオピジン
- **適応** レーザー術後の眼圧上昇
- **作用機序** α₂受容体刺激
- **主な副作用** 角膜障害、頭痛、過敏症
- **ポイント** α₂受容体の刺激により、ぶどう膜強膜流出路からの眼房水排出促進作用と、眼房水産生抑制作用を示す。

P.19

チモロールマレイン酸塩

非選択的β受容体遮断薬

- **主な商品名** チモプトール、リズモン
- **適応** 緑内障、高眼圧症
- **作用機序** 非選択的β（β₁およびβ₂）受容体遮断
- **主な副作用** 徐脈、気管支痙攣
- **ポイント** 非選択的β受容体遮断薬である。β₂受容体遮断による血管収縮作用により、眼房水の産生を抑制し、眼圧を降下させる。症状悪化を招く可能性があるため心不全患者への投与は禁忌であり、気管支の収縮を招くため気管支喘息患者への投与も禁忌である。

リパスジル塩酸塩水和物

Rhoキナーゼ阻害薬

主な商品名 グラナテック
適応 緑内障、高眼圧症
作用機序 Rhoキナーゼ阻害
主な副作用 結膜充血、結膜炎
ポイント 線維柱体にてRhoキナーゼ(特にROCK-1、ROCK-2)を阻害し、線維柱体内のタンパク質構造の変化などにより、シュレム管内皮細胞へ眼房水を移行させ、シュレム管経由の眼房水排出を促進させる。他の緑内障治療薬で効果不十分であった場合に使用する。

ラタノプロスト

PGF$_{2α}$誘導体

主な商品名 キサラタン
適応 緑内障、高眼圧症
作用機序 PGF$_{2α}$受容体刺激
主な副作用 虹彩色素沈着
ポイント PGF$_{2α}$受容体を刺激し、ぶどう膜強膜流出路からの眼房水排出を促進させる。眼の周りや虹彩への色素沈着を起こすが、点眼直後の洗顔により色素沈着を軽減することができるので、「朝の洗顔前」や「夜の入浴前」と使用タイミングが指示されることもある。

P.158

アセタゾラミド

抗てんかん薬/炭酸脱水酵素阻害薬/利尿薬

主な商品名 ダイアモックス
適応 心性浮腫、肝性浮腫、緑内障、てんかん
作用機序 炭酸脱水酵素阻害
主な副作用 代謝性アシドーシス、電解質異常
ポイント 毛様体に存在する炭酸脱水酵素(CA)を阻害することで、眼房水産生を抑制し、眼圧下降作用を示す。

ブリンゾラミド

炭酸脱水酵素阻害薬

主な商品名 エイゾプト
適応 緑内障、高眼圧症
作用機序 炭酸脱水酵素阻害
主な副作用 味覚異常、角膜炎
ポイント 毛様体に存在する炭酸脱水酵素(CA)を阻害することで、眼房水産生を抑制し、眼圧降下作用を示す。

11-2　白内障治療薬

ピレノキシン

白内障治療薬

主な商品名 カタリンK

適応 白内障

作用機序 水晶体タンパク質変性防止

主な副作用 過敏症

ポイント 難溶性アミノ酸(キノン体)と水晶体タンパク質が結合するとタンパク質の変性により白濁が生じる。本薬剤は、これらの結合を競合的に阻害して、水晶体の透明性を維持することで白内障の進行を抑制する。すでに生じた白濁を透明化させる作用はない。

グルタチオン

白内障治療薬

主な商品名 タチオン

適応 白内障

作用機序 ジスルフィド結合開裂

主な副作用 刺激感

ポイント SH酵素の保護・活性化により、水晶体タンパク質変性の一因となるジスルフィド結合を開裂させる。白内障の進行を抑制する。

第11章　眼に作用する薬

11-2 白内障治療薬

11-3 加齢黄斑変性症治療薬

ラニビズマブ

眼科用VEGF阻害薬

- **主な商品名** ルセンティス
- **適応** 加齢黄斑変性症
- **作用機序** 抗VEGFモノクローナル抗体
- **主な副作用** 眼障害
- **ポイント** 網膜に老廃物が増加すると、それらを除去回収するために新たに血管が形成される(この血管を新生血管という)。しかし、この新生血管は非常に脆く、血液成分が漏出することで周囲を圧迫し、視細胞が集まっている黄斑に異常を来す。本薬剤は、新生血管の形成に関与する血管内皮増殖因子(VEGF)へのモノクローナル抗体であり、新生血管の形成を阻害することで、加齢黄斑変性症の進行を防止する。

アフリベルセプト

眼科用VEGF阻害薬

- **主な商品名** アイリーア
- **適応** 加齢黄斑変性症、脈絡膜新生血管
- **作用機序** 抗VEGFおとりレセプター
- **主な副作用** 眼障害、脳卒中
- **ポイント** 新生血管の形成に関与する血管内皮増殖因子(VEGF)や胎盤増殖因子(PlGF)へのおとりレセプターとして作用し、新生血管の形成を阻害することで、加齢黄斑変性症の進行を防止する。

第12章

抗炎症薬

12-1 副腎皮質ステロイド薬　　　　　　　　　　　P.227

ヒドロコルチゾン

副腎皮質ホルモン

| 主な商品名 | コートリル、ロコイド |

適応 副腎皮質機能不全、ネフローゼ、湿疹、皮膚炎群

作用機序 抗炎症・免疫抑制

主な副作用 易感染性、満月様顔貌、骨粗鬆症、高血糖

ポイント 体内で分泌される天然の糖質コルチコイドの1つ。マクロファージの集積抑制、IL-2の分泌阻害、転写因子NFκB抑制などにより、抗炎症及び免疫抑制作用を示す。体内での分泌タイミングに合わせ、内服薬の投与タイミングは朝に設定されることが多い。急な減量や中止は、リバウンド現象を招くことがあり、これは他のステロイド薬にも共通する。

P.228

プレドニゾロン

合成副腎皮質ホルモン

主な商品名 プレドニン

適応 アレルギー性疾患、ネフローゼなど

作用機序 抗炎症・免疫抑制

主な副作用 易感染性、満月様顔貌、骨粗鬆症、高血糖

ポイント 合成ステロイド薬の1つであり、ヒドロコルチゾンが持つステロイド構造に二重結合が1つ増えたもの。天然品と比較して、糖質(抗炎症)作用は強く、鉱質(血圧上昇)作用は弱い。体内での分泌タイミングや、中枢興奮作用を示すことから、内服薬の投与タイミングは朝に設定されることが多い。

P.228

デキサメタゾン

合成副腎皮質ホルモン

主な商品名 アフタゾロン、デカドロン、エリザス
適応 アレルギー性疾患、抗癌剤投与時の制吐など
作用機序 抗炎症・免疫抑制
主な副作用 易感染性、満月様顔貌、骨粗鬆症、高血糖
ポイント 合成ステロイド薬の1つであり、プレドニゾロンの構造にフッ素を1つ加えたもの。天然品と比較して、糖質(抗炎症)作用は強く、鉱質(血圧上昇)作用は弱い。**抗癌剤投与時の制吐**に用いる際は、5-HT$_3$受容体遮断薬(〜セトロン)やアプレピタントと併用される。

12-2 非ステロイド性抗炎症薬（NSAIDs） P.278

アスピリン

サリチル酸系解熱鎮痛薬/抗血小板薬

主な商品名 バファリン(配合剤)、バイアスピリン
適応 解熱・消炎・鎮痛、血栓形成の抑制など
作用機序 COX阻害
主な副作用 腎障害、アスピリン喘息、消化性潰瘍
ポイント シクロオキシゲナーゼ(COX-1及びCOX-2)のセリン残基をアセチル化して非可逆的に阻害し、プロスタグランジン(PG)の産生を抑制することで解熱、鎮痛、抗炎症などの作用を示す。インフルエンザウイルスに罹患中の小児に投与した場合、ライ症候群(脳症)を起こすことがある(アセトアミノフェンを使うとよい)。

313

インドメタシン

非ステロイド性消炎鎮痛薬(NSAIDs)

主な商品名 インダシン、インテバン、カトレップ

適応 解熱・消炎・鎮痛

作用機序 COX阻害

主な副作用 腎障害、喘息発作、消化性潰瘍

ポイント シクロオキシゲナーゼ(COX-1及びCOX-2)を阻害し、プロスタグランジン(PG)の産生を抑制することで解熱、鎮痛、抗炎症などの作用を示す。胃粘膜障害や腎障害に加え、頭痛やふらつきなどの中枢性の副作用も起こすことがあり、非ステロイド性抗炎症薬の中では最も副作用の強い薬剤と考えてよい。

ジクロフェナクナトリウム

非ステロイド性消炎鎮痛薬(NSAIDs)

主な商品名 ジクロード、ナボール、ボルタレン

適応 解熱・消炎・鎮痛

作用機序 COX阻害

主な副作用 腎障害、喘息発作、消化性潰瘍

ポイント シクロオキシゲナーゼ(COX-1及びCOX-2)を阻害し、プロスタグランジン(PG)の産生を抑制することで解熱、鎮痛、抗炎症などの作用を示す。頭痛、ふらつきなどの中枢性の副作用は、ほとんど起こさない。

フェルビナク

非ステロイド性消炎鎮痛薬（NSAIDs）

主な商品名 セルタッチ、ナパゲルン

適応 消炎・鎮痛

作用機序 COX阻害

主な副作用 ショック、皮膚炎

ポイント シクロオキシゲナーゼ(COX-1及びCOX-2)を阻害し、プロスタグランジン(PG)の産生を抑制することで解熱、鎮痛、抗炎症などの作用を示す。

イブプロフェン

非ステロイド性消炎鎮痛薬（NSAIDs）

主な商品名 スタデルム、ブルフェン、イブリーフ

適応 解熱・消炎・鎮痛、未熟児動脈管開存症

作用機序 COX阻害

主な副作用 腎障害、喘息発作、消化性潰瘍

ポイント シクロオキシゲナーゼ(COX-1及びCOX-2)を阻害し、プロスタグランジン(PG)の産生を抑制することで解熱、鎮痛、抗炎症などの作用を示す。

インドメタシン ファルネシル

非ステロイド性消炎鎮痛薬（NSAIDs）

主な商品名 インフリー

適応 消炎・鎮痛

作用機序 COX阻害

主な副作用 腎障害、喘息発作、消化性潰瘍

ポイント 胃粘膜障害などの副作用が軽減されるように設計されたインドメタシンのプロドラッグ。シクロオキシゲナーゼ（COX-1及びCOX-2）を阻害し、プロスタグランジン（PG）の産生を抑制することで解熱、鎮痛、抗炎症などの作用を示す。アセメタシンも同様で、インドメタシンのプロドラッグである。

ロキソプロフェン ナトリウム水和物

非ステロイド性消炎鎮痛薬（NSAIDs）

主な商品名 ロキソニン

適応 解熱・消炎・鎮痛

作用機序 COX阻害

主な副作用 腎障害、喘息発作、消化性潰瘍

ポイント 胃粘膜障害などの副作用が軽減されるように設計されたプロドラッグ。シクロオキシゲナーゼ（COX-1及びCOX-2）を阻害し、プロスタグランジン（PG）の産生を抑制することで解熱、鎮痛、抗炎症などの作用を示す。

スリンダク

非ステロイド性消炎鎮痛薬（NSAIDs）

主な商品名 クリノリル

適応 消炎・鎮痛

作用機序 COX阻害

主な副作用 腎障害、喘息発作、消化性潰瘍

ポイント 胃粘膜障害などの副作用が軽減されるように設計された**プロドラッグ**。シクロオキシゲナーゼ（COX-1及びCOX-2）を阻害し、**プロスタグランジン（PG）**の産生を抑制することで解熱、鎮痛、抗炎症などの作用を示す。

エトドラク

非ステロイド性消炎鎮痛薬（NSAIDs）

主な商品名 オステラック、ハイペン

適応 消炎・鎮痛

作用機序 COX-2阻害

主な副作用 腎障害、喘息発作、消化性潰瘍

ポイント **シクロオキシゲナーゼ**のうち、炎症に関与するCOX-2を選択的に阻害し、解熱、鎮痛、抗炎症などの作用を示す。COX-1は粘膜生成など特に胃を保護する作用も有していることから、選択的にCOX-2を阻害する本薬剤は、**胃粘膜障害**が起こりにくい。

第12章　抗炎症薬

12-2 非ステロイド性抗炎症薬（NSAIDs）

メロキシカム

非ステロイド性消炎鎮痛薬（NSAIDs）

主な商品名 モービック

適応 消炎・鎮痛

作用機序 COX-2阻害

主な副作用 腎障害、喘息発作、消化性潰瘍

ポイント シクロオキシゲナーゼのうち、炎症に関与するCOX-2を選択的に阻害し、解熱、鎮痛、抗炎症などの作用を示す。COX-1は粘膜生成など特に胃を保護する作用も有していることから、選択的にCOX-2を阻害する本薬剤は、胃粘膜障害が起こりにくい。

セレコキシブ

非ステロイド性消炎鎮痛薬（NSAIDs）

主な商品名 セレコックス

適応 関節リウマチ、消炎・鎮痛

作用機序 COX-2阻害

主な副作用 腎障害、喘息発作、消化性潰瘍

ポイント シクロオキシゲナーゼのうち、炎症に関与するCOX-2を選択的に阻害し、解熱、鎮痛、抗炎症などの作用を示す。COX-1は粘膜生成など特に胃を保護する作用も有していることから、選択的にCOX-2を阻害する本薬剤は、胃粘膜障害が起こりにくい。本薬剤により心筋梗塞や脳塞栓などの発生リスクが上昇する可能性がある。

フルルビプロフェン

非ステロイド性消炎鎮痛薬（NSAIDs）

主な商品名 アドフィード、ゼポラス、フロベン、ヤクバン、ロピオン

適応 消炎・鎮痛

作用機序 COX阻害

主な副作用 腎障害、喘息発作、消化性潰瘍

ポイント シクロオキシゲナーゼ（COX-1及びCOX-2）を阻害し、プロスタグランジン（PG）の産生を抑制することで解熱、鎮痛、抗炎症などの作用を示す。痙攣発作を誘発する可能性があるため、ノルフロキサシンなどとの併用は禁忌である。

エスフルルビプロフェン・ハッカ油

新傾向

非ステロイド性消炎鎮痛薬（NSAIDs）

主な商品名 ロコア

適応 消炎・鎮痛

作用機序 COX阻害

主な副作用 腎障害、喘息発作、消化性潰瘍

ポイント フルルビプロフェンのS体を製剤化したもので、作用が強力である。本薬剤は貼付剤だが、たとえ内服薬でも他のNSAIDsとは併用しない。ハッカ油は、エスフルルビプロフェンの経皮吸収を促す。痙攣発作を誘発する可能性があるため、ノルフロキサシンなどとの併用は禁忌である。

第12章 抗炎症薬

12-2 非ステロイド性抗炎症薬（NSAIDs）

第12章 抗炎症薬

12-2 非ステロイド性抗炎症薬（NSAIDs）

ケトプロフェン

非ステロイド性消炎鎮痛薬（NSAIDs）

（主な商品名）モーラス、カピステン、セクター

（適応）消炎・鎮痛

（作用機序）COX阻害

（主な副作用）腎障害、消化性潰瘍、光線過敏症、喘息発作

（ポイント）シクロオキシゲナーゼ（COX-1及びCOX-2）を阻害し、プロスタグランジン（PG）の産生を抑制することで解熱、鎮痛、抗炎症などの作用を示す。胎児動脈管の収縮が起こることがあるため、妊娠後期の女性への投与は禁忌である。

メフェナム酸

非ステロイド性消炎鎮痛薬（NSAIDs）

（主な商品名）ポンタール

（適応）解熱・消炎・鎮痛

（作用機序）COX阻害

（主な副作用）腎障害、喘息発作、消化性潰瘍

（ポイント）シクロオキシゲナーゼ（COX-1及びCOX-2）を阻害し、プロスタグランジン（PG）の産生を抑制することで解熱、鎮痛、抗炎症などの作用を示す。

ナプロキセン

非ステロイド性消炎鎮痛薬（NSAIDs）

主な商品名 ナイキサン

適応 解熱・消炎・鎮痛

作用機序 COX阻害

主な副作用 腎障害、喘息発作、消化性潰瘍

ポイント シクロオキシゲナーゼ（COX-1及びCOX-2）を阻害し、プロスタグランジン（PG）の産生を抑制することで解熱、鎮痛、抗炎症などの作用を示す。

ピロキシカム

非ステロイド性消炎鎮痛薬（NSAIDs）

主な商品名 バキソ

適応 消炎・鎮痛

作用機序 COX阻害

主な副作用 腎障害、喘息発作、消化性潰瘍

ポイント シクロオキシゲナーゼ（COX-1及びCOX-2）を阻害し、プロスタグランジン（PG）の産生を抑制することで解熱、鎮痛、抗炎症などの作用を示す。本薬剤は作用持続時間が長く、1日1回投与で用いられる。

第12章　抗炎症薬

12-2 非ステロイド性抗炎症薬（NSAIDs）

チアラミド塩酸塩

塩基性消炎鎮痛薬

主な商品名 ソランタール

適応 消炎・鎮痛

作用機序 機序不明

主な副作用 アナフィラキシー様症状、ショック、消化性潰瘍

ポイント 塩基性NSAIDsであり、シクロオキシゲナーゼ（COX）の阻害作用はほとんどない。詳細な作用機序は不明。

アセトアミノフェン

解熱鎮痛薬

主な商品名 カロナール、アンヒバ

適応 解熱・鎮痛

作用機序 中枢性機序　　　**主な副作用** 肝障害

ポイント シクロオキシゲナーゼ（COX）の阻害作用はほとんどなく、視床下部の体温調節中枢に作用して皮膚血管を拡張させ、発熱時の体温を降下させる。単純拡散によりスムーズに吸収されるため、食事により胃内容排出速度が遅くなると、その吸収が遅延する。アセトアミノフェンの過量投与時の解毒には、グルタチオン抱合を促進させるため、アセチルシステインを投与する。

第13章

免疫系に
作用する薬

13-1 免疫抑制薬・増強薬

第13章 免疫系に作用する薬

13-1 免疫抑制薬・増強薬

シクロスポリン

免疫抑制薬

主な商品名 ネオーラル、パピロック、サンディミュン

適応 臓器移植での拒絶反応の抑制、再生不良性貧血

作用機序 IL-2分泌阻害　　**主な副作用** 腎障害、肝障害

ポイント ヘルパーT細胞内にてイムノフィリン（シクロフィリン部）に結合し、カルシニューリンの活性化を阻害することで、IL-2やINF-γなどの分泌を阻害する。また、スタチン系薬は、排泄過程のトランスポーターで競合が起こり、スタチン系薬の血中濃度が上昇し、横紋筋融解症などの発現リスクが増すため本薬剤とは併用しない。TDMを行う際は全血を用いる。

タクロリムス水和物

免疫抑制薬

主な商品名 タリムス、プログラフ、プロトピック

適応 臓器移植での拒絶反応の抑制、アトピー性皮膚炎

作用機序 IL-2分泌阻害

主な副作用 腎障害、高カリウム血症、心不全

ポイント ヘルパーT細胞内にてイムノフィリン（FKBP部）に結合し、カルシニューリンの活性化を阻害することで免疫抑制作用を示す。アトピー性皮膚炎に用いられる軟膏剤は、塗布後に軽い刺激感がみられるが、多くの場合は問題ない。免疫抑制作用はシクロスポリンよりも強い。TDMを行う際は全血を用いる。CYP3A4及びCYP3A5により代謝される。

アザチオプリン

免疫抑制薬

主な商品名 アザニン、イムラン

適応 臓器移植での拒絶反応の抑制

作用機序 プリン塩基合成阻害　　**主な副作用** 血液障害

ポイント チオイノシン酸となり、イノシン酸からのアデニル酸・グアニル酸の合成系を阻害する。それにより、アデニンやグアニンといったプリン塩基の合成系が抑制され、DNAの合成が阻害される。本薬剤はキサンチンオキシダーゼにより代謝されており、キサンチンオキシダーゼを阻害するアロプリノールなどと併用すると血中濃度の上昇がみられる。造血幹細胞の増殖抑制により、白血球は減少し、免疫機能は抑制される。

ミゾリビン

免疫抑制薬

主な商品名 ブレディニン

適応 腎移植における拒否反応の抑制、ネフローゼ症候群

作用機序 プリン塩基合成阻害

主な副作用 骨髄抑制、急性腎障害、肝障害

ポイント イノシン酸からグアニル酸の合成系を阻害する。それによりプリン塩基であるグアニンの合成が抑制され、DNAの合成が阻害される。造血幹細胞の増殖抑制により、白血球は減少し、免疫機能は抑制される。DNAなどの高分子に取り込まれる作用は、本薬剤にはない。

グスペリムス塩酸塩

免疫抑制薬

主な商品名 スパニジン
適応 腎移植後の拒絶反応
作用機序 リンパ球増殖阻害
主な副作用 血液障害、呼吸抑制
ポイント キラーT細胞、B細胞の両リンパ球の活性化や増殖を抑制し、細胞性免疫と体液性免疫を抑制する。

P.394

シクロホスファミド水和物

ナイトロジェンマスタード系抗悪性腫瘍薬

主な商品名 エンドキサン
適応 造血幹細胞移植の前治療、肺癌など
作用機序 アルキル化
主な副作用 出血性膀胱炎、骨髄抑制、悪心・嘔吐
ポイント 体内で代謝されることで活性体となり、DNAのグアニン塩基をアルキル化することで、DNA合成を阻害する。副作用で出血性膀胱炎を起こすため、解毒薬であるメスナと併用する。造血幹細胞の増殖抑制により、白血球は減少し、免疫機能は抑制される。

バシリキシマブ

モノクローナル抗体製剤/急性拒絶反応抑制薬

主な商品名 シムレクト

適応 腎移植後の急性拒絶反応の抑制

作用機序 抗CD25モノクローナル抗体

主な副作用 急性過敏症反応、進行性多巣性白質脳症

ポイント IL-2受容体α鎖(CD25)に対するモノクローナル抗体製剤であり、IL-2のIL-2受容体に対する結合を阻害し、免疫抑制作用を示す。

テセロイキン

インターロイキン-2製剤

主な商品名 イムネース

適応 血管肉腫、腎細胞癌

作用機序 IL-2受容体刺激

主な副作用 体液貯留、心不全、抑うつ

ポイント 本薬剤はIL-2製剤である。主としてキラーT細胞やNK細胞を活性化することにより、細胞性免疫が増強され、癌細胞を傷害する。

第13章 免疫系に作用する薬

13-1 免疫抑制薬・増強薬

327

13-2 抗リウマチ薬

金チオリンゴ酸ナトリウム

疾患修飾性抗リウマチ薬（DMARD）

主な商品名 シオゾール
適応 関節リウマチ
作用機序 機序不明
主な副作用 剝脱性皮膚炎、間質性肺炎、角膜潰瘍
ポイント マクロファージや好中球の貪食能力を抑制し、免疫抑制や抗炎症などの作用を示すと考えられている。詳細の機序は不明。症状を悪化させる可能性があるため、腎障害、肝障害、血液障害、心不全、潰瘍性大腸炎患者への投与は禁忌である。疾患修飾性抗リウマチ薬（DMARD）の1つで、効果が発現するまでに半年ほどかかることがある。

オーラノフィン

疾患修飾性抗リウマチ薬（DMARD）

主な商品名 オーラノフィン
適応 関節リウマチ
作用機序 金製剤
主な副作用 再生不良性貧血、無顆粒球症、急性腎障害
ポイント リウマトイド因子の産生抑制や抗炎症作用などを示す金製剤。疾患修飾性抗リウマチ薬（DMARD）の1つで、効果が発現するまでに半年ほどかかることがある。

アクタリット

疾患修飾性抗リウマチ薬（DMARD）

主な商品名 オークル、モーバー

適応 関節リウマチ

作用機序 サイトカイン産生抑制

主な副作用 ネフローゼ症候群、間質性肺炎

ポイント サイトカインや細胞破壊を招く、タンパク質分解酵素の産生を抑制できる。その他、血管新生の抑制や、T細胞の滑膜細胞との接着抑制などの作用を示す。疾患修飾性抗リウマチ薬（DMARD）の1つで、効果が発現するまでに半年ほどかかることがある。

レフルノミド

疾患修飾性抗リウマチ薬（DMARD）

主な商品名 アラバ

適応 関節リウマチ

作用機序 ピリミジン塩基合成阻害

主な副作用 汎血球減少症、肝不全、間質性肺炎、膵炎

ポイント プロドラッグであり、活性代謝物が、ピリミジン塩基の合成に関与するジヒドロオロテートデヒドロゲナーゼを阻害する。T細胞のピリミジン塩基合成が阻害され、免疫異常による炎症が改善する。疾患修飾性抗リウマチ薬（DMARD）の1つで、効果が発現するまでに半年ほどかかることがある。

第13章 免疫系に作用する薬

13-2 抗リウマチ薬

329

ブシラミン

疾患修飾性抗リウマチ薬（DMARD）

主な商品名 リマチル
適応 関節リウマチ
作用機序 ジスルフィド結合開裂
主な副作用 再生不良性貧血、赤芽球癆、汎血球減少
ポイント 免疫複合体内部で、リウマトイド因子のジスルフィド結合を開裂させる。疾患修飾性抗リウマチ薬（DMARD）の1つで、効果が発現するまでに半年ほどかかることがある。

ペニシラミン

抗リウマチ薬/ウィルソン病治療薬/金属解毒剤

主な商品名 メタルカプターゼ
適応 関節リウマチ、ウィルソン病
作用機序 ジスルフィド結合開裂
主な副作用 汎血球減少症、ネフローゼ症候群、肺胞炎
ポイント 免疫複合体内部で、リウマトイド因子のジスルフィド結合を開裂させる。また、キレート形成を起こすため、高用量にてウィルソン病（銅中毒）の解毒に用いられる。疾患修飾性抗リウマチ薬（DMARD）の1つで、効果が発現するまでに半年ほどかかることがある。

P.198

新傾向

トファシチニブクエン酸塩

ヤヌスキナーゼ(JAK)阻害薬

主な商品名 ゼルヤンツ

適応 関節リウマチ、潰瘍性大腸炎　　**作用機序** JAK阻害

主な副作用 感染症、白血球減少、肝障害、間質性肺炎

ポイント 炎症性サイトカインであるTNFαやIL-6などが炎症を引き起こす際、それらが各受容体に結合し、刺激が核に伝わる。各受容体にはヤヌスキナーゼ(JAK)と呼ばれるタンパク質が付随しており、JAKを介して刺激が核に伝わることで炎症が起き、関節リウマチが進行する。本薬剤はJAKを阻害することで、TNFαやIL-6による刺激が核に伝わるのを阻害し、抗リウマチ作用を示す。

トシリズマブ

モノクローナル抗体製剤

主な商品名 アクテムラ

適応 関節リウマチ、キャッスルマン病、COVID-19

作用機序 抗IL-6受容体モノクローナル抗体

主な副作用 感染症、腸管穿孔、無顆粒球症、血小板減少

ポイント IL-6受容体へのモノクローナル抗体製剤である。IL-6と受容体との結合を阻害し、炎症反応を抑制する。IL-6は関節リウマチ患者の血清中に最も多く認められるサイトカインで、IL-6のレベルは疾患活動性及び関節破壊と相関する。生物学的製剤に分類され、既存治療で効果不十分な場合に用いられる。

第13章　免疫系に作用する薬

13-2 抗リウマチ薬

P.197

インフリキシマブ

モノクローナル抗体製剤

主な商品名 レミケード

適応 関節リウマチ、クローン病、潰瘍性大腸炎

作用機序 抗ヒトTNFαモノクローナル抗体

主な副作用 感染症、結核、脱髄疾患

ポイント 炎症や関節破壊の原因となるTNFαに対するヒト/マウスキメラ型モノクローナル抗体製剤。結核の既感染者の場合、結核菌の活発化や、症状の発現を招くことがある。関節リウマチ治療ではインフリキシマブ自身に対して免疫反応が生じないよう、メトトレキサートとの併用が行われる。生物学的製剤に分類され、既存治療で効果不十分な場合に用いられる。

P.197

アダリムマブ

モノクローナル抗体製剤

主な商品名 ヒュミラ

適応 関節リウマチ、クローン病、潰瘍性大腸炎

作用機序 抗ヒトTNFαモノクローナル抗体

主な副作用 感染症、結核、脱髄疾患

ポイント 炎症や関節破壊の原因となるTNFαに対するヒト型モノクローナル抗体製剤である。結核の既感染者であれば、結核菌の活発化や、症状の発現を招くことがある。ヒト型モノクローナル抗体製剤であるため、メトトレキサートとの併用は義務付けられていない。生物学的製剤に分類され、既存治療で効果不十分な場合に用いられる。

ゴリムマブ

モノクローナル抗体製剤

- 主な商品名 シンポニー
- 適応 関節リウマチ、潰瘍性大腸炎
- 作用機序 抗ヒトTNFαモノクローナル抗体
- 主な副作用 敗血症、間質性肺炎、結核、脱髄疾患
- ポイント 炎症や関節破壊の原因となるTNFαに対するヒト型モノクローナル抗体製剤である。結核の既感染者であれば、結核菌の活発化や、症状の発現を招くことがある。ヒト型モノクローナル抗体製剤であるため、メトトレキサートとの併用は義務付けられていない。生物学的製剤に分類され、既存治療で効果不十分な場合に用いられる。

エタネルセプト

完全ヒト型可溶性TNFα/LTαレセプター製剤

- 主な商品名 エンブレル
- 適応 関節リウマチ
- 作用機序 TNFαおとりレセプター
- 主な副作用 敗血症、肺炎、日和見感染症、結核、肝障害
- ポイント 過剰に産生されたTNFα及びLTαを、おとりレセプター(おとり受容体)として捕捉することで、抗リウマチ作用を示す。TNFαと結合し不活化させるという点は、抗ヒトTNFαモノクローナル抗体製剤と同様である。生物学的製剤に分類され、既存治療で効果不十分な場合に用いられる。

アバタセプト

T細胞選択的共刺激調節薬

主な商品名 オレンシア

適応 関節リウマチ

作用機序 CD80/86への結合

主な副作用 感染症、過敏症、間質性肺炎

ポイント 抗原提示細胞のB7(CD80/86)とT細胞(免疫担当細胞)のCD28が結合すると、免疫や炎症反応が亢進する。本薬剤はCTLA-4部を持つモノクローナル抗体製剤で、B7に対してCD28よりも強い結合性を示すため、CD28を介した免疫反応や炎症の惹起を抑制することができる。生物学的製剤に分類され、既存治療で効果不十分な場合に用いられる。

イグラチモド

抗リウマチ薬

主な商品名 ケアラム

適応 関節リウマチ

作用機序 NFκB活性化阻害

主な副作用 肝機能障害、汎血球減少、消化性潰瘍

ポイント NFκBの活性化を阻害することで、B細胞による抗体産生と、TNFαやIL-6などの炎症性サイトカインの産生を抑制する。また、本薬剤はシクロオキシゲナーゼの阻害作用も有する。機序不明ではあるが、併用によりワルファリンの作用を増強させてしまうため、イグラチモドとワルファリンの併用は禁忌である。

13-3 抗アレルギー薬

クロモグリク酸ナトリウム

アレルギー性疾患治療薬

主な商品名 インタール

適応 アレルギー性疾患・症状

作用機序 ケミカルメディエーター遊離抑制

主な副作用 下痢

ポイント ケミカルメディエーター（ヒスタミン、ロイコトリエンなど）遊離抑制作用により、アトピー性皮膚炎、アレルギー性鼻炎、気管支喘息、蕁麻疹などの治療に用いられる。H_1受容体遮断作用はない。

トラニラスト

アレルギー性疾患治療薬

主な商品名 トラメラス、リザベン

適応 アレルギー性疾患、ケロイド・肥厚性瘢痕

作用機序 ケミカルメディエーター遊離抑制

主な副作用 膀胱炎様症状、肝障害、白血球・血小板減少

ポイント ケミカルメディエーター（ヒスタミン、ロイコトリエンなど）遊離抑制作用により、アレルギー性疾患の治療に用いられる。H_1受容体遮断作用はない。本薬剤は、肥満細胞だけでなく、炎症細胞からのケミカルメディエーター遊離やサイトカイン（TGF-β）産生、活性酸素産生を抑制し、ケロイド及び肥厚性瘢痕由来線維芽細胞のコラーゲン合成を抑制する。

第13章 免疫系に作用する薬

13-3 抗アレルギー薬

アンレキサノクス

アレルギー性疾患治療薬

主な商品名 エリックス(販売中止)

適応 アレルギー性疾患・症状

作用機序 ケミカルメディエーター遊離抑制

主な副作用 接触性皮膚炎、刺激感

ポイント ケミカルメディエーター(ヒスタミン、ロイコトリエンなど)遊離抑制作用により、アレルギー性疾患の治療に用いられる。ロイコトリエンの産生抑制や受容体遮断作用はあるが、H_1受容体遮断作用はない。

ジフェンヒドラミン

抗ヒスタミン薬

主な商品名 ベナパスタ、レスタミンコーワ

適応 アレルギー性疾患・症状

作用機序 H_1受容体遮断

主な副作用 口渇、眠気、眼圧上昇、排尿障害

ポイント H_1受容体を遮断することで、ヒスタミンによるアレルギー反応(血管透過性亢進、気管支平滑筋収縮など)を抑制する。抗コリンや眠気などの副作用が強い。投与後に眠気が現れることから、昨今ではOTCの催眠薬としても販売されている。

クロルフェニラミン マレイン酸塩

抗ヒスタミン薬

主な商品名 ポララミン、クロダミン

適応 アレルギー性疾患・症状

作用機序 H_1受容体遮断

主な副作用 口渇、眠気、再生不良性貧血、眼圧上昇、排尿障害

ポイント H_1受容体を遮断することで、ヒスタミンによるアレルギー反応(血管透過性亢進、気管支平滑筋収縮など)を抑制する。抗コリンや眠気などの副作用が強い。

プロメタジン

抗ヒスタミン薬/抗パーキンソン薬

主な商品名 ヒベルナ、ピレチア

適応 アレルギー性疾患、パーキンソニズム

作用機序 H_1受容体遮断

主な副作用 口渇、眠気、悪性症候群、眼圧上昇、排尿障害

ポイント H_1受容体を遮断することで、ヒスタミンによるアレルギー反応(血管透過性亢進、気管支平滑筋収縮など)を抑制する。強い中枢作用及び抗コリン作用を示すため、本薬剤はパーキンソニズムにも用いられる。

シプロヘプタジン塩酸塩水和物

抗ヒスタミン薬

主な商品名 ペリアクチン

適応 アレルギー性疾患・症状

作用機序 H_1受容体遮断

主な副作用 口渇、眠気、倦怠感、眼圧上昇、排尿障害

ポイント H_1受容体を遮断することで、ヒスタミンによるアレルギー反応(血管透過性亢進、気管支平滑筋収縮など)を抑制する。抗コリンや眠気などの副作用が強い。

アゼラスチン塩酸塩

抗ヒスタミン薬

主な商品名 アゼプチン

適応 アレルギー性疾患・症状

作用機序 H_1受容体遮断

主な副作用 眠気、倦怠感

ポイント H_1受容体遮断及びケミカルメディエーター(ヒスタミン、ロイコトリエンなど)遊離抑制作用を示し、アレルギー反応を抑制する。また、リポキシゲナーゼ阻害により、ロイコトリエン合成を阻害する。副作用で眠気が現れる。

ケトチフェンフマル酸塩

抗ヒスタミン薬

主な商品名 ザジテン

適応 アレルギー性疾患・症状

作用機序 H_1受容体遮断

主な副作用 眠気、倦怠感

ポイント H_1受容体遮断及びケミカルメディエーター（ヒスタミン、ロイコトリエンなど）遊離抑制作用を示し、アレルギー反応を抑制する。副作用で眠気が現れる。

エピナスチン塩酸塩

抗ヒスタミン薬

主な商品名 アレジオン

適応 アレルギー性疾患・症状

作用機序 H_1受容体遮断

主な副作用 肝障害、黄疸、血小板減少

ポイント H_1受容体遮断及びケミカルメディエーター（ヒスタミン、ロイコトリエンなど）遊離抑制作用を示し、アレルギー反応を抑制する。抗コリンや眠気などの副作用はジフェンヒドラミンと比べて弱い。

第13章 免疫系に作用する薬

13-3 抗アレルギー薬

セチリジン塩酸塩

抗ヒスタミン薬

主な商品名 ジルテック

適応 アレルギー性疾患・症状

作用機序 H_1受容体遮断

主な副作用 肝障害、黄疸、血小板減少

ポイント H_1受容体遮断及びケミカルメディエーター(ヒスタミン、ロイコトリエンなど)遊離抑制作用を示し、アレルギー反応を抑制する。抗コリンや眠気などの副作用はジフェンヒドラミンと比べて弱い。腎排泄により消失するため、重度の腎障害患者への投与は禁忌。

レボセチリジン塩酸塩

抗ヒスタミン薬

主な商品名 ザイザル

適応 アレルギー性疾患・症状

作用機序 H_1受容体遮断

主な副作用 肝障害、黄疸

ポイント ラセミ体であるセチリジンのR-エナンチオマー製剤。セチリジンよりも強い抗アレルギー活性を持つ。H_1受容体遮断及びケミカルメディエーター(ヒスタミン、ロイコトリエンなど)遊離抑制作用を示し、アレルギー反応を抑制する。抗コリンや眠気などの副作用はジフェンヒドラミンと比べて弱い。腎排泄により消失するため、重度の腎障害患者への投与は禁忌。

フェキソフェナジン塩酸塩

抗ヒスタミン薬

主な商品名 アレグラ

適応 アレルギー性疾患・症状

作用機序 H_1 受容体遮断

主な副作用 肝障害、黄疸

ポイント H_1 受容体遮断及びケミカルメディエーター（ヒスタミン、ロイコトリエンなど）遊離抑制作用を示し、アレルギー反応を抑制する。抗コリン作用は弱く、またP糖タンパク質により脳から排出されるため、眠気の副作用は極めて弱い。

ロラタジン

抗ヒスタミン薬

主な商品名 クラリチン

適応 アレルギー性疾患・症状

作用機序 H_1 受容体遮断

主な副作用 肝障害、黄疸

ポイント H_1 受容体遮断及びケミカルメディエーター（ヒスタミン、ロイコトリエンなど）遊離抑制作用を示し、アレルギー反応を抑制する。抗コリン作用は弱く、また中枢移行性が低いため、眠気の副作用は極めて弱い。

デスロラタジン

アレルギー性疾患治療薬

- **主な商品名** デザレックス
- **適応** アレルギー性疾患・症状
- **作用機序** H_1受容体遮断
- **主な副作用** 肝障害、黄疸
- **ポイント** ロラタジンの活性代謝物である。H_1受容体遮断及びケミカルメディエーター(ヒスタミン、ロイコトリエンなど)遊離抑制作用を示し、アレルギー反応を抑制する。抗コリン作用は弱く、また中枢移行性が低いため、眠気の副作用は極めて弱い。抗アレルギー薬であるルパタジンは、体内で代謝されて一部がデスロラタジンとなる。

ルパタジンフマル酸塩

アレルギー性疾患治療薬

- **主な商品名** ルパフィン
- **適応** アレルギー性疾患・症状
- **作用機序** H_1受容体遮断
- **主な副作用** 肝障害、黄疸、てんかん、眠気
- **ポイント** H_1受容体遮断及びケミカルメディエーター(ヒスタミン、ロイコトリエンなど)遊離抑制作用を示し、アレルギー反応を抑制する。その他、抗PAF作用を示し、PAF誘発性の血小板凝集や血管透過性亢進をそれぞれ抑制する。抗コリンや眠気などの副作用はジフェンヒドラミンと比べて弱い。本薬剤は体内で代謝されて一部がデスロラタジンとなる。

ビラスチン

アレルギー性疾患治療薬

- **主な商品名** ビラノア
- **適応** アレルギー性疾患・症状
- **作用機序** H_1受容体遮断
- **主な副作用** 肝障害、黄疸、眠気、口渇
- **ポイント** H_1受容体遮断及びケミカルメディエーター(ヒスタミン、ロイコトリエンなど)遊離抑制作用を示し、アレルギー反応を抑制する。抗コリンや眠気などの副作用はジフェンヒドラミンと比べて弱い。食後投与で血中濃度が約50%低下するため、空腹時に投与する。

エメダスチンフマル酸塩

アレルギー性疾患治療薬

- **主な商品名** アレサガ、レミカット
- **適応** アレルギー性鼻炎
- **作用機序** H_1受容体遮断
- **主な副作用** 適用部位紅斑
- **ポイント** H_1受容体遮断及びケミカルメディエーター(ヒスタミン、ロイコトリエンなど)遊離抑制作用を示し、アレルギー反応を抑制する。抗コリンや眠気などの副作用はジフェンヒドラミンと比べて弱い。アレサガはアレルギー性鼻炎治療剤としては、初のテープ製剤である。

セラトロダスト

トロンボキサンA₂受容体拮抗薬

主な商品名 ブロニカ

適応 気管支喘息

作用機序 TXA₂受容体遮断

主な副作用 重篤な肝障害、劇症肝炎

ポイント TXA₂(プロスタノイドTP)受容体を遮断することにより、トロンボキサンによる気管支収縮やアレルギー反応を抑制する。

ラマトロバン

トロンボキサンA₂受容体拮抗薬

主な商品名 バイナス

適応 アレルギー性鼻炎

作用機序 TXA₂受容体遮断

主な副作用 肝炎、肝障害、黄疸

ポイント TXA₂(プロスタノイドTP)受容体を遮断することにより、トロンボキサンによる気管支収縮やアレルギー反応を抑制する。

プランルカスト水和物

ロイコトリエン受容体拮抗薬

主な商品名 オノン

適応 気管支喘息、アレルギー性鼻炎

作用機序 LT受容体遮断

主な副作用 白血球減少、血小板減少、肝障害

ポイント LT(ロイコトリエン)受容体を選択的に遮断し、気管支喘息やアレルギー性鼻炎の治療に用いられる。

モンテルカストナトリウム

ロイコトリエン受容体拮抗薬

主な商品名 キプレス、シングレア

適応 気管支喘息、アレルギー性鼻炎

作用機序 LT受容体遮断

主な副作用 血管浮腫、劇症肝炎、肝炎

ポイント LT(ロイコトリエン)受容体を選択的に遮断し、気管支喘息やアレルギー性鼻炎の治療に用いられる。光に不安定なため、開封後は速やかに服用する。

イブジラスト

アレルギー性結膜炎治療薬/脳血管障害・気管支喘息改善薬/ホスホジエステラーゼ阻害薬

主な商品名 ケタス

適応 気管支喘息、アレルギー性結膜炎

作用機序 LT受容体遮断

主な副作用 血小板減少、肝障害

ポイント LT（ロイコトリエン）受容体遮断及びLT遊離抑制作用を示す。また、ホスホジエステラーゼ阻害作用も示し、脳血管拡張により脳梗塞後遺症に伴う眩暈などに用いられることがある。ヒスタミンに対する作用はなく、ヒスタミンに起因する蕁麻疹などには適応を持たない。

スプラタストトシル酸塩

アレルギー性疾患治療薬

主な商品名 アイピーディ

適応 気管支喘息、アトピー性皮膚炎、アレルギー性鼻炎

作用機序 IL-4・IL-5分泌阻害

主な副作用 肝障害、ネフローゼ症候群

ポイント ヘルパーT細胞においてIL-4、IL-5分泌を阻害し、B細胞によるIgE抗体の産生を阻害する。予防的に作用し、すでに起こっているアレルギー症状を回復させる作用はない。

第14章

感染症の薬

14-1 抗細菌薬

第14章 感染症の薬

14-1 抗細菌薬

ベンジルペニシリン

ペニシリン系抗生物質

主な商品名 ペニシリンG、バイシリンG

適応 細菌感染症　**作用機序** トランスペプチダーゼ阻害

主な副作用 ショック、腎障害、大腸炎

ポイント β-ラクタム系のうち、ペニシリン系に属する抗菌薬である。細胞壁合成酵素であるトランスペプチダーゼ(PBP)を阻害し、細胞壁(ペプチドグリカン)合成を阻害する。菌の産生するβ-ラクタマーゼのうち、ペニシリナーゼにより分解される。他剤と比較してアナフィラキシーショックを起こしやすく、本薬剤によるアナフィラキシーショックを特にペニシリンショックという。

アモキシシリン水和物

ペニシリン系抗生物質

主な商品名 サワシリン、パセトシン

適応 細菌感染症

作用機序 トランスペプチダーゼ阻害

主な副作用 ショック、腎障害、大腸炎

ポイント β-ラクタム系のうち、ペニシリン系に属する抗菌薬である。細胞壁合成酵素であるトランスペプチダーゼ(PBP)を阻害し、細胞壁(ペプチドグリカン)合成を阻害する。菌の産生するβ-ラクタマーゼのうち、ペニシリナーゼにより分解される。クラリスロマイシン、プロトンポンプ阻害薬(ランソプラゾール)などと共にピロリ菌の除菌に対して用いられる。

348

アンピシリン

ペニシリン系抗生物質

主な商品名 ビクシリン

適応 細菌感染症

作用機序 トランスペプチダーゼ阻害

主な副作用 ショック、腎障害、大腸炎

ポイント β-ラクタム系のうち、ペニシリン系に属する抗菌薬である。細胞壁合成酵素であるトランスペプチダーゼ(PBP)を阻害し、細胞壁(ペプチドグリカン)合成を阻害する。菌の産生するβ-ラクタマーゼのうち、ペニシリナーゼにより分解される。

バカンピシリン塩酸塩

ペニシリン系抗生物質

主な商品名 ペングッド

適応 細菌感染症

作用機序 トランスペプチダーゼ阻害

主な副作用 ショック、腎障害、大腸炎

ポイント β-ラクタム系のうち、ペニシリン系に属する抗菌薬である。アンピシリンのプロドラッグで、溶解性が向上している。細胞壁合成酵素であるトランスペプチダーゼ(PBP)を阻害し、細胞壁(ペプチドグリカン)合成を阻害する。菌の産生するβ-ラクタマーゼのうち、ペニシリナーゼにより分解される。

第14章 感染症の薬

14-1 抗細菌薬

ピペラシリンナトリウム

ペニシリン系抗生物質

主な商品名 ペントシリン

適応 細菌感染症(緑膿菌含む)

作用機序 トランスペプチダーゼ阻害

主な副作用 ショック、腎障害、大腸炎

ポイント β-ラクタム系のうち、ペニシリン系に属する抗菌薬である。細胞壁合成酵素であるトランスペプチダーゼ(PBP)を阻害し、細胞壁(ペプチドグリカン)合成を阻害する。菌の産生するβ-ラクタマーゼのうち、ペニシリナーゼにより分解される。

セファレキシン

セフェム系抗生物質

主な商品名 ケフレックス

適応 細菌感染症

作用機序 トランスペプチダーゼ阻害

主な副作用 ショック、腎障害、大腸炎

ポイント β-ラクタム系のうち、セフェム系(第一世代)に属する抗菌薬であり、グラム陽性菌への抗菌作用が強い。細胞壁合成酵素であるトランスペプチダーゼ(PBP)を阻害し、細胞壁(ペプチドグリカン)合成を阻害する。小腸上皮細胞刷子縁膜側に存在するH^+/ジペプチド輸送体により吸収される。菌の産生するβ-ラクタマーゼのうち、セファロスポリナーゼにより分解される。

セフメタゾールナトリウム

セフェム系抗生物質

主な商品名	セフメタゾン
適応	細菌感染症
作用機序	トランスペプチダーゼ阻害
主な副作用	ショック、腎障害、大腸炎

ポイント β-ラクタム系のうち、セフェム系(第二世代)に属する抗菌薬である。細胞壁合成酵素であるトランスペプチダーゼ(PBP)を阻害し、細胞壁(ペプチドグリカン)合成を阻害する。菌の産生するβ-ラクタマーゼでは分解されない。本薬剤服用期間中は、ジスルフィラム様作用により、飲酒の際にアルデヒド(頭痛や嘔気の原因となる)の蓄積が起こりやすくなる。

セフカペン ピボキシル 塩酸塩水和物

セフェム系抗生物質

主な商品名	フロモックス
適応	細菌感染症
作用機序	トランスペプチダーゼ阻害
主な副作用	ショック、腎障害、大腸炎

ポイント β-ラクタム系のうち、セフェム系(第三世代)に属する抗菌薬であり、グラム陰性菌への抗菌作用が強い。細胞壁合成酵素であるトランスペプチダーゼ(PBP)を阻害し、細胞壁(ペプチドグリカン)合成を阻害する。菌の産生するβ-ラクタマーゼでは分解されない。

セフジニル

セフェム系抗生物質

主な商品名 セフゾン

適応 細菌感染症　**作用機序** トランスペプチダーゼ阻害

主な副作用 ショック、腎障害、大腸炎

ポイント β-ラクタム系のうち、セフェム系(第三世代)に属する抗菌薬であり、グラム陰性菌への抗菌作用が強い。細胞壁合成酵素であるトランスペプチダーゼ(PBP)を阻害し、細胞壁(ペプチドグリカン)合成を阻害する。菌の産生するβ-ラクタマーゼでは分解されない。多価金属カチオンとのキレート形成により、消化管吸収率が低下する。鉄剤などと併用する場合は、2〜3時間ほど間隔をあけるとよい。

イミペネム水和物・シラスタチンナトリウム

カルバペネム系抗生物質

主な商品名 チエナム(配合剤)

適応 細菌感染症　**作用機序** トランスペプチダーゼ阻害

主な副作用 腎障害、大腸炎、ショック

ポイント β-ラクタム系のうち、カルバペネム系に属する抗菌薬である。細胞壁合成酵素であるトランスペプチダーゼ(PBP)を阻害し、細胞壁(ペプチドグリカン)合成を阻害する。菌の産生するβ-ラクタマーゼでは分解されない。なお、腎にてデヒドロペプチダーゼ(DHP)により不活化され、その分解物により腎毒性を生じる。よって、腎障害を回避するため、DHPを阻害するシラスタチンとの合剤で用いられる。

メロペネム水和物

カルバペネム系抗生物質

- **主な商品名** メロペン
- **適応** 細菌感染症　**作用機序** トランスペプチダーゼ阻害
- **主な副作用** 腎障害、大腸炎、ショック
- **ポイント** β-ラクタム系のうち、カルバペネム系に属する抗菌薬である。細胞壁合成酵素であるトランスペプチダーゼ(PBP)を阻害し、細胞壁(ペプチドグリカン)合成を阻害する。菌の産生するβ-ラクタマーゼでは分解されない。なお、本薬剤はデヒドロペプチダーゼ(DHP)により分解されないため、単剤での使用が可能である。

クラブラン酸カリウム

β-ラクタマーゼ阻害薬

- **主な商品名** オーグメンチン(配合剤)、クラバモックス(配合剤)
- **適応** 細菌感染症
- **作用機序** β-ラクタマーゼ阻害
- **主な副作用** 腎障害、大腸炎、ショック、肝障害
- **ポイント** 菌の産生するβ-ラクタマーゼを阻害し、β-ラクタム系抗菌薬の分解を防ぐ。クラブラン酸単独での抗菌作用はなく、**オーグメンチン**、**クラバモックス**は共にアモキシシリンとの合剤である。

スルバクタムナトリウム

β-ラクタマーゼ阻害薬

- **主な商品名** ユナシン-S(配合剤)、スルペラゾン(配合剤)
- **適応** 細菌感染症
- **作用機序** β-ラクタマーゼ阻害
- **主な副作用** 腎障害、大腸炎、ショック、肝障害
- **ポイント** 菌の産生するβ-ラクタマーゼを阻害し、β-ラクタム系抗菌薬の分解を防ぐ。スルバクタム単独での抗菌作用はなく、**ユナシン-S**はアンピシリンとの、**スルペラゾン**はセフォペラゾンとの合剤である。

バンコマイシン塩酸塩

グリコペプチド系抗生物質

- **主な商品名** バンコマイシン
- **適応** MRSAによる感染症、偽膜性大腸炎
- **作用機序** D-Ala-D-Ala結合
- **主な副作用** 腎障害、聴覚障害、レッドネック症候群
- **ポイント** 細胞壁合成の前駆体(ペプチジル-D-アラニル-D-アラニン)と結合し、細胞壁(ペプチドグリカン)合成を阻害する。特徴的な副作用として、腎障害、聴覚障害(第8脳神経障害)がある。また、ヒスタミン遊離によるレッドネック症候群の予防のため、点滴は60分以上時間をかけて行われる。経口薬である散剤は、吸収されず、消化管内の殺菌に用いられる。

テイコプラニン

グリコペプチド系抗生物質

主な商品名 タゴシッド

適応 MRSAによる感染症

作用機序 D-Ala-D-Ala結合

主な副作用 腎障害、聴覚障害、レッドネック症候群

ポイント 細胞壁合成の前駆体(ペプチジル-D-アラニル-D-アラニン)と結合し、細胞壁(ペプチドグリカン)合成を阻害する。特徴的な副作用として、腎障害、聴覚障害(第8脳神経障害)がある。また、ヒスタミン遊離によるレッドネック症候群の予防のため、点滴は30分以上時間をかけて行われる。

ホスホマイシン
カルシウム水和物

ホスホマイシン系抗生物質

主な商品名 ホスミシン

適応 細菌感染症

作用機序 UDPサイクル阻害

主な副作用 大腸炎、肝障害

ポイント 細胞壁合成初期段階におけるUDP(ウリジンニリン酸)サイクルを阻害し、細胞壁(ペプチドグリカン)合成を阻害する。

ダプトマイシン

環状リポペプチド系抗生物質製剤

- **主な商品名** キュビシン
- **適応** MRSAによる感染症
- **作用機序** 膜電位消失
- **主な副作用** 急性汎発性発疹性膿疱症、腎障害
- **ポイント** 菌の細胞膜と結合後、速やかに膜電位を脱分極させる。その後、K⁺を流出させ、膜電位を消失させることで膜機能を障害する。その他、DNA、RNA、タンパク質に対する合成阻害などにより、抗細菌作用を示す。本薬剤は、バンコマイシンやリネゾリドに耐性を示すMRSAにも抗菌作用を発揮できる。

ストレプトマイシン硫酸塩

アミノグリコシド系抗生物質

- **主な商品名** 硫酸ストレプトマイシン
- **適応** 細菌感染症、結核
- **作用機序** タンパク質合成阻害
- **主な副作用** 腎障害、聴覚障害
- **ポイント** 細菌リボソームの30Sサブユニットに結合し、mRNAの読み取りエラーを起こすことで、タンパク質合成を阻害する。特徴的な副作用として、腎障害、聴覚障害(第8脳神経障害)がある。薬効は濃度依存的であるため、複数回に分割するよりも、1回の投与量を大きくした方が抗菌作用は強く現れる。

カナマイシン

アミノグリコシド系抗生物質

主な商品名 カナマイシン

適応 細菌感染症

作用機序 タンパク質合成阻害

主な副作用 腎障害、聴覚障害

ポイント 細菌リボソームの30Sサブユニットに結合し、mRNAの読み取りエラーを起こすことで、タンパク質合成を阻害する。特徴的な副作用として、腎障害、聴覚障害(第8脳神経障害)がある。また、経口投与では消化管からはほとんど吸収されないため、肝性脳症の際に消化管内のアンモニア産生菌の殺菌を目的に用いられる。

ゲンタマイシン硫酸塩

アミノグリコシド系抗生物質

主な商品名 ゲンタシン

適応 細菌感染症

作用機序 タンパク質合成阻害

主な副作用 腎障害、聴覚障害

ポイント 細菌リボソームの30Sサブユニットに結合し、mRNAの読み取りエラーを起こすことで、タンパク質合成を阻害する。特徴的な副作用として、腎障害、聴覚障害(第8脳神経障害)がある。薬効は濃度依存的であるため、複数回に分割するよりも、1回の投与量を大きくした方が抗菌作用は強く現れる。

アミカシン硫酸塩

アミノグリコシド系抗生物質

主な商品名 アリケイス

適応 細菌感染症

作用機序 タンパク質合成阻害

主な副作用 腎障害、聴覚障害

ポイント 細菌リボソームの30Sサブユニットに結合し、mRNAの読み取りエラーを起こすことで、タンパク質合成を阻害する。特徴的な副作用として、腎障害、聴覚障害(第8脳神経障害)がある。薬効は濃度依存的であるため、複数回に分割するよりも、1回の投与量を大きくした方が抗菌作用は強く現れる。

アルベカシン硫酸塩

アミノグリコシド系抗生物質

主な商品名 ハベカシン

適応 MRSAによる感染症

作用機序 タンパク質合成阻害

主な副作用 腎障害、聴覚障害

ポイント 細菌リボソームの30Sサブユニットに結合し、mRNAの読み取りエラーを起こすことで、タンパク質合成を阻害する。特徴的な副作用として、腎障害、聴覚障害(第8脳神経障害)がある。薬効は濃度依存的であるため、複数回に分割するよりも、1回の投与量を大きくした方が抗菌作用は強く現れる。MRSAに対しても用いられる。

クロラムフェニコール

クロラムフェニコール系抗生物質

主な商品名 クロマイ、クロロマイセチン

適応 細菌感染症

作用機序 タンパク質合成阻害

主な副作用 再生不良性貧血、灰白症候群

ポイント 細菌リボソームの50Sサブユニットに結合し、タンパク質合成を阻害する。新生児、未熟児に投与すると、皮膚の色が灰白色となり、循環障害により死亡する(灰白症候群)。

クラリスロマイシン

マクロライド系抗生物質

主な商品名 クラリス、クラリシッド

適応 細菌感染症

作用機序 タンパク質合成阻害

主な副作用 QT延長、肝障害、腎障害

ポイント 細菌リボソームの50Sサブユニットに結合し、タンパク質合成を阻害する。アモキシシリン、プロトンポンプ阻害薬(ランソプラゾールなど)と共にピロリ菌の除菌に用いられる。また、本薬剤は強力なCYP3A4の阻害作用を持つことから、これらの酵素で代謝されるスボレキサントやタダラフィルとの併用は禁忌である。

第14章 感染症の薬

14-1 抗細菌薬

エリスロマイシン

マクロライド系抗生物質

主な商品名 エリスロシン

適応 細菌感染症

作用機序 タンパク質合成阻害

主な副作用 QT延長、肝障害、腎障害

ポイント 細菌リボソームの50Sサブユニットに結合し、タンパク質合成を阻害する。また、本薬剤はCYP3A4の阻害作用を持つことから、これらの酵素で代謝される薬剤の薬効を増強させることがある。

アジスロマイシン水和物

15員環マクロライド系抗生物質

主な商品名 ジスロマック

適応 細菌感染症

作用機序 タンパク質合成阻害

主な副作用 QT延長、肝障害、腎障害

ポイント 細菌リボソームの50Sサブユニットに結合し、タンパク質合成を阻害する。3日間の内服で抗菌作用が1週間持続する。また、他のマクロライド系薬のようなCYP阻害作用は本薬剤にはなく、副作用の発現頻度も低い。

テトラサイクリン塩酸塩

テトラサイクリン系抗生物質

主な商品名 アクロマイシン

適応 細菌感染症

作用機序 タンパク質合成阻害

主な副作用 菌交代症、歯・骨の着色

ポイント 細菌リボソームの30Sサブユニットに結合し、アミノアシルtRNAの結合を阻害して、タンパク質合成を阻害する。多価金属カチオンとのキレート形成により、消化管吸収率が低下する。鉄剤などと併用する場合は、2～3時間ほど間隔をあけるとよい。幅広い抗菌スペクトルを有し、クラミジア、マイコプラズマ、リケッチアなどへも抗菌作用を発揮できる。

ミノサイクリン塩酸塩

テトラサイクリン系抗生物質

主な商品名 ペリオクリン、ミノマイシン

適応 細菌感染症

作用機序 タンパク質合成阻害

主な副作用 菌交代症、歯・骨の着色

ポイント 細菌リボソームの30Sサブユニットに結合し、アミノアシルtRNAの結合を阻害して、タンパク質合成を阻害する。多価金属カチオンとのキレート形成により、消化管吸収率が低下する。鉄剤などと併用する場合は、2～3時間ほど間隔をあけるとよい。幅広い抗菌スペクトルを有し、クラミジア、マイコプラズマ、リケッチアなどへも抗菌作用を発揮できる。

リンコマイシン塩酸塩水和物

リンコマイシン系抗生物質

主な商品名 リンコシン

適応 細菌感染症

作用機序 タンパク質合成阻害

主な副作用 偽膜性大腸炎

ポイント 細菌リボソームの50Sサブユニットに結合して、タンパク質合成を阻害する。

クリンダマイシン

リンコマイシン系抗生物質

主な商品名 ダラシン

適応 細菌感染症、ざ瘡

作用機序 タンパク質合成阻害

主な副作用 偽膜性大腸炎

ポイント 細菌リボソームの50Sサブユニットに結合して、タンパク質合成を阻害する。

リネゾリド

オキサゾリジノン系合成抗菌薬

- 主な商品名 ザイボックス
- 適応 MRSA・VREによる感染症
- 作用機序 タンパク質合成阻害
- 主な副作用 骨髄抑制、視神経症、腎障害、偽膜性大腸炎
- ポイント 細菌リボソームの50Sサブユニットに結合し、70S開始複合体の形成を妨げ、細菌のタンパク合成を阻害する。MRSAに対しての作用だけでなく、バンコマイシン耐性腸球菌(VRE)による感染症にも使用が可能である。

テジゾリドリン酸エステル

オキサゾリジノン系合成抗菌薬

- 主な商品名 シベクトロ
- 適応 MRSAによる感染症
- 作用機序 タンパク質合成阻害
- 主な副作用 骨髄抑制、視神経症、偽膜性大腸炎
- ポイント 細菌リボソームの50Sサブユニットに結合し、70S開始複合体の形成を妨げ、細菌のタンパク合成を阻害する。本薬剤の薬効の消失は主に硫酸抱合にて行われており、腎の関与は少なく、腎機能に依存せずに用いることができる。

スルファメトキサゾール

サルファ剤

主な商品名 バクタ(配合剤)、バクトラミン(配合剤)

適応 細菌感染症

作用機序 葉酸合成阻害

主な副作用 血液障害、ショック、大腸炎、肝障害、腎障害

ポイント 葉酸の前駆物質であるパラアミノ安息香酸(PABA)と構造が類似しており、PABAに代わって菌に取り込まれることでPABAと競合的に拮抗し、葉酸合成を阻害する。**バクタ**、**バクトラミン**は、ジヒドロ葉酸還元酵素を阻害するトリメトプリムとの合剤であり、ニューモシスチス肺炎に対しても用いられる。

レボフロキサシン水和物

ニューキノロン系抗菌薬

主な商品名 クラビット

適応 細菌感染症　　**作用機序** DNAジャイレース阻害

主な副作用 急性腎障害、横紋筋融解症、光線過敏症

ポイント 細菌のDNAジャイレース及びトポイソメラーゼⅣを阻害して、DNA合成を阻害する。多価金属カチオンとのキレート形成により、消化管吸収率が低下する。鉄剤などと併用する場合は、2〜3時間ほど間隔をあけるとよい。また、NSAIDsとの併用で抗GABA作用による痙攣が起きることがある。妊婦への投与は禁忌であり、これは他のニューキノロン系抗菌薬にも共通する。

ノルフロキサシン

ニューキノロン系抗菌薬

主な商品名 バクシダール、ノフロ	
適応 細菌感染症	**作用機序** DNAジャイレース阻害

主な副作用 急性腎障害、横紋筋融解症、光線過敏症

ポイント 細菌の**DNAジャイレース**を阻害して、DNA合成を阻害する。多価金属カチオンとの**キレート**形成により、消化管吸収率が低下する。鉄剤などと併用する場合は、2～3時間ほど間隔をあけるとよい。また、NSAIDsとの併用で抗GABA作用による痙攣が起きることがある。薬効は**濃度**依存的であるため、複数回に分割するよりも、1回の投与量を大きくした方が抗菌作用は強く現れる。

シプロフロキサシン

ニューキノロン系抗菌薬

主な商品名 シプロキサン	
適応 細菌感染症	**作用機序** DNAジャイレース阻害

主な副作用 急性腎障害、光線過敏症、痙攣、QT延長

ポイント 細菌の**DNAジャイレース**を阻害して、DNA合成を阻害する。多価金属カチオンとの**キレート**形成により、消化管吸収率が低下する。鉄剤などと併用する場合は、2～3時間ほど間隔をあけるとよい。本薬剤は強力なCYP**1A2**の阻害作用を持つことから、この酵素で代謝される**チザニジン**との併用は禁忌である。また、NSAIDsとの併用で抗GABA作用による痙攣が起きることがある。

第14章 感染症の薬

14-1 抗細菌薬

リファンピシン

抗結核・抗ハンセン病抗生物質

- **主な商品名** リファジン
- **適応** 結核、非結核性抗酸菌症、ハンセン病
- **作用機序** RNAポリメラーゼ阻害
- **主な副作用** 重篤な肝障害
- **ポイント** 結核菌のDNA依存性RNAポリメラーゼを阻害し、RNA合成を阻害することで抗結核作用を示す。CYP3A4やP糖タンパク質の誘導作用を示すため、これらが関与する併用薬の薬効を減弱させることがある。

P.214

リファキシミン

高アンモニア血症用薬

- **主な商品名** リフキシマ
- **適応** 肝性脳症における 高アンモニア血症
- **作用機序** RNAポリメラーゼ阻害
- **主な副作用** 偽膜性大腸炎、便秘、下痢
- **ポイント** アンモニア産生菌のDNA依存性RNAポリメラーゼを阻害し、RNA合成を阻害することで菌の増殖及びアンモニア産生を抑制する。**リフキシマ錠**は難吸収性であり、経口投与によって消化管内で作用する。同じ作用機序を示すリファンピシンへの耐性化が懸念されるため、結核を合併している高アンモニア血症の患者には本薬剤は投与しない。

イソニアジド

結核化学療法薬

主な商品名 イスコチン、ネオイスコチン、ヒドラ
適応 肺結核及びその他の結核症
作用機序 ミコール酸合成阻害
主な副作用 重篤な肝障害、腎障害、末梢神経炎
ポイント 結核菌の細胞壁成分であるミコール酸の合成を阻害することで、抗結核作用を示す。MAO阻害作用あり。本薬剤は、NAT2によるアセチル化で不活化されるが、そのアセチル化速度には遺伝的多型による人種差や個人差がある。日本人の10％がslow acetylatorで（白人は50％）、slow acetylatorは末梢神経障害を起こしやすい。

ピラジナミド

結核化学療法薬

主な商品名 ピラマイド
適応 肺結核及びその他の結核症
作用機序 イソニアジド作用増強
主な副作用 重篤な肝障害、間質性腎炎
ポイント イソニアジドの耐性獲得を遅らせる作用を持つ。イソニアジドとの併用により、イソニアジドの抗結核作用を増強させる。

第14章 感染症の薬

14-1 抗細菌薬

エタンブトール塩酸塩

結核化学療法薬

- 主な商品名 エサンブトール、エブトール
- 適応 肺結核及びその他の結核症
- 作用機序 核酸合成阻害
- 主な副作用 視力障害、重篤な肝障害
- ポイント 結核菌の核酸合成を阻害し、細胞分裂を抑制する。特徴的な副作用として、視力障害があり、視力障害の徴候がみられた時は、直ちに投与中止などの措置が必要である。

新傾向

アダパレン

尋常性ざ瘡治療薬

- 主な商品名 ディフェリン、エピデュオ(配合剤)
- 適応 尋常性ざ瘡
- 作用機序 レチノイン酸受容体刺激
- 主な副作用 皮膚刺激
- ポイント レチノイン酸受容体刺激作用により表皮角化細胞分化を阻害し、アクネ菌などによるざ瘡の拡大を抑制する。1日1回、洗顔後に塗布する。副作用の皮膚刺激症状は多くの場合はアダパレンの継続使用に伴い徐々に軽くなる。妊婦への投与は禁忌。**エピデュオゲル**は過酸化ベンゾイルと本薬剤との配合剤である。

過酸化ベンゾイル

尋常性ざ瘡治療薬

- **主な商品名** ベピオ、エピデュオ(配合剤)
- **適応** 尋常性ざ瘡
- **作用機序** 膜機能障害、角層剥離
- **主な副作用** 皮膚剥脱
- **ポイント** 過酸化ベンゾイルから生じるフリーラジカルによるアクネ菌などへの細胞膜及びDNA直接障害作用と角層剥離(ピーリング)作用を示す。1日1回、洗顔後に塗布する。漂白作用があるため、毛や衣類に付けないよう指導する。**エピデュオゲル**はアダパレンと本薬剤との配合剤である。

14-2 抗真菌薬

イトラコナゾール

アゾール系抗真菌薬

- **主な商品名** イトリゾール
- **適応** 真菌感染症 **作用機序** C-14脱メチル酵素阻害
- **主な副作用** 肺水腫、肝障害、黄疸
- **ポイント** C-14脱メチル酵素の阻害により、真菌の細胞膜成分であるエルゴステロールの合成を阻害する。本薬剤が阻害するC-14脱メチル酵素はヒト体内のP450でもあり、特にCYP3A4を強く阻害する。この酵素で代謝されるトリアゾラム・アゼルニジピン・シンバスタチンなどとの併用は禁忌である。カプセル剤は難溶性であり、食直後の服用が必要であったが、空腹時でも服用できる内用液剤が開発された。

ミコナゾール

アゾール系抗真菌薬

- **主な商品名** フロリード
- **適応** 口腔・食道カンジダ症
- **作用機序** C-14脱メチル酵素阻害
- **主な副作用** 肝障害、腎障害、嘔気・嘔吐、口腔内疼痛
- **ポイント** C-14脱メチル酵素の阻害により、真菌の細胞膜成分であるエルゴステロールの合成を阻害する。本薬剤が阻害するC-14脱メチル酵素はヒト体内のP450でもあり、特にCYP2C9及びCYP3A4を強く阻害する。この酵素で代謝されるワルファリン・トリアゾラム・アゼルニジピン・シンバスタチン・リバーロキサバンなどとの併用は禁忌である。

ボリコナゾール

新傾向

アゾール系抗真菌薬

- **主な商品名** ブイフェンド
- **適応** 重症または難治性真菌感染症、造血幹細胞移植患者における深在性真菌症の予防
- **作用機序** C-14脱メチル酵素阻害
- **主な副作用** 重篤な肝障害、視覚障害、腎障害
- **ポイント** 錠剤、ドライシロップ、注射剤の3つの剤形が存在し、小児に用いる場合には必ず注射剤から投与を開始する。CYP2C19、CYP2C9、CYP3A4などへの阻害作用を持ち、特にCYP3A4の阻害作用は強い。特徴的な副作用として、重篤な肝障害や、視覚障害がある。TDMの対象である。

エフィナコナゾール

爪白癬治療薬

- **主な商品名** クレナフィン
- **適応** 爪白癬
- **作用機序** C-14脱メチル酵素阻害
- **主な副作用** 皮膚炎
- **ポイント** C-14脱メチル酵素の阻害により、真菌の細胞膜成分であるエルゴステロールの合成を阻害する。本薬剤はアルコールを含み、付属の刷毛を用いて爪白癬を塗布にて治療することができる。従来、内服でしか治療できなかった爪白癬だが、**クレナフィン**の登場で塗布による治療が可能となった。アルコールを含むため、火気厳禁である。

ルリコナゾール

アゾール系抗真菌薬

- **主な商品名** ルリコン、ルコナック
- **適応** 皮膚真菌症、爪白癬
- **作用機序** C-14脱メチル酵素阻害
- **主な副作用** 皮膚炎、皮膚乾燥
- **ポイント** C-14脱メチル酵素の阻害により、真菌の細胞膜成分であるエルゴステロールの合成を阻害する。**ルリコン**には軟膏・クリーム・液の3つの剤形があり、皮膚真菌症に用いられる。また、**ルコナック爪外用液**はアルコールを含み、付属の刷毛を用いて爪白癬を塗布にて治療することができる。**ルコナック爪外用液**はアルコールを含むため、火気厳禁である。

第14章 感染症の薬

14-2 抗真菌薬

テルビナフィン塩酸塩

アリルアミン系抗真菌薬

主な商品名 ラミシール

適応 深在性皮膚真菌症、表在性皮膚真菌症

作用機序 スクアレンエポキシダーゼ阻害

主な副作用 重篤な肝障害、汎血球減少、横紋筋融解症

ポイント スクアレンエポキシダーゼの阻害により、真菌の細胞膜成分であるエルゴステロールの合成を阻害する。内服、もしくは外用で真菌症の治療に用いられる。

ブテナフィン塩酸塩

ベンジルアミン系抗真菌薬

主な商品名 ボレー、メンタックス

適応 皮膚真菌症

作用機序 スクアレンエポキシダーゼ阻害

主な副作用 局所の発赤・紅斑、接触皮膚炎

ポイント スクアレンエポキシダーゼの阻害により、真菌の細胞膜成分であるエルゴステロールの合成を阻害する。外用で真菌症の治療に用いられる。

372

アムホテリシンB

ポリエンマクロライド系真菌症治療薬

主な商品名 アムビゾーム、ファンギゾン

適応 真菌感染症

作用機序 膜機能障害

主な副作用 重篤な腎障害、重篤な肝障害、低カリウム血症

ポイント 真菌細胞膜成分のエルゴステロールと結合し、膜機能を障害する。細胞膜の透過性を高め、細胞質成分を細胞外へ漏出させることで抗真菌作用を示す。経口薬であるシロップ剤は、消化管からはほとんど吸収されないため、消化管内の殺菌に用いられる。

ナイスタチン

ポリエンマクロライド系真菌症治療薬

主な商品名 ナイスタチン（販売中止）

適応 消化管カンジダ症

作用機序 膜機能障害

主な副作用 Stevens-Johnson症候群

ポイント 真菌細胞膜成分のエルゴステロールと結合し、膜機能を障害する。細胞膜の透過性を高め、細胞質成分を細胞外へ漏出させることで抗真菌作用を示す。

ミカファンギンナトリウム

キャンディン系抗真菌薬

主な商品名 ファンガード

適応 真菌感染症

作用機序 壁合成阻害

主な副作用 血液障害、肝障害、急性腎障害

ポイント 真菌細胞の壁成分である1, 3-β-D-グルカンの生合成を阻害する。

フルシトシン

フッ化ピリミジン系抗真菌薬

主な商品名 アンコチル

適応 真菌感染症

作用機序 チミジル酸合成酵素阻害

主な副作用 汎血球減少、無顆粒球症、腎障害

ポイント 真菌細胞内でフルオロウラシルとなり、チミジル酸合成酵素を阻害し、真菌の核酸合成を阻害する。同成分である、抗癌剤のフルオロウラシル系薬との併用は禁忌である。

14-3 抗ウイルス薬

ジドブジン

HIV逆転写酵素阻害薬

主な商品名 レトロビル

適応 HIV感染症

作用機序 逆転写酵素阻害

主な副作用 重篤な血液障害、心不全、重度の肝腫大

ポイント ヌクレオシド系逆転写酵素阻害薬である。ウイルス感染細胞内でリン酸化され、逆転写酵素を競合的に阻害し、ウイルスの増殖を抑制する。

アバカビル硫酸塩

HIV逆転写酵素阻害薬

主な商品名 ザイアジェン

適応 HIV感染症

作用機序 逆転写酵素阻害

主な副作用 致死的な過敏症

ポイント ヌクレオシド系逆転写酵素阻害薬である。ウイルス感染細胞内でリン酸化され、逆転写酵素を競合的に阻害し、ウイルスの増殖を抑制する。本薬剤による過敏症、もしくは過敏症が疑われる症状が出現した場合には直ちに投与を中止し、決して再投与しないこととされている。

ラミブジン

HIV逆転写酵素阻害薬/抗肝炎ウイルス化学療法薬

主な商品名 エピビル、ゼフィックス

適応 HIV感染症、B型肝炎

作用機序 逆転写酵素阻害

主な副作用 血小板減少、横紋筋融解症、頭痛

ポイント ヌクレオシド系逆転写酵素阻害薬である。ウイルス感染細胞内でリン酸化され、逆転写酵素を競合的に阻害することで、HIV（エイズウイルス）やB型肝炎ウイルスの増殖を抑制する。

ネビラピン

HIV逆転写酵素阻害薬

主な商品名 ビラミューン

適応 HIV-1感染症

作用機序 逆転写酵素阻害

主な副作用 皮膚障害、肝障害

ポイント 非ヌクレオシド系逆転写酵素阻害薬である。核酸と競合せずに逆転写酵素を阻害し、ウイルスの増殖を抑制する。

エファビレンツ

HIV逆転写酵素阻害薬

主な商品名 ストックリン

適応 HIV-1感染症

作用機序 逆転写酵素阻害

主な副作用 Stevens-Johnson症候群、多形紅斑

ポイント 非ヌクレオシド系逆転写酵素阻害薬である。核酸と競合せずに逆転写酵素を阻害し、ウイルスの増殖を抑制する。CYP3A4の誘導作用を示すため、これらが関与する併用薬の薬効を減弱させることがある(特にトリアゾラム、シメプレビル、アスナプレビルとの併用は禁忌である)。

リルピビリン塩酸塩

HIV逆転写酵素阻害薬

主な商品名 エジュラント、ジャルカ(配合剤)

適応 HIV-1感染症

作用機序 逆転写酵素阻害

主な副作用 不眠症、発疹、疲労

ポイント 非ヌクレオシド系逆転写酵素阻害薬である。核酸と競合せずに逆転写酵素を阻害し、ウイルスの増殖を抑制する。

第14章 感染症の薬

14-3 抗ウイルス薬

リトナビル

HIVプロテアーゼ阻害薬

主な商品名 ノービア、パキロビッド（パック）

適応 HIV感染症

作用機序 プロテアーゼ阻害

主な副作用 錯乱、痙攣発作、高血糖、肝炎、出血傾向

ポイント HIV（エイズウイルス）のプロテアーゼを阻害し、ウイルスの増殖を抑制する。また、本薬剤はCYP3A4の阻害作用を持つことから、この酵素で代謝されるトリアゾラム・アゼルニジピン・シルデナフィル・リバーロキサバンなどとの併用は禁忌である。COVID-19治療薬であるニルマトレルビルへの代謝阻害作用は、両者を併用することで応用されている。

ネルフィナビルメシル酸塩

HIVプロテアーゼ阻害薬

主な商品名 ビラセプト（販売中止）

適応 HIV感染症

作用機序 プロテアーゼ阻害

主な副作用 高血糖、出血傾向

ポイント HIV（エイズウイルス）のプロテアーゼを阻害し、ウイルスの増殖を抑制する。また、本薬剤はCYP3A4の阻害作用を持つことから、この酵素で代謝されるトリアゾラム・アミオダロン・エレトリプタンなどとの併用は禁忌である。

ラルテグラビルカリウム

HIVインテグラーゼ阻害薬

主な商品名 アイセントレス
適応 HIV感染症
作用機序 インテグラーゼ阻害
主な副作用 体脂肪の蓄積、頭痛、眩暈、不眠、肝障害
ポイント エイズウイルス(HIV)のインテグラーゼを阻害し、HIV感染初期におけるHIVゲノムの宿主細胞ゲノムへの共有結合的挿入または組込みを阻害する。グルクロン酸抱合により代謝され、CYPの関わる相互作用がない。用法は1日2回、経口投与である。

ドルテグラビルナトリウム

HIVインテグラーゼ阻害薬

主な商品名 テビケイ、ジャルカ(配合剤)
適応 HIV感染症
作用機序 インテグラーゼ阻害
主な副作用 頭痛、眩暈、不眠、肝障害
ポイント エイズウイルス(HIV)のインテグラーゼを阻害し、HIV感染初期におけるHIVゲノムの宿主細胞ゲノムへの共有結合的挿入または組込みを阻害する。主にグルクロン酸抱合により代謝されるが、CYP3Aによる代謝も受ける。また、本薬剤は有機アニオントランスポーターの阻害作用も有する。用法は1日1回、経口投与である。

第14章 感染症の薬

14-3 抗ウイルス薬

マラビロク

抗ウイルス化学療法薬（CCR5阻害薬）

主な商品名 シーエルセントリ

適応 CCR5指向性HIV-1感染症

作用機序 CCR5阻害

主な副作用 心筋虚血、肝障害、貧血

ポイント HIVが細胞に侵入する際に利用する補助受容体であるケモカインレセプター5（CCR5）の阻害薬である。HIV-1の細胞内への侵入を阻害する。本薬剤は腎排泄及びCYP3A4により薬効が消失するため、腎機能障害があり、かつCYP3A4阻害剤を投与している場合では、腎機能の低下に応じて投与量や投与間隔の調節を行う必要がある。

P.86

アマンタジン塩酸塩

抗A型インフルエンザウイルス薬/パーキンソン病治療薬/精神活動改善薬

主な商品名 シンメトレル

適応 A型インフルエンザ、パーキンソン病、脳梗塞

作用機序 ウイルス脱殻阻害、ドパミン遊離促進

主な副作用 悪性症候群、Stevens-Johnson症候群、痙攣

ポイント M2タンパク質の阻害により、A型インフルエンザウイルスの脱殻を阻害し、抗インフルエンザ作用を示す。副作用で痙攣を起こすことがあるため、てんかん患者や痙攣の既往のある者への投与は特別な注意を要する。

オセルタミビルリン酸塩

抗インフルエンザウイルス薬

| 主な商品名 | タミフル |

適応 A型またはB型インフルエンザ

作用機序 ノイラミニダーゼ阻害

主な副作用 肺炎、劇症肝炎、肝障害

ポイント A型及びB型インフルエンザウイルスのノイラミニダーゼを選択的に阻害し、感染細胞からのウイルスの遊離、体内での感染拡大を阻害し、ウイルスの増殖を抑制する。症状発現後、48時間以内の投与が必要である。A型またはB型インフルエンザの治療及び予防に経口投与で用いられる。

ザナミビル水和物

抗インフルエンザウイルス薬

| 主な商品名 | リレンザ |

適応 A型またはB型インフルエンザ

作用機序 ノイラミニダーゼ阻害

主な副作用 気管支攣縮、呼吸困難

ポイント A型及びB型インフルエンザウイルスのノイラミニダーゼを選択的に阻害し、感染細胞からのウイルスの遊離、体内での感染拡大を阻害し、ウイルスの増殖を抑制する。症状発現後、48時間以内の投与が必要である。A型またはB型インフルエンザの治療及び予防に吸入で用いられる。

第14章　感染症の薬

14-3 抗ウイルス薬

ラニナミビル オクタン酸エステル水和物

抗インフルエンザウイルス薬

- **主な商品名** イナビル
- **適応** A型またはB型インフルエンザ
- **作用機序** ノイラミニダーゼ阻害
- **主な副作用** 気管支攣縮、呼吸困難
- **ポイント** A型及びB型インフルエンザウイルスのノイラミニダーゼを選択的に阻害し、感染細胞からのウイルスの遊離、体内での感染拡大を阻害し、ウイルスの増殖を抑制する。症状発現後、48時間以内の投与が必要である。A型またはB型インフルエンザの治療及び予防に用いられる。効果に持続性があり、1度の吸入で治療が完結する。

バロキサビル マルボキシル

抗インフルエンザウイルス薬

- **主な商品名** ゾフルーザ
- **適応** A型またはB型インフルエンザ
- **作用機序** キャップ依存性エンドヌクレアーゼ阻害
- **主な副作用** ショック、出血、下痢
- **ポイント** インフルエンザウイルスは、ヒトのmRNAからキャップと呼ばれる構造を切断し、ウイルス自身のRNAに結合させることで、以後の増殖が可能となる。本薬剤は、キャップの切断に必要なキャップ依存性エンドヌクレアーゼを阻害し、インフルエンザウイルスの増殖を抑制する。効果に持続性があり、1度の経口投与で治療が完結する。

ファビピラビル

抗インフルエンザウイルス薬

- 主な商品名 アビガン
- 適応 新型または再興型インフルエンザウイルス感染症
- 作用機序 RNAポリメラーゼ阻害
- 主な副作用 ショック、肺炎、劇症肝炎、下痢
- ポイント 新型または再興型インフルエンザウイルス感染症に対して、他の抗インフルエンザウイルス薬が無効または効果不十分な場合に使用する。**催奇形性**があり、妊婦への投与は禁忌である。精液へも移行するため、男性の場合でも投与終了後7日間は、性交渉をする場合には極めて有効な避妊法を徹底するよう指導する。

アシクロビル

抗ヘルペスウイルス薬

- 主な商品名 ゾビラックス
- 適応 単純疱疹、帯状疱疹
- 作用機序 DNAポリメラーゼ阻害
- 主な副作用 血液障害、急性腎障害、間質性肺炎
- ポイント 感染細胞内でチミジンキナーゼによるリン酸化を受け、アシクロビル三リン酸となる。dGTPと競合してDNAポリメラーゼを阻害し、ウイルスDNA鎖の伸長を停止させる。本薬剤は腎排泄により薬効が消失するため、腎機能障害がある場合では、腎機能の低下に応じて投与量や投与間隔の調節を行う必要がある(外用薬を除く)。

ガンシクロビル

抗サイトメガロウイルス化学療法薬

主な商品名 デノシン
適応 サイトメガロウイルス感染症
作用機序 DNAポリメラーゼ阻害
主な副作用 骨髄抑制、精子形成機能障害、催奇形性
ポイント 感染細胞内でプロテインキナーゼによるリン酸化を受け、ガンシクロビル三リン酸となる。dGTPと競合してDNAポリメラーゼを阻害し、ウイルスDNA鎖の伸長を停止させる。本薬剤は腎排泄により薬効が消失するため、腎機能障害がある場合では、腎機能の低下に応じて投与量や投与間隔の調節を行う必要がある。

バラシクロビル塩酸塩

抗ヘルペスウイルス薬

主な商品名 バルトレックス
適応 単純疱疹、帯状疱疹、性器ヘルペス
作用機序 DNAポリメラーゼ阻害
主な副作用 血液障害、急性腎障害、間質性肺炎
ポイント アシクロビルのプロドラッグであり、吸収性が改善されている(1日の服薬回数が少なくて済む。5回→2回へ改善)。感染細胞内でチミジンキナーゼによるリン酸化を受け、アシクロビル三リン酸となる。本薬剤の内服薬は腎排泄により薬効が消失するため、腎機能障害がある場合では、腎機能の低下に応じて投与量や投与間隔の調節を行う必要がある。

ビダラビン

抗ヘルペスウイルス薬

- **主な商品名** アラセナ-A
- **適応** 単純ヘルペス脳炎、帯状疱疹、単純疱疹
- **作用機序** DNAポリメラーゼ阻害
- **主な副作用** 精神神経障害、骨髄機能抑制
- **ポイント** 感染細胞内でリン酸化を受け、DNAポリメラーゼを阻害する。

アメナメビル

抗ヘルペスウイルス薬

- **主な商品名** アメナリーフ
- **適応** 帯状疱疹
- **作用機序** ヘリカーゼ・プライマーゼ阻害
- **主な副作用** 多形紅斑、眩暈、QT延長
- **ポイント** 帯状疱疹の原因となるヘルペスウイルスはヘリカーゼ・プライマーゼにより、二本鎖DNAがほどけ、一本鎖DNAとなってからポリメラーゼにより伸長していく。本薬剤は、その初期段階であるヘリカーゼ・プライマーゼの阻害により抗ウイルス作用を示す。

P.210

インターフェロン アルファ

天然型インターフェロン

主な商品名	スミフェロン

適応	B型・C型肝炎、腎細胞癌、慢性骨髄性白血病

作用機序	抗ウイルス、免疫増強

主な副作用	うつ病、自殺企図、間質性肺炎、発熱、下痢

ポイント NK細胞、K細胞、マクロファージなどを活性化し、体内の免疫系を増強させる。また、感染細胞内でRNA分解酵素を活性化、ウイルスのRNA分解を促進する。特にRNAへの作用を示すため、B型肝炎とC型肝炎であれば、C型肝炎の方がよく薬効が現れる。間質性肺炎の発生率が上昇するため、小柴胡湯との併用は禁忌である。

P.210

エンテカビル水和物

抗肝炎ウイルス化学療法薬

主な商品名	バラクルード

適応	B型肝炎

作用機序	DNAポリメラーゼ阻害

主な副作用	投与終了後の肝炎の悪化

ポイント ウイルス細胞内でリン酸化され、デオキシグアノシン三リン酸と競合的に拮抗することにより、DNAポリメラーゼを阻害し、B型肝炎ウイルスの増殖を抑制する。

リバビリン

抗肝炎ウイルス化学療法薬

- **主な商品名** レベトール
- **適応** C型慢性肝炎（インターフェロン製剤との併用）
- **作用機序** RNA依存性RNAポリメラーゼ阻害
- **主な副作用** 貧血、無顆粒球症、血小板減少、高血圧
- **ポイント** RNA依存性RNAポリメラーゼ阻害作用を持つ。インターフェロン製剤やソホスブビルとの併用により、C型肝炎治療に用いられる。催奇形性が報告されており、妊婦への投与は禁忌である。また、妊娠する可能性のある女性患者及びパートナーが妊娠する可能性がある男性患者は投与中～投与終了後6ヶ月間は妊娠を避けなければいけない。

ソホスブビル

抗肝炎ウイルス化学療法薬

- **主な商品名** ソバルディ、ハーボニー（配合剤）
- **適応** C型肝炎
- **作用機序** NS5B阻害
- **主な副作用** 貧血、高血圧、鼻咽頭炎、倦怠感
- **ポイント** NS5Bポリメラーゼ（RNA依存性RNAポリメラーゼ）を阻害することで、C型肝炎ウイルスの複製過程を阻害する。重度腎機能障害患者への投与は、本薬剤の血中濃度が上昇するため禁忌。P糖タンパク質の発現を促す薬剤との併用は、本薬剤の血中濃度を低下させるため禁忌。また、NS5A阻害薬であるレジパスビルとの合剤であるハーボニー配合錠にて非常に優秀な治療成績が得られている。

第14章 感染症の薬

14-3 抗ウイルス薬

P.212

グレカプレビル水和物

抗肝炎ウイルス化学療法薬

主な商品名 マヴィレット(配合剤)
適応 C型肝炎　**作用機序** NS3/4Aプロテアーゼ阻害
主な副作用 肝障害、黄疸
ポイント NS3/4Aプロテアーゼを阻害することで、C型肝炎ウイルスのタンパク質合成過程を阻害する。輸送担体上での競合が生じるため、アトルバスタチン、リファンピシンとの併用はそれぞれ禁忌とされている。NS5A阻害薬であるピブレンタスビルとの合剤であるマヴィレット配合錠にて非常に優秀な治療成績が得られている。マヴィレット配合錠は、C型肝炎のすべてのジェノタイプに有効である。

レムデシビル

COVID-19治療薬

主な商品名 ベクルリー
適応 COVID-19
作用機序 RNAポリメラーゼ阻害
主な副作用 肝障害、悪心・嘔吐、過敏症
ポイント 新型コロナウイルス(SARS-CoV-2)は一本鎖プラス鎖RNAウイルスであり、RNA依存性RNAポリメラーゼや3CLプロテアーゼが作用することで細胞内にて増殖する。レムデシビルは、RNA依存性RNAポリメラーゼを阻害することで、ウイルスの増殖を抑制する。ベクルリー点滴静注用は世界的なパンデミックとなったCOVID-19に対する初の治療薬である。

モルヌピラビル

COVID-19治療薬

- 主な商品名 ラゲブリオ
- 適応 COVID-19
- 作用機序 RNAポリメラーゼ阻害
- 主な副作用 下痢、悪心・嘔吐、眩暈、頭痛
- ポイント 新型コロナウイルス(SARS-CoV-2)は、RNA依存性RNAポリメラーゼや3CLプロテアーゼにより細胞内で増殖する。モルヌピラビルは、RNA依存性RNAポリメラーゼを阻害することで、ウイルスの増殖を抑制する。経口投与が可能であるが、カプセルのサイズは0号と大きい。症状の発現から5日以内に投与を開始する。

ニルマトレルビル

COVID-19治療薬

- 主な商品名 パキロビッド(パック)
- 適応 COVID-19
- 作用機序 3CLプロテアーゼ阻害
- 主な副作用 味覚障害、下痢、肝障害
- ポイント 新型コロナウイルス(SARS-CoV-2)は、RNA依存性RNAポリメラーゼや3CLプロテアーゼにより細胞内で増殖する。ニルマトレルビルは、3CLプロテアーゼを阻害することで、ウイルスの増殖を抑制する。CYP3Aの阻害作用が強く、併用禁忌となる薬剤は多い。本薬剤の代謝を阻害し、抗ウイルス作用を増強する目的で、リトナビルとのパックとなっている。

第14章 感染症の薬 / 14-3 抗ウイルス薬

カシリビマブ・イムデビマブ

COVID-19治療薬

主な商品名 ロナプリーブ　**適応** COVID-19
作用機序 SARS-CoV-2スパイク蛋白質への結合
主な副作用 過敏症、インフュージョンリアクション
ポイント カシリビマブ及びイムデビマブは、新型コロナウイルス(SARS-CoV-2)表面のスパイク蛋白質に結合し、ウイルスの細胞内への侵入を阻害する。作用機序はワクチン接種によって得られる抗体とほぼ同様であり、本薬剤による治療は抗体カクテル療法と呼ばれる。軽症患者への投与だけでなく、患者との濃厚接触者に対する発症予防を目的とした投与も行われている。

ソトロビマブ

COVID-19治療薬

主な商品名 ゼビュディ
適応 COVID-19
作用機序 SARS-CoV-2スパイク蛋白質への結合
主な副作用 過敏症、インフュージョンリアクション
ポイント ソトロビマブは、新型コロナウイルス(SARS-CoV-2)表面のスパイク蛋白質に結合し、ウイルスの細胞内への侵入を阻害する。作用機序はワクチン接種によって得られる抗体とほぼ同様である。軽症から中等症の患者への投与が行われている。

14-4 抗原虫薬

メトロニダゾール

抗原虫薬

主な商品名 フラジール

適応 トリコモナス症、ヘリコバクター・ピロリ感染症

作用機序 DNA鎖の切断

主な副作用 神経障害、無菌性髄膜炎

ポイント 原虫もしくは細菌の内部にてヒドロキシラジカルを発生させ、これがDNA鎖を切断し、抗原虫・抗細菌作用を発現する。内服、膣錠、外用などの剤形が存在する。ヘリコバクター・ピロリ除菌においては、一次除菌失敗後の二次除菌の際に、プロトンポンプ阻害薬、アモキシシリンとともに使用される。

イベルメクチン

駆虫薬

主な商品名 ストロメクトール

適応 腸管糞線虫症、疥癬

作用機序 無脊椎動物におけるCl⁻チャネルの透過性亢進

主な副作用 肝障害、意識障害、腎障害

ポイント 原虫などの無脊椎動物のCl⁻チャネルに選択的に作用し、Cl⁻を神経や筋細胞に流入させて過分極を引き起こし、麻痺により原虫を死に至らせる。ヒトの血液脳関門はほぼ通過しないが、投与により意識障害が現れた場合には本薬剤による治療を中止する。

第14章 感染症の薬

14-4 抗原虫薬

14-5 感冒時の漢方

葛根湯エキス
カッコントウ

漢方製剤

主な商品名 ツムラ葛根湯エキス

適応 感冒、鼻風邪、炎症性疾患

作用機序 プロスタグランジン産生抑制など

主な副作用 偽アルドステロン症、肝障害

ポイント プロスタグランジン産生抑制などの作用を示す一方、カンゾウを含有することで偽アルドステロン症に注意が、マオウを含有することでエフェドリンなどとの併用に注意が、それぞれ必要である。

小青竜湯エキス
ショウセイリュウトウ

漢方製剤

主な商品名 ツムラ小青竜湯エキス

適応 気管支炎、気管支喘息、鼻炎

作用機序 ケミカルメディエーター遊離抑制など

主な副作用 偽アルドステロン症、肝障害

ポイント ケミカルメディエーター遊離抑制などの作用を示す一方、カンゾウを含有することで偽アルドステロン症に注意が、マオウを含有することでエフェドリンなどとの併用に注意が、それぞれ必要である。

第15章

抗悪性腫瘍薬

15-1 アルキル化薬

P.326

シクロホスファミド水和物

アルキル化薬

主な商品名 エンドキサン

適応 多発性骨髄腫、悪性リンパ腫、肺癌など

作用機序 アルキル化

主な副作用 出血性膀胱炎、骨髄抑制、悪心・嘔吐

ポイント 体内で代謝されることで活性体となり、DNAのグアニン塩基をアルキル化することで、癌細胞のDNA合成を阻害する。副作用で出血性膀胱炎を起こすため、解毒薬であるメスナと併用する。造血幹細胞の増殖抑制により、白血球は減少し、免疫機能は抑制される。

イホスファミド

アルキル化薬

主な商品名 イホマイド

適応 肺小細胞癌、前立腺癌、子宮頸癌など

作用機序 アルキル化

主な副作用 出血性膀胱炎、骨髄抑制、悪心・嘔吐

ポイント 体内で代謝されることで活性体となり、DNAのグアニン塩基をアルキル化することで、癌細胞のDNA合成を阻害する。副作用で出血性膀胱炎を起こすため、解毒薬であるメスナと併用する。

ブスルファン

アルキル化薬

- **主な商品名** ブスルフェクス、マブリン
- **適応** 慢性骨髄性白血病、造血幹細胞移植の前治療
- **作用機序** アルキル化
- **主な副作用** 静脈閉塞性肝疾患、骨髄抑制、悪心・嘔吐
- **ポイント** DNAのグアニン塩基をアルキル化することで、癌細胞のDNA合成を阻害する。

ベンダムスチン塩酸塩

アルキル化薬

- **主な商品名** トレアキシン
- **適応** B細胞性非ホジキンリンパ腫など
- **作用機序** アルキル化
- **主な副作用** 血管痛、悪心・嘔吐、骨髄抑制、感染症
- **ポイント** DNAのアルキル化によって癌細胞のDNA合成を阻害するが、既存のアルキル化剤によるDNA修復機構の影響を受けないため、交差耐性が少ないと考えられている。

15-2 代謝拮抗薬

メルカプトプリン水和物

核酸代謝拮抗薬

主な商品名 ロイケリン

適応 急性白血病、慢性骨髄性白血病

作用機序 プリン塩基合成阻害

主な副作用 骨髄抑制、悪心・嘔吐

ポイント 本薬剤はチオイノシン酸となり、イノシン酸からのアデニル酸・グアニル酸の合成を阻害する。それによりアデニンやグアニンといったプリン塩基の合成系が抑制され、DNAの合成が阻害される。本薬剤はキサンチンオキシダーゼにより代謝されており、キサンチンオキシダーゼを阻害するアロプリノールなどと併用すると血中濃度の上昇がみられる。

フルオロウラシル(5-FU)

核酸代謝拮抗薬

主な商品名 5-FU

適応 胃癌、肝細胞癌、大腸癌など

作用機序 ピリミジン塩基合成阻害

主な副作用 骨髄抑制、悪心・嘔吐、下痢、手足症候群

ポイント 体内でリン酸化され、5-フルオロデオキシウリジル酸(5-FdUMP)となり、チミジル酸合成酵素を非可逆的に阻害する。それによりシトシンやチミンといったピリミジン塩基の合成系が抑制され、DNAの合成を阻害する。特徴的な副作用に、消化器症状(悪心・嘔吐、下痢など)がある。

テガフール

核酸代謝拮抗薬

主な商品名 フトラフール

適応 胃癌、大腸癌、乳癌など

作用機序 ピリミジン塩基合成阻害

主な副作用 骨髄抑制、悪心・嘔吐、下痢

ポイント 体内で代謝され、フルオロウラシルに変換されて作用を示す。チミジル酸合成酵素を非可逆的に阻害する。それによりシトシンやチミンといったピリミジン塩基の合成系が抑制され、DNAの合成を阻害する。特徴的な副作用に、消化器症状(悪心・嘔吐、下痢など)がある。

ドキシフルリジン

核酸代謝拮抗薬

主な商品名 フルツロン

適応 胃癌、大腸癌、乳癌など

作用機序 ピリミジン塩基合成阻害

主な副作用 骨髄抑制、悪心・嘔吐、下痢

ポイント 体内で代謝され、フルオロウラシルに変換されて作用を示す。チミジル酸合成酵素を非可逆的に阻害する。それによりシトシンやチミンといったピリミジン塩基の合成系が抑制され、DNAの合成を阻害する。特徴的な副作用に、消化器症状(悪心・嘔吐、下痢など)がある。

カペシタビン

核酸代謝拮抗薬

主な商品名 ゼローダ

適応 胃癌、大腸癌、乳癌など

作用機序 ピリミジン塩基合成阻害

主な副作用 骨髄抑制、悪心・嘔吐、下痢、手足症候群

ポイント 体内で代謝され、フルオロウラシルに変換されて作用を示す。チミジル酸合成酵素を非可逆的に阻害する。それによりシトシンやチミンといったピリミジン塩基の合成系が抑制され、DNAの合成を阻害する。特徴的な副作用に、消化器症状（悪心・嘔吐、下痢など）や手足症候群などがある。

レボホリナートカルシウム

活性型葉酸製剤

主な商品名 アイソボリン

適応 フルオロウラシルの抗腫瘍効果の増強

作用機序 複合体形成

主な副作用 骨髄抑制、悪心・嘔吐、下痢、手足症候群

ポイント 細胞内で還元され、レボホリナート・フルオロウラシル・チミジル酸合成酵素の3者間で複合体を形成し、チミジル酸合成酵素を強力に阻害する。上記「主な副作用」は、フルオロウラシルとの併用時のものである。

テガフール・ギメラシル・オテラシルカリウム配合剤(S-1)

核酸代謝拮抗薬

主な商品名 ティーエスワン
適応 胃癌、大腸癌、乳癌など
作用機序 ピリミジン塩基合成阻害
主な副作用 骨髄抑制、悪心・嘔吐、下痢、手足症候群
ポイント テガフールは5-FUとして作用し、ピリミジン塩基の合成を阻害する。ギメラシルは5-FUの不活化を阻害し、抗腫瘍作用を増大させる。また、オテラシルは5-FUによる消化器症状を軽減させる。

シタラビン

核酸代謝拮抗薬

主な商品名 キロサイド、スタラシド
適応 急性白血病、悪性リンパ腫
作用機序 DNAポリメラーゼ阻害
主な副作用 骨髄抑制、悪心・嘔吐
ポイント リン酸化されシタラビン三リン酸ヌクレオチド(Ara-CTP)となり、DNAポリメラーゼを阻害し、DNAの合成を阻害する。シタラビンオクホスファートはシタラビンのプロドラッグである。

第15章 抗悪性腫瘍薬

15-2 代謝拮抗薬

ゲムシタビン塩酸塩

核酸代謝拮抗薬

主な商品名 ジェムザール

適応 非小細胞肺癌、膵癌、胆道癌、尿路上皮癌など

作用機序 ピリミジン塩基合成阻害

主な副作用 骨髄抑制、間質性肺炎、悪心・嘔吐、血管炎

ポイント 細胞内で代謝され、活性型のヌクレオチドである二リン酸化物(dFdCDP)及び三リン酸化物(dFdCTP)となる。これらがDNA合成を直接的及び間接的に阻害することにより抗腫瘍作用を示す。

メトトレキサート

葉酸代謝拮抗薬

主な商品名 メソトレキセート、メトレート

適応 急性白血病、慢性骨髄性白血病、関節リウマチ

作用機序 ジヒドロ葉酸還元酵素

主な副作用 骨髄抑制、劇症肝炎、急性腎障害、間質性肺炎

ポイント ジヒドロ葉酸還元酵素の阻害により、葉酸をテトラヒドロ葉酸(活性型葉酸・還元型葉酸)に還元できなくなる。テトラヒドロ葉酸は核酸合成に必要であるため、チミジル酸合成系及びプリン合成系が抑制され、DNA合成が阻害される。酸性薬剤であり、解毒薬の1つに炭酸水素ナトリウムがある(尿アルカリ化による、メトトレキサートの尿中排泄促進)。

400

ホリナートカルシウム

抗葉酸代謝拮抗薬

主な商品名 ユーゼル、ロイコボリン

適応 テガフール・ウラシルの増強、葉酸代謝拮抗薬の解毒

作用機序 葉酸補充

主な副作用 骨髄抑制、血液障害、重篤な肝障害

ポイント 細胞に取り込まれ、活性型葉酸となり、細胞の核酸合成を再開させることでメトトレキサートの毒性を軽減させる。また、ホリナートのl体であるレボホリナートは、レボホリナート・フルオロウラシル・チミジル酸合成酵素の3者間で複合体を形成し、チミジル酸合成酵素を強力に阻害する。上記「主な副作用」は、テガフールやメトトレキサート併用時のものである。

15-3 抗腫瘍抗生物質

ドキソルビシン塩酸塩

抗腫瘍性抗生物質

主な商品名 アドリアシン

適応 悪性リンパ腫、乳癌、子宮体癌など

作用機序 インターカレーション

主な副作用 心筋障害、心不全、骨髄抑制、悪心・嘔吐

ポイント DNA鎖への嵌まり込み（インターカレーション）により、DNAの鋳型としての機能を傷害し、DNAポリメラーゼ及びRNAポリメラーゼを阻害する。また、トポイソメラーゼⅡ阻害作用も示す。ドキソルビシンの心筋障害は累積投与量と相関性があり、注意を要する。ドキソルビシンをリポソームに封入したドキシルもある。

第15章 抗悪性腫瘍薬

15-3 抗腫瘍抗生物質

401

ダウノルビシン塩酸塩

抗腫瘍性抗生物質

主な商品名 ダウノマイシン

適応 急性白血病　**作用機序** インターカレーション

主な副作用 心筋障害、心不全、骨髄抑制、ショック

ポイント DNA鎖への嵌まり込み（インターカレーション）により、DNAの鋳型としての機能を傷害し、DNAポリメラーゼ及びRNAポリメラーゼを阻害することでDNAやRNAの合成を阻害する。また、トポイソメラーゼⅡ阻害作用も示す。ダウノルビシンの心筋障害は累積投与量と相関性があり、注意を要する。

ブレオマイシン

抗腫瘍性抗生物質

主な商品名 ブレオ

適応 皮膚癌、頭頸部癌、肺癌、食道癌など

作用機序 非酵素的DNA鎖切断

主な副作用 間質性肺炎、肺線維症、ショック、出血

ポイント 主に扁平上皮癌に対して用いられる。フリーラジカル（活性酸素）を生成し、非酵素的にDNA鎖を切断し、抗腫瘍作用を示す。特徴的な副作用として、間質性肺炎、肺線維症などがある。

マイトマイシンC

抗腫瘍性抗生物質

主な商品名	マイトマイシン
適応	慢性リンパ性白血病、慢性骨髄性白血病など
作用機序	架橋形成
主な副作用	溶血性尿毒症症候群、急性腎障害、骨髄抑制
ポイント	癌細胞のDNAと結合し、二重鎖DNAへの架橋形成を介してDNAの複製を阻害する。

15-4 抗腫瘍植物アルカロイド

ビンクリスチン硫酸塩

抗悪性腫瘍vincaアルカロイド

主な商品名	オンコビン
適応	急性白血病、慢性白血病、悪性リンパ腫など
作用機序	微小管重合阻害
主な副作用	末梢神経障害、骨髄抑制、間質性肺炎
ポイント	チュブリンと結合し微小管重合を阻害することで、癌細胞の分裂を阻害する。細胞周期のうち、M期に作用する。特徴的な副作用として末梢神経障害がある。

第15章 抗悪性腫瘍薬

15-4 抗腫瘍植物アルカロイド

ビンブラスチン硫酸塩

抗悪性腫瘍vincaアルカロイド

主な商品名 エクザール

適応 悪性リンパ腫、胚細胞腫瘍(精巣腫瘍、卵巣腫瘍)、性腺外腫瘍

作用機序 微小管重合阻害

主な副作用 骨髄抑制、末梢神経炎、痙攣

ポイント チュブリンと結合し微小管重合を阻害することで、癌細胞の分裂を阻害する。細胞周期のうち、M期に作用する。特徴的な副作用として末梢神経障害がある。

パクリタキセル

タキソイド系抗悪性腫瘍薬

主な商品名 タキソール

適応 卵巣癌、非小細胞肺癌、乳癌、胃癌、子宮体癌

作用機序 微小管脱重合抑制

主な副作用 骨髄抑制、末梢神経障害、脱毛、麻痺

ポイント チュブリンと結合し、微小管の脱重合を抑制(重合を促進)することで、微小管の安定化、過形成を起こす。この作用により細胞分裂が阻害され、抗腫瘍作用を示す。細胞周期のうち、G_2～M期に作用する。パクリタキセルは無水エタノールを含むため、アルコール過敏の有無を確認する。

404

ドセタキセル

タキソイド系抗悪性腫瘍薬

主な商品名 タキソテール、ワンタキソテール

適応 乳癌、去勢抵抗性前立腺癌、非小細胞肺癌など

作用機序 微小管脱重合抑制

主な副作用 骨髄抑制、浮腫、肝障害、脱毛

ポイント チュブリンと結合し、微小管の脱重合を抑制（重合を促進）することで、微小管の安定化、過形成を起こす。この作用により細胞分裂が阻害され、抗腫瘍作用を示す。細胞周期のうち、$G_2 \sim M$期に作用する。**タキソテール**は溶解が必要だが、溶解不要の**ワンタキソテール**も販売されている。

イリノテカン塩酸塩水和物

I型DNAトポイソメラーゼ阻害型抗悪性腫瘍薬

主な商品名 カンプト、トポテシン

適応 小細胞肺癌、非小細胞肺癌、子宮頸癌、大腸癌など

作用機序 トポイソメラーゼI阻害

主な副作用 骨髄抑制、高度な下痢、悪心・嘔吐

ポイント 体内でカルボキシエステラーゼにより加水分解された後、トポイソメラーゼIを阻害することで、DNA合成が阻害され、抗腫瘍作用を示す。また、本薬剤の体内での不活性化には、グルクロン酸転移酵素の1つUGT1A1が働いており、UGT1A1の遺伝子に変異のある患者では、副作用の発現率が高くなる。特徴的な副作用には下痢がある。

エトポシド

II型DNAトポイソメラーゼ阻害型抗悪性腫瘍薬

主な商品名 ベプシド、ラステット

適応 悪性リンパ腫、急性白血病、小細胞肺癌 など

作用機序 トポイソメラーゼII阻害

主な副作用 骨髄抑制、間質性肺炎、悪心・嘔吐

ポイント トポイソメラーゼIIを阻害することで、DNA合成を抑制し、抗腫瘍作用を示す。

15-5　白金製剤

シスプラチン

抗悪性腫瘍白金錯化合物

主な商品名 ランダ、アイエーコール

適応 胃・食道癌、骨肉腫、小細胞肺癌、非小細胞肺癌 など

作用機序 架橋形成

主な副作用 腎障害、骨髄抑制、悪心・嘔吐、聴覚障害

ポイント 白金製剤である。多くの抗悪性腫瘍薬で悪心・嘔吐の副作用が現れるが、シスプラチンによる悪心・嘔吐の症状は特に強い。腎毒性軽減のために、投与前後には大量の輸液投与（ハイドレーション）を行うと共に、尿量を確保するためにマンニトールやフロセミドなどの利尿剤も投与する。生理食塩水に溶解、希釈の上、使用する。

オキサリプラチン

抗悪性腫瘍白金錯化合物

主な商品名 エルプラット

適応 大腸癌、膵癌、胃癌、小腸癌

作用機序 架橋形成

主な副作用 末梢神経障害、腎障害、悪心・嘔吐

ポイント 白金製剤である。特徴的な副作用として、末梢神経障害がある。5%ブドウ糖液に溶解、希釈の上、使用する（塩化物により分解されるため、希釈には生理食塩水は用いない）。原則、他の抗癌剤（例：カペシタビン、S-1、5-FUなど）と併用で使用される。腎毒性は少ないため、ハイドレーションや利尿剤の投与は不要である。

カルボプラチン

抗悪性腫瘍白金錯化合物

主な商品名 パラプラチン

適応 頭頸部癌、小細胞肺癌、非小細胞肺癌など

作用機序 架橋形成

主な副作用 腎障害、骨髄抑制、悪心・嘔吐、聴覚障害

ポイント 白金製剤である。癌細胞のDNAと結合し、2本鎖DNAへの架橋形成によりDNA合成を阻害し、抗腫瘍作用を示す。特徴的な副作用として、腎障害、聴覚障害がある。シスプラチンよりも腎毒性は少ないため、ハイドレーションや利尿剤の投与は不要である。

第15章 抗悪性腫瘍薬

15-5 白金製剤

15-6 分子標的薬

トラスツズマブ

モノクローナル抗体製剤

主な商品名 ハーセプチン

適応 乳癌、胃癌

作用機序 抗HER2モノクローナル抗体

主な副作用 心障害、間質性肺炎、脳浮腫、敗血症

ポイント HER2過剰発現が確認された乳癌または胃癌に使用される。特徴的な副作用に心障害があり、これは用量に依存しない。トラスツズマブにチュブリン重合阻害薬を結合させたカドサイラや、トポイソメラーゼⅠ阻害薬のデルクステカンを結合させたエンハーツもあり、主に乳癌で使用される。抗体と抗癌剤を結合させた薬剤をADCと呼ぶ。

リツキシマブ

モノクローナル抗体製剤

主な商品名 リツキサン

適応 CD20陽性のB細胞性非ホジキンリンパ腫

作用機序 抗CD20モノクローナル抗体

主な副作用 腫瘍崩壊症候群、B型肝炎の劇症化

ポイント 抗CD20モノクローナル抗体製剤であり、CD20陽性のB細胞性非ホジキンリンパ腫への抗腫瘍作用を示す。高頻度でインフュージョンリアクションを起こす。また、正常B細胞のCD20へも攻撃作用を示すことで、免疫機能を抑制する。その結果、体内に存在していた場合に、B型肝炎ウイルスの活性化や劇症肝炎の発症などの報告がある。

ベバシズマブ

モノクローナル抗体製剤

- **主な商品名** アバスチン
- **適応** 大腸癌、非小細胞肺癌、卵巣癌、乳癌など
- **作用機序** 抗VEGFモノクローナル抗体
- **主な副作用** 高血圧、消化管穿孔、創傷治癒遅延、出血、血栓塞栓症、ネフローゼ症候群
- **ポイント** 血管内皮増殖因子(VEGF)に対するモノクローナル抗体製剤であり、癌細胞に栄養する新生血管の伸長を阻害する。特徴的な副作用に高血圧、脳出血(血圧上昇による)、消化管穿孔などがある。

ラムシルマブ

モノクローナル抗体製剤

- **主な商品名** サイラムザ
- **適応** 胃癌、大腸癌、非小細胞肺癌、肝細胞癌
- **作用機序** 抗VEGFR-2モノクローナル抗体
- **主な副作用** 血栓塞栓症、消化管穿孔、心筋梗塞
- **ポイント** 血管内皮増殖因子(VEGF)が作用する、受容体(R)へのモノクローナル抗体製剤である。癌細胞に栄養する新生血管の伸長を阻害する。特徴的な副作用に心筋梗塞、血栓塞栓症、消化管穿孔などがある。

第15章 抗悪性腫瘍薬

15-6 分子標的薬

セツキシマブ

モノクローナル抗体製剤

主な商品名 アービタックス

適応 大腸癌、頭頸部癌

作用機序 抗EGFRモノクローナル抗体

主な副作用 インフュージョンリアクション、皮膚障害

ポイント 抗ヒト上皮増殖因子受容体(EGFR)へのキメラ型のモノクローナル抗体製剤であり、RAS遺伝子野生型の大腸癌に抗腫瘍作用を示す。特徴的な副作用に重度の皮膚障害(ざ瘡など)がある。RAS(KRAS/NRAS)遺伝子変異型の癌細胞は、EGFRとは無関係に増殖するため、本薬剤による治療効果が期待できない。

パニツムマブ

モノクローナル抗体製剤

主な商品名 ベクティビックス

適応 大腸癌

作用機序 抗EGFRモノクローナル抗体

主な副作用 インフュージョンリアクション、皮膚障害

ポイント 抗ヒト上皮増殖因子受容体(EGFR)への完全ヒト型のモノクローナル抗体製剤であり、RAS遺伝子野生型の大腸癌に抗腫瘍作用を示す。特徴的な副作用に重度の皮膚障害(ざ瘡など)がある。RAS(KRAS/NRAS)遺伝子変異型の癌細胞は、EGFRとは無関係に増殖するため、本薬剤による治療効果が期待できない。

イマチニブメシル酸塩

チロシンキナーゼ阻害薬

主な商品名 グリベック

適応 慢性骨髄性白血病、消化管間質腫瘍(GIST)、急性リンパ性白血病

作用機序 Bcr-ablチロシンキナーゼ阻害

主な副作用 骨髄抑制、消化管穿孔、腫瘍崩壊症候群

ポイント フィラデルフィア染色体に由来するBcr-ablチロシンキナーゼを阻害することで、白血病細胞の増殖を抑制する。慢性骨髄性白血病に使用されるが、フィラデルフィア染色体が陽性となる一部の急性リンパ性白血病へも用いられる。

スニチニブリンゴ酸塩

チロシンキナーゼ阻害薬

主な商品名 スーテント

適応 イマチニブ抵抗性の消化管間質腫瘍、腎細胞癌

作用機序 チロシンキナーゼ阻害

主な副作用 高血圧、出血、QT延長

ポイント KIT及びVEGFRチロシンキナーゼ阻害薬である。

第15章 抗悪性腫瘍薬

15-6 分子標的薬

ゲフィチニブ

チロシンキナーゼ阻害薬

- **主な商品名** イレッサ
- **適応** 非小細胞肺癌
- **作用機序** EGFRチロシンキナーゼ阻害
- **主な副作用** 急性肺障害、間質性肺炎、重度の下痢
- **ポイント** 抗ヒト上皮増殖因子受容体(EGFR)チロシンキナーゼを阻害し、EGFR遺伝子変異陽性の非小細胞肺癌への抗腫瘍作用を示す。pH依存的に溶解するため、胃酸分泌抑制薬との併用により、消化管からの吸収量が低下する。特徴的な副作用に、間質性肺炎、肺線維症などがある。同様の作用機序、特徴を有する薬剤にエルロチニブがある。

オシメルチニブメシル酸塩

チロシンキナーゼ阻害薬

- **主な商品名** タグリッソ
- **適応** 非小細胞肺癌
- **作用機序** EGFRチロシンキナーゼ阻害
- **主な副作用** 間質性肺炎、QT延長、肝障害
- **ポイント** 抗ヒト上皮増殖因子受容体(EGFR)チロシンキナーゼを阻害し、EGFR遺伝子変異陽性の非小細胞肺癌への抗腫瘍作用を示す。ゲフィチニブで耐性が認められた場合にも効果を発揮する。

クリゾチニブ

チロシンキナーゼ阻害薬

- **主な商品名** ザーコリ
- **適応** 非小細胞肺癌
- **作用機序** チロシンキナーゼ阻害
- **主な副作用** 間質性肺炎、劇症肝炎、視覚障害
- **ポイント** ALK融合遺伝子陽性やROS1融合遺伝子陽性の非小細胞肺癌では、ALKチロシンキナーゼ及びROS1チロシンキナーゼ活性が異常に亢進しており、癌化及び腫瘍増殖に関与している。本薬剤は、これらALKやROS1の融合遺伝子によって発現するALKやROS1チロシンキナーゼを阻害し、癌細胞の無秩序な細胞増殖を抑制する。

アレクチニブ塩酸塩

チロシンキナーゼ阻害薬

- **主な商品名** アレセンサ
- **適応** 非小細胞肺癌、未分化大細胞リンパ腫
- **作用機序** ALKチロシンキナーゼ阻害
- **主な副作用** 間質性肺炎、肝障害
- **ポイント** ALK融合遺伝子陽性の癌細胞では、ALKチロシンキナーゼ活性が異常に亢進しており、癌化及び腫瘍増殖に関与している。本薬剤は、これらALK融合遺伝子によって発現するALKチロシンキナーゼを阻害し、癌細胞の細胞増殖を抑制する。ALK融合遺伝子陽性の非小細胞肺癌などに用いられる。クリゾチニブで耐性が認められた場合にも効果を発揮する。

第15章 抗悪性腫瘍薬

15-6 分子標的薬

ラパチニブトシル酸塩水和物

チロシンキナーゼ阻害薬

- 主な商品名 タイケルブ
- 適応 乳癌
- 作用機序 HER2/EGFRチロシンキナーゼ阻害
- 主な副作用 間質性肺炎、肝障害
- ポイント HER2過剰発現が確認された乳癌に使用される。HER2及びEGFRチロシンキナーゼ阻害薬である。

エヌトレクチニブ

チロシンキナーゼ阻害薬

- 主な商品名 ロズリートレク
- 適応 NTRK融合遺伝子陽性の固形癌
- 作用機序 TRK/ROS1チロシンキナーゼ阻害
- 主な副作用 心臓障害、認知障害、運動失調、間質性肺炎
- ポイント NTRK融合遺伝子陽性の癌細胞では、TRKチロシンキナーゼ活性が異常に亢進しており、癌化及び腫瘍増殖に関与している。本薬剤は、NTRK融合遺伝子によって発現するTRKチロシンキナーゼを阻害し、癌細胞の無秩序な細胞増殖を抑制するため、同遺伝子陽性の固形癌に対して臓器横断的に使用できる。ROS1チロシンキナーゼ阻害作用もある。

ギルテリチニブフマル酸塩

チロシンキナーゼ阻害薬

- **主な商品名** ゾスパタ
- **適応** FLT3遺伝子変異陽性の急性骨髄性白血病
- **作用機序** FLTチロシンキナーゼ阻害
- **主な副作用** 肝障害、骨髄抑制、QT延長、間質性肺炎
- **ポイント** 急性骨髄性白血病ではしばしば予後不良な例ではFLTチロシンキナーゼを発現していることがある。本薬剤は、FLTチロシンキナーゼを阻害することで癌細胞の増殖を抑制する。

パルボシクリブ

CDK 4/6阻害薬

- **主な商品名** イブランス
- **適応** 乳癌
- **作用機序** CDK 4/6阻害
- **主な副作用** 間質性肺炎、骨髄抑制、脱毛、疲労
- **ポイント** ホルモン受容体陽性の乳癌では細胞周期におけるG1からS期への移行がE2Fという因子によって過剰に促進されている。本薬剤は、そのE2Fを活性化させているサイクリン依存性キナーゼ(CDK)4/6を阻害することにより、癌細胞の細胞周期の進行を抑制し、抗腫瘍作用を示す。原則、ホルモン療法薬と併用して使用する。

オラパリブ

PARP阻害薬

主な商品名 リムパーザ
適応 卵巣癌、乳癌
作用機序 PARP阻害
主な副作用 悪心・嘔吐、骨髄抑制、間質性肺炎
ポイント DNAの修復機構としてBRCAやPARPが知られているが、BRCAの変異は癌化に関与している。オラパリブはPARPを阻害することで癌細胞のDNA修復を阻害し、細胞増殖を抑制する。特にBRCAが変異している癌細胞では効果が期待できる。

テムシロリムス

mTOR阻害薬

主な商品名 トーリセル
適応 腎細胞癌
作用機序 mTOR阻害
主な副作用 間質性肺炎、脂質異常、肝障害
ポイント 癌細胞増殖のためのシグナル伝達を担うmTORを阻害し、抗腫瘍作用を示す。また、本薬剤の投与により肝炎ウイルスの再活性化などがみられている。投与前に肝炎ウイルスの検査をしておくこと。

エベロリムス

mTOR阻害薬

- **主な商品名** アフィニトール、サーティカン
- **適応** 腎細胞癌、乳癌、臓器移植における拒絶反応の抑制
- **作用機序** mTOR阻害
- **主な副作用** 間質性肺炎、脂質異常、腎障害
- **ポイント** 癌細胞増殖のためのシグナル伝達を担うmTORを阻害し、抗腫瘍作用を示す。また、本薬剤の投与により肝炎ウイルスの再活性化などがみられている。投与前に肝炎ウイルスの検査をしておくこと。その他、臓器移植における拒絶反応の抑制にも用いられる。

ボルテゾミブ

プロテアソーム阻害薬

- **主な商品名** ベルケイド
- **適応** 多発性骨髄腫
- **作用機序** プロテアソーム阻害
- **主な副作用** 末梢神経障害、肺障害、心障害
- **ポイント** プロテアソームはすべての真核細胞に存在し、細胞内で不要になったタンパク質を分解する役割を担っている。癌細胞のプロテアソームを選択的に阻害、NF-κBの働きを抑制することにより、癌細胞の増殖抑制やアポトーシスの誘導を招く。特徴的な副作用に末梢神経障害がある。

第15章 抗悪性腫瘍薬

15-6 分子標的薬

ニボルマブ

免疫チェックポイント阻害薬

主な商品名 オプジーボ
適応 悪性黒色腫、非小細胞肺癌、腎細胞癌など
作用機序 抗PD-1モノクローナル抗体
主な副作用 間質性肺炎、自己免疫疾患
ポイント 癌細胞のPD-L1とT細胞(免疫担当細胞)のPD-1が結合すると、癌細胞は免疫の攻撃対象から除外される。この仕組みを免疫チェックポイントといい、本薬剤は抗PD-1モノクローナル抗体製剤であるため、PD-L1とPD-1の結合を阻害し、癌細胞を免疫の攻撃対象にすることができる。特徴的な副作用として、自己免疫疾患の発症がある。

ペムブロリズマブ

免疫チェックポイント阻害薬

主な商品名 キイトルーダ
適応 悪性黒色腫、非小細胞肺癌、腎細胞癌など
作用機序 抗PD-1モノクローナル抗体
主な副作用 間質性肺炎、自己免疫疾患
ポイント 本薬剤は抗PD-1モノクローナル抗体製剤であるため、PD-L1とPD-1の結合を阻害し、癌細胞を免疫の攻撃対象にすることができる。日本で初めて癌の臓器横断的な適応(MSI-Highの固形癌であれば、臓器を問わず使用できる)を取得した薬剤である。

アテゾリズマブ

免疫チェックポイント阻害薬

- **主な商品名** テセントリク
- **適応** 乳癌、小細胞肺癌、非小細胞肺癌
- **作用機序** 抗PD-L1モノクローナル抗体
- **主な副作用** 間質性肺炎、自己免疫疾患
- **ポイント** 癌細胞のPD-L1とT細胞(免疫担当細胞)のPD-1が結合すると、癌細胞は免疫の攻撃対象から除外される。この仕組みを免疫チェックポイントといい、本薬剤は抗PD-L1モノクローナル抗体製剤であるため、PD-L1とPD-1の結合を阻害し、癌細胞を免疫の攻撃対象にすることができる。小細胞肺癌や乳癌では抗癌剤と併用して使用される。

イピリムマブ

免疫チェックポイント阻害薬

- **主な商品名** ヤーボイ
- **適応** 悪性黒色腫、腎細胞癌
- **作用機序** 抗CTLA-4モノクローナル抗体
- **主な副作用** 下痢、大腸炎、消化管穿孔
- **ポイント** 抗原提示細胞のB7(CD80/86)とT細胞のCTLA-4が結合すると、T細胞の活性は抑制される。本薬剤は抗CTLA-4モノクローナル抗体であり、B7とCTLA-4の結合を阻害し、癌細胞への免疫反応を活性化させる。抗PD-1モノクローナル抗体(ニボルマブなど)とは異なる作用点で免疫機構を増強させるため、両者の併用により相乗効果が得られる。

15-7 その他の抗悪性腫瘍薬

トレチノイン

ビタミンA活性代謝物・APL治療薬

主な商品名 ベサノイド
適応 急性前骨髄球性白血病
作用機序 分化誘導
主な副作用 レチノイン酸症候群、白血球増多症、血栓症、血管炎、感染症、錯乱
ポイント PML-RARαキメラ遺伝子による幼若白血球の成長抑制作用を解除し、白血球の成長・分化を誘導する。ビタミンA製剤であり、催奇形性があるため、妊婦には禁忌である。妊娠する可能性のある婦人に使用する際は、少なくとも投与の開始前・中止後の1ヶ月間は必ず避妊すること。

チサゲンレクルユーセル

ヒト体細胞加工製品(再生医療等製品)

主な商品名 キムリア
適応 CD19陽性のB細胞性急性リンパ芽球性白血病
作用機序 細胞療法 **主な副作用** サイトカイン放出症候群
ポイント 日本初のCAR-T細胞製剤であり、CD19陽性の急性リンパ性白血病などに用いられる。患者自身のT細胞を取り出し、CD19を特異的に認識する「CAR」を結合させる(これを改変という)。改変したT細胞(CAR-T細胞)を患者の体内に戻すと、白血病細胞のCD19を見つけ出して攻撃することで白血病細胞を死滅させると考えられている。CAR-T細胞は体内で定着するため、基本的に1度の投与で効果は持続する。

第16章

医薬品の理解に必要な薬学用語

16-1 基礎的な薬学用語

吸収

薬物などの血中への移動のこと。消化管吸収であれば「消化管内から血中へ」、再吸収であれば「尿細管から血中へ」、骨吸収であれば「骨から血中へ」の移動を表す。

分布

血中薬物の細胞内への移動のこと。分布した薬物が薬効を示す。血中でアルブミンやα_1-酸性糖タンパク質などのタンパク質と結合していない、遊離型の薬物が分布できる。

代謝

酵素などにより、薬物の化学構造に変化が生じること。代謝されることでほとんどの薬物は薬効を失うが、プロドラッグは代謝されることで薬効を発現する。

排泄

薬物が体外へ向かうこと。腎排泄(尿中排泄)や、胆汁中排泄(便による排泄)などがある。

CYP(シトクロムP450)

P450またはCYPと表記される代表的な薬物代謝酵素。ヒト体内ではCYP3A4が最も多い。薬物代謝以外に、ホルモン合成などにも関与する。

P糖タンパク質

腎臓、消化管、血液脳関門などの細胞膜上に存在し、薬物(Ca拮抗薬など)の輸送を行う。P糖タンパク質により、薬物は細胞外へ排出される。薬効の減弱に関与する。

脱分極

細胞内に陽イオン(Na^+など)が増えた状態。細胞では活動電位が発生し、興奮的な反応が起こる。細胞内へのNa^+の流入が促進された場合だけでなく、K^+の流出が抑制された場合にも脱分極は起こる。

再分極

細胞内に増えた陽イオン(特にK^+)が流出していく状態。脱分極の後に起こり、興奮が鎮まる。

過分極

細胞内に陰イオン(特にCl^-)が増えた状態。細胞には抑制的な反応をもたらす。

自律神経

「交感神経」と「副交感神経」による機構のことをいう。自律神経は、自分の意思とは無関係に働く。交感神経と副交感神経は、おおよそ相反する作用を示し、両者で身体のバランスを調節している。

交感神経

活動的な身体の状態を支えている神経。「闘争と逃走の神経」とも呼ばれる。交感神経の興奮時には、神経終末よりノルアドレナリンが放出される。

例えば、スポーツの試合中では、身体には

- ・心拍数増加、気管支拡張（より多くの酸素を全身に送るため）
- ・消化管運動抑制、排尿機能抑制（食事やトイレに行きたくならないようにするため）

などの反応が自然と現れる。これらは交感神経が興奮し、放出されたノルアドレナリンが α や β 受容体に結合することで現れる。

ISA

内因性交感神経刺激作用を指す。β 遮断薬である、アセブトロールなどでみられる作用。これらはISAによる弱い刺激作用があることで、心拍数や心筋収縮力の低下は小さくなる。β 遮断薬自体の副作用軽減が期待できる一方、重症心不全患者に対してはISAのない薬の方が優れた治療効果を示すこともある。

MSA

膜安定化作用を指す。β 遮断薬が持つ、細胞内への Na^+ の流入を阻害する作用。プロプラノロールなどでみられる。理論的には β 遮断薬の作用に対して補助的に働くものであるが、作用自体は弱く臨床的な意義は小さい。

副交感神経

安静時や食事の際の身体の状態を支えている神経。「休養と栄養の神経」とも呼ばれる。副交感神経の興奮時には、神経終末よりアセチルコリンが放出される。

アセチルコリンは効果器側のムスカリン（M）受容体に作用し、

- ・消化管運動の促進、消化液の分泌（食事や排便を促すため）
- ・心機能の抑制、気管支の収縮、縮瞳（身体を休養させるため）

などの反応を起こす。

3級アミン

副交感神経系に作用する薬の、ピロカルピンやアトロピンなど

第16章 医薬品の理解に必要な薬学用語

16-1 基礎的な薬学用語

でみられる構造。イオンの形をとっていないため、眼や消化管、中枢への浸透性がよい。

4級アンモニウム

副交感神経系に作用する薬の、アセチルコリンやプロパンテリンなどでみられる構造。陽イオンの形をとっており、眼や消化管、中枢への浸透性は悪い。

ノルアドレナリン再取り込み

交感神経終末から放出されたノルアドレナリンは、モノアミントランスポーターによって、再び交感神経へと取り込まれ、その活性を失う。この過程を「再取り込み」という。モノアミントランスポーターの阻害により、ノルアドレナリンの再取り込みが阻害されると、シナプス間隙でのノルアドレナリン濃度が上昇し、アドレナリン受容体（α, β受容体）への刺激作用が増強される。ノルアドレナリン再取り込み阻害薬は、交感神経興奮様作用を発現したり、うつ症状を改善したりする。

セロトニン再取り込み

セロトニンは、セロトニントランスポーターにより神経内部へ取り込まれる。また、セロトニントランスポーターはモノアミントランスポーターの一種である。薬剤の使用によって、セロトニントランスポーターが阻害（セロトニン再取り込みが阻害）されると、シナプス間隙でのセロトニン濃度が上昇し、セロトニン受容体への刺激作用が増強される。セロトニン再取り込み阻害薬は、うつ症状を改善する。

血液/ガス分配係数

全身麻酔薬で用いられる指標。速やかに麻酔効果を発現するものは、この係数が小さい。

MAC

全身麻酔薬で用いられる指標。最小肺胞濃度の略称。強い麻酔効果を発現するものは、この値が小さい。

プロドラッグ

代謝を受けた後に、薬効を発現するものをいう。

アンテドラッグ

ステロイドの外用薬に多く、特定部位で作用を示した後、体内に吸収されると速やかに不活性化されるものをいう。

16-2 イオンチャネル

Na⁺チャネル

チャネルの開口により、細胞内へのNa⁺流入が起こる。脱分極により活動電位が発生し、神経による刺激伝導の促進などを起こす。

Ca²⁺チャネル

チャネルの開口により、細胞内へのCa²⁺流入が起こる。血管平滑筋、心筋、骨格筋などの収縮を起こす。

K⁺チャネル

チャネルの開口により、細胞外へのK⁺流出が起こる。主に再分極に関与する。

Cl⁻チャネル

チャネルの開口により、細胞内へのCl⁻流入が起こる。過分極により、リラックス状態や眠気などを招く。

16-3 酵素

アデニル酸シクラーゼ

cAMPを合成する酵素。

cAMP(サイクリックエーエムピー)

平滑筋弛緩、血小板凝集阻害、心筋収縮などの反応を起こす。Gsタンパク質共役型の受容体が刺激されると、アデニル酸シクラーゼの活性化が起こり、cAMPの産生が促進される。

グアニル酸シクラーゼ

cGMPを合成する酵素。

cGMP(サイクリックジーエムピー)

平滑筋弛緩に基づく反応(特に血管拡張、利尿、勃起)を起こす。ANP受容体の刺激やNOの遊離などにより、グアニル酸シクラーゼの活性化が起こると、cGMPの産生が促進される。

PDE(ホスホジエステラーゼ)

cAMPやcGMPを分解する酵素。主にcAMPを分解するが、PDE VはcGMPを選択的に分解する。

MAO

モノアミンオキシダーゼの略称。主にドパミン、アドレナリン、ノルアドレナリンなどのカテコールアミン類に作用し、その活性を低下させる酵素。またカテコールアミン以外ではセロトニ

ンの活性も低下させる。MAO阻害薬により、カテコールアミンやセロトニンによる作用は増強される。

COMT

カテコール-O-メチルトランスフェラーゼの略称。ドパミン、アドレナリン、ノルアドレナリンなどのカテコールアミン類に作用し、その活性を減弱させる酵素。COMT阻害薬により、カテコールアミンやセロトニンによる作用は増強される。

ChE(コリンエステラーゼ)

アセチルコリンの分解酵素。コリンエステラーゼを阻害することで、シナプス間隙でのアセチルコリン濃度が上昇し、主にM受容体への刺激作用を増強し、副交感神経興奮様作用を示す。

GABAトランスアミナーゼ

GABAを放出する神経や、グリア細胞内に存在するGABA分解酵素のこと。

Na⁺,K⁺-ATPase(ナトリウムポンプ)

細胞内のNa^+と細胞外のK^+を交換する機構。Na^+とK^+は共に低濃度側から高濃度側へ移動することになり、自然のルールに逆らった動きとなるためATPを消費する。

ACE(アンギオテンシン変換酵素)

アンギオテンシンⅠ(不活性)をアンギオテンシンⅡ(活性体)へと変換させる酵素。アンギオテンシンⅡは血管収縮及びアルドステロン分泌を行う。

H⁺,K⁺-ATPase(プロトンポンプ)

細胞内のH^+と細胞外のK^+を交換する機構。H^+とK^+は共に低濃度側から高濃度側へ移動することになり、自然のルールに逆らった動きとなるためATPを消費する。こうして、胃腔内に分泌されたH^+が胃酸(HCl)となる。

COX(シクロオキシゲナーゼ)-1

COX-1により生成されるプロスタグランジン(PG)は生理的役割(胃粘膜保護、血管・血小板・腎臓の機能維持)を担う。

COX(シクロオキシゲナーゼ)-2

COX-2により生成されるプロスタグランジン(PG)は熱や痛みの原因となる。

16-4 受容体

イオンチャネル内蔵型受容体

受容体の刺激により、内蔵されたイオンチャネルが開口し、細胞内外のイオンの移動を行うものをいう。受容体の刺激により、基本的には細胞外イオンが細胞内へ流入する。

陽イオンチャネル内蔵型受容体

受容体の刺激により、Na^+など陽イオンを細胞内に流入させる。陽イオンの流入は脱分極を起こし、細胞に興奮的な反応（刺激伝導、骨格筋・平滑筋収縮など）を招く。代表的な受容体にN_N受容体、N_M受容体、5-HT_3受容体がある。

N_N受容体

ニコチン受容体の1つ。Na^+チャネルを内蔵し、脱分極を起こす。自律神経の神経節（神経と神経の繋ぎ目部分）などに存在し、節前線維と節後線維のシグナル伝達を担う。ニコチン受容体と呼ばれるが、体内では主にアセチルコリンにより受容体は刺激されている。

N_M受容体

ニコチン受容体の1つ。Na^+チャネルを内蔵し、脱分極を起こす。骨格筋に存在し、受容体の刺激によって筋収縮を起こす。ニコチン受容体と呼ばれるが、体内では主にアセチルコリンにより受容体は刺激されている。

陰イオンチャネル内蔵型受容体

受容体の刺激により、Cl^-など陰イオンを細胞内に流入させる。陰イオンの流入は過分極を起こし、細胞に抑制的な反応（眠気、リラックス）を招く。代表的な受容体に$GABA_A$受容体がある。

$GABA_A$受容体

Cl^-チャネル内蔵型であり、チャネルとまとめて$GABA_A$受容体-Cl^-チャネル複合体とも呼ばれている。この$GABA_A$受容体-Cl^-チャネル複合体の中に、ベンゾジアゼピン受容体やバルビツール酸誘導体結合部位が含まれる。$GABA_A$受容体の作用によりCl^-が神経内に流入し、眠気の発現、リラックスなどの抑制的な反応が現れる。

酵素関連型受容体

受容体自体が酵素活性を持つものと、受容体の細胞内側で酵素と共役している受容体がある。受容体自体が酵素活性を持つものにはANP受容体が、酵素と共役しているものにはインスリ

ン受容体や上皮増殖因子受容体（EGFR）がある。

ANP受容体

刺激により膜結合型グアニル酸シクラーゼを活性化させ、cGMPを合成し、血管拡張や利尿などの作用を起こす。

インスリン受容体

受容体は膜1回貫通型である。受容体刺激により、チロシンキナーゼの活性化が起こり、糖輸送担体（GLUT）の細胞表面への発現を起こす。細胞表面に発現したGLUTは血中の糖を細胞内へと移動させるので、次の2つの作用を示す。

・糖からのエネルギー産生
・血糖値を降下させる

上皮増殖因子受容体（EGFR）

受容体は膜1回貫通型である。受容体刺激により、チロシンキナーゼの活性化が起こるが、それは癌細胞において癌の成長や増殖を引き起こす。なお、上皮成長因子受容体とも表記される。

細胞内受容体

ステロイドホルモンや甲状腺ホルモンの受容体が代表的。ステロイドホルモンは脂溶性が高く、細胞膜を容易に通過し、細胞内の受容体に結合して複合体を形成し、作用を発現する。

Gタンパク質共役型受容体

受容体は膜7回貫通型である。受容体の刺激により、受容体内部に存在するGTP結合タンパク質（Gタンパク質）が反応の連鎖を進めていく受容体である。受容体内部のGタンパク質にはGq、Gs、Giの3種類があり、それぞれで引き起こされる反応は異なる。Gq、Gsタンパク質共役型受容体の刺激では「興奮的・促進的な反応」が起きることが多く、Giタンパク質共役型受容体の刺激では「抑制的な反応」が起きることが多い。

Gqタンパク質共役型受容体

刺激により、ホスホリパーゼCの活性化を起こす。おおよそ興奮・促進的な反応を起こし、具体的にはM_1、M_3、α_1、H_1、$5-HT_2$、AT_1、ET_A、ET_B、TXA_2などの受容体がある。

Gsタンパク質共役型受容体

刺激により、アデニル酸シクラーゼの活性化からのcAMP増加を起こす。おおよそ興奮・促進的な反応を起こし、具体的にはβ_1、β_2、β_3、H_2、$5-HT_4$、PGI_2、A_2などの受容体がある。

Giタンパク質共役型受容体

刺激により、アデニル酸シクラーゼの抑制、cAMP低下を起こす。おおよそ抑制的な反応を起こし、具体的にはM_2、α_2、$5\text{-}HT_1$、D_2、$GABA_B$、μ、κ、A_1、ADPなどの受容体がある。

α_1受容体

アドレナリン受容体の1つ。Gqタンパク質共役型受容体であり、興奮的な反応に関与する。血管平滑筋、瞳孔散大筋、尿道括約筋、前立腺平滑筋などに分布する、交感神経興奮作用の発現を担う受容体。刺激により、血管収縮、瞳孔散大、尿道括約筋収縮などの作用が現れる。また、α_1受容体の遮断では、前述の反応が抑制される他、前立腺平滑筋の弛緩作用も示し、前立腺肥大症患者の排尿障害を改善できる。

α_2受容体

アドレナリン受容体の1つ。Giタンパク質共役型受容体であり、受容体への刺激では、生理活性を抑制させる反応が起きる。血管運動中枢の抑制や、神経終末からのノルアドレナリンの放出抑制などを起こす。α_2受容体への刺激は、交感神経の興奮作用とは考えない。

β_1受容体

アドレナリン受容体の1つ。Gsタンパク質共役型受容体であり、cAMPを産生し、心機能や腎からのレニン分泌を促進させる。交感神経興奮作用の発現を担う。

β_2受容体

アドレナリン受容体の1つ。Gsタンパク質共役型受容体であり、cAMPを産生し、平滑筋を弛緩・拡張させる。交感神経興奮作用の発現を担う。

β_3受容体

アドレナリン受容体の1つ。Gsタンパク質共役型受容体であり、cAMPを産生し、膀胱平滑筋(排尿筋)を弛緩・拡張させる。交感神経興奮作用の発現を担う。

M_1受容体

ムスカリン受容体の1つ。アセチルコリンにより刺激される。Gqタンパク質共役型受容体であり、胃酸分泌の促進など、生理活性を興奮させる反応を起こす。副交感神経興奮作用の発現を担う。

M₂受容体

ムスカリン受容体の1つ。アセチルコリンにより刺激される。
Giタンパク質共役型受容体であり、心収縮力の減弱や心拍数
の減少など、生理活性を抑制させる反応を起こす。副交感神経
興奮作用の発現を担う。

M₃受容体

ムスカリン受容体の1つ。アセチルコリンにより刺激される。
Gqタンパク質共役型受容体であり、平滑筋の収縮や唾液分泌
の促進など、生理活性を興奮させる反応を起こす。副交感神経
興奮というと、主にM₃受容体への刺激作用を指す。

抗コリン薬

ムスカリン（M）受容体を遮断する薬物をいう。

GABA_B受容体

Giタンパク質共役型受容体。脊髄に存在し、刺激により鎮静
や筋弛緩などの抑制的な反応が現れる。

μ受容体

オピオイド受容体の1つ。Giタンパク質共役型受容体で、抑制
的な反応に関与する。μ受容体は、主に大脳、脊髄など中枢に
存在し、刺激により強力な鎮痛作用を示す。その他、μ受容体
は消化器系の副交感神経上にも存在しており、刺激によりアセ
チルコリンの放出を抑制し、消化管運動を抑制する。

κ受容体

オピオイド受容体の1つ。Giタンパク質共役型受容体で、抑制
的な反応に関与する。κ受容体は、主に大脳、脊髄など中枢に
存在し、刺激により鎮痛作用を示す（鎮痛活性は μ受容体＞κ
受容体）。

A₁受容体

アデノシン受容体の1つ。Giタンパク質共役型受容体であり、
刺激によりcAMPを減少させる。A₁受容体に関しては、強心
薬であるアミノフィリンのように、遮断することでcAMPを増
加させる薬が多い。

A₂受容体

アデノシン受容体の1つ。Gsタンパク質共役型受容体であり、
刺激によりcAMPを産生し、血管拡張や心機能促進などを起こ
す。

AT₁受容体

Gqタンパク質共役型受容体。受容体の刺激により、血管収縮による血圧上昇、アルドステロン分泌促進、心肥大と刺激伝導系の障害などを起こす。

ETₐ受容体

エンドセリン受容体の1つ。Gqタンパク質共役型受容体で、血管収縮を起こす。

ET_B受容体

エンドセリン受容体の1つ。Gqタンパク質共役型受容体で、血管平滑筋のET_B受容体は血管収縮を起こすが、血管内皮細胞のET_B受容体はNO遊離による血管拡張を起こす。

H₁受容体

ヒスタミン受容体の1つ。Gqタンパク質共役型受容体であり、H₁受容体刺激による代表的な反応として各種アレルギー反応（鼻炎、気管支喘息、蕁麻疹などの原因）がある。

H₂受容体

ヒスタミン受容体の1つ。Gsタンパク質共役型受容体であり、H₂受容体刺激による代表的な反応には胃酸分泌がある。

LT受容体

サイトカインであるロイコトリエンの受容体。刺激により鼻閉や気管支収縮などが起きる。蕁麻疹には関与しない。

5-HT₁受容体

セロトニン受容体の1つ。Giタンパク質共役型受容体であり、神経からのセロトニン放出抑制、睡眠などに関与。

5-HT₂受容体

セロトニン受容体の1つ。Gqタンパク質共役型受容体であり、刺激により統合失調症の陰性症状の発現、血小板の凝集などに関与。

5-HT₃受容体

セロトニン受容体の1つ。刺激により、陽イオン透過性が亢進し、嘔吐や消化管運動促進に関与する。5-HT₃受容体は、Gタンパク質共役型ではなく、陽イオンチャネル内蔵型の受容体である。

5-HT₄受容体

セロトニン受容体の1つ。Gsタンパク質共役型受容体であり、刺激により消化管でのアセチルコリン遊離促進に関与。

D₂受容体

ドパミン受容体の1つ。Giタンパク質共役型受容体であるため、大半の部位では、刺激により抑制的な反応を起こす。中枢神経系においては、D_2受容体の刺激により統合失調症の陽性症状（幻覚、幻聴など）が現れるとされている。また、大脳基底核のD_2受容体への刺激が不足することでパーキンソニズムが現れるとされている。

その他、D_2受容体への刺激は次のような作用も示す。

- **アセチルコリン遊離抑制による、消化管運動の抑制**
- **プロラクチン分泌の抑制**
- **嘔気、嘔吐の発現**

PGE₁（プロスタノイドEP）受容体

刺激により胃粘液の分泌や胃血流量の増加などの作用を示す一方、炎症や疼痛などの原因にもなる。PGE_2受容体も、プロスタノイドEP受容体と表記される。

PGI₂（プロスタノイドIP）受容体

プロスタグランジン（PG）I_2の受容体。Gsタンパク質共役型受容体であり、血管拡張、血小板凝集抑制などを起こす。

TXA₂（プロスタノイドTP）受容体

トロンボキサン（TX）A_2の受容体。Gqタンパク質共役型受容体であり、平滑筋収縮、血小板凝集促進などを起こす。

ADP受容体

Giタンパク質共役型受容体であり、刺激によりcAMPを減少させる。ADP受容体に関しては、抗血栓薬であるクロピドグレルのように、遮断することでcAMPを増加させる薬が多い。

16-5 癌に関わる専門用語

ADC

Antibody Drug Conjugate（抗体薬物複合体）の略称。抗体薬に抗癌剤を結合させた構造を有する。代表的な薬剤にトラスツズマブ　エムタンシン（**カドサイラ**）やトラスツズマブ　デルクステカン（**エンハーツ**）などがある。

ALK（アルクもしくはエーエルケー）

肺癌の一部で認められる遺伝子変異の一種（ALK融合遺伝子）。この遺伝子から産生されるALK融合タンパク質が癌細胞の増殖に関与している。ALK融合タンパク質を標的とする薬剤に

はクリゾチニブ（**ザーコリ**）やアレクチニブ（**アレセンサ**）など
がある。

Bcr-abl（ビーシーアールエイブル）

慢性骨髄性白血病（CML）の発症に関与している。CML患者は
Ph（フィラデルフィア）染色体という異常な染色体を持ち、こ
の染色体上にある異常な遺伝子がBcr-abl遺伝子である。この
遺伝子から産生されたBcr-ablチロシンキナーゼを阻害するの
がイマチニブ（**グリベック**）である。

BRCA（ブラカもしくはビーアールシーエー）

癌抑制タンパク質を産生する遺伝子でDNAの修復に関与して
いる。BRCA遺伝子に変異があると、DNA修復がうまくでき
ないことから卵巣癌や乳癌の発症に関与している。BRCA遺伝
子に変異があると、PARP阻害薬（例：オラパリブ）の効果が高
まる可能性が示唆されている。

CD19・CD20

B細胞の細胞膜に存在している膜貫通型リン酸化タンパク質。
B細胞の活性化と増殖に関与し、造血器腫瘍ではしばしば腫瘍
細胞の悪性化や増殖活性に関与している。CD19を標的とする
薬剤にチサゲンレクルユーセル（**キムリア**）、CD20を標的とす
る薬剤にリツキシマブ（**リツキサン**）などがある。

CDK

Cyclin-Dependent Kinase（サイクリン依存性キナーゼ）の略
称。特にCDK4やCDK6は癌細胞の細胞周期のうち、G_1期か
らS期への移行に関与している。これを標的とする薬剤にはパ
ルボシクリブ（**イブランス**）がある。

CTLA-4

T細胞の表面に存在しており、抗原提示細胞のCD80/86と結
合することで癌に対する免疫が抑制される。これを免疫チェッ
クポイントと呼ぶ。CTLA-4を標的とする薬剤にはイピリムマ
ブ（**ヤーボイ**）がある。

EGFR

Epidermal Growth Factor Receptor（上皮増殖因子受容体）
の略称。大腸癌や肺癌で発現が認められ、癌細胞の増殖に関与
している。特に肺癌ではEGFRが変異していることが多く、こ
の場合、ゲフィチニブ（**イレッサ**）やオシメルチニブ（**タグリッ
ソ**）などが使用される。大腸癌では抗体薬のパニツムマブ（**ベク
ティビックス**）やセツキシマブ（**アービタックス**）が使用される。

FLT

FMS-Like Tyrosine Kinaseの略称。急性骨髄性白血病（AML）ではFLT3遺伝子が変異していることがあり、予後不良因子である。この遺伝子から産生されるFLT3チロシンキナーゼが癌細胞の増殖に関与している。FLT3タンパク質を標的とする薬剤にはギルテリチニブ（**ゾスパタ**）がある。

HER2（ハーツー）

Human Epidermal growth factor Receptor type2（ヒト上皮増殖因子受容体2）の略称。乳癌や胃癌の約20％前後で発現が認められ、癌細胞の増殖に関与している。これを標的とする薬剤にはトラスツズマブ（**ハーセプチン**）がある。

NTRK（エヌトレック）

固形癌の一部で認められる遺伝子変異の一種（NTRK融合遺伝子）。この遺伝子から産生されるTRK融合タンパク質が癌細胞の増殖に関与している。TRK融合タンパク質を標的とする薬剤にはエヌトレクチニブ（**ロズリートレク**）があり、癌腫横断的に使用可能である。

mTOR（エムトール）

細胞増殖や生存に関わる細胞内のシグナル伝達に関与するタンパク質である。癌細胞の増殖にも関与しており、これを標的とする薬剤にはエベロリムス（**アフィニトール**）などがある。

PARP（パープ）

Poly (ADP-ribose) Polymeraseの略称。DNA修復酵素の一種で、一本鎖切断部位を修復する。これを標的とする薬剤にはオラパリブ（**リムパーザ**）がある。

PD-1・PD-L1

PD-1はProgrammed cell Death-1の略称。T細胞の表面に存在しており、癌細胞のPD-L1と結合することで癌に対する免疫が抑制される。これを免疫チェックポイントと呼んでいる。PD-1を標的とする薬剤にはニボルマブ（**オプジーボ**）やペムブロリズマブ（**キイトルーダ**）があり、PD-L1を標的とする薬剤にはアテゾリズマブ（**テセントリク**）がある。

RAS（ラス）

EGFRの下流に存在するタンパク質。癌細胞のEGFRからRASタンパクを介して増殖シグナルが核に伝わり、癌の増殖や進展に関与している。これが変異している場合、EGFRに対する抗体薬（パニツムマブ、セツキシマブ）は無効となる。

ROS1（ロスワン）

肺癌の一部で認められる遺伝子変異の一種（ROS1融合遺伝子）。この遺伝子から産生されるROS1融合タンパク質が癌細胞の増殖に関与している。ROS1融合タンパク質を標的とする薬剤にはクリゾチニブ（**ザーコリ**）がある。

VEGF

Vascular Endothelial Growth Factor（血管内皮増殖因子）の略称。癌細胞が過剰に産生することで血管新生を促進させ、栄養・酸素などの獲得を促す。これによって癌細胞の増殖が促進される。これを標的とする薬剤にはベバシズマブ（**アバスチン**）がある。

VEGFR

VEGFが結合する受容体。血管内皮細胞に存在し、癌細胞の増殖に関与している。これを標的とする薬剤には抗体薬のラムシルマブ（**サイラムザ**）や低分子のスニチニブ（**スーテント**）などがある。

一般名索引

アルファベット、数字

- A型ボツリヌス毒素 51
- dl-イソプレナリン塩酸塩 6,133
- dl-メチルエフェドリン塩酸塩 14
- D-マンニトール 165
- L-カルボシステイン 175

ア

- アカルボース 250
- アクタリット 329
- アコチアミド塩酸塩水和物 193
- アザチオプリン 325
- 亜酸化窒素 57
- アシクロビル 383
- アジスロマイシン水和物 .. 360
- アジルサルタン 142
- アスピリン 278,313
- アセタゾラミド 158,308
- アセチルコリン塩化物 27
- アセチルシステイン 175
- アセトアミノフェン 322
- アセブトロール塩酸塩 21
- アゼラスチン塩酸塩 338
- アダパレン 368
- アダリムマブ 197,332
- アテゾリズマブ 419
- アテノロール 20
- アトモキセチン塩酸塩 114
- アトルバスタチンカルシウム水和物 258
- アドレナリン 2
- アトロピン硫酸塩水和物 33,133
- アナストロゾール 238
- アバカビル硫酸塩 375
- アバタセプト 334
- アピキサバン 289
- アビラテロン酢酸エステル 234
- アプラクロニジン塩酸塩 .. 306
- アフリベルセプト 310
- アプリンジン塩酸塩 128
- アプレピタント 207
- アマンタジン塩酸塩 ... 86,380
- アミオダロン塩酸塩 130
- アミカシン硫酸塩 358
- アミトリプチリン塩酸塩 .. 104
- アミノ安息香酸エチル 45
- アミノフィリン水和物 120
- アムホテリシンB 373
- アムロジピンベシル酸塩 .. 137
- アメジニウムメチル硫酸塩 146
- アメナメビル 385
- アモキサピン 105
- アモキシシリン水和物 348
- アモスラロール塩酸塩 24
- アリスキレンフマル酸塩 .. 142
- アリピプラゾール 99
- アリルエストレノール 241
- アルガトロバン水和物 286
- アルテプラーゼ 290
- アルファカルシドール 272
- アルベカシン硫酸塩 358

アレクチニブ塩酸塩......413
アレンドロン酸ナトリウム水
和物................274
アロチノロール塩酸塩.....24
アロプリノール........267
アンデキサネット アルファ 291
アンピシリン.........349
アンフェタミン........13
アンブリセンタン.......148
アンブロキソール塩酸塩..174
アンベノニウム塩化物....31
アンレキサノクス.......336

イ

イグラチモド.........334
イコサペント酸エチル....265
イストラデフィリン......91
イソクスプリン塩酸塩.....6
イソソルビド.........166
イソニアジド.........367
イソフルラン.........57
イトラコナゾール.......369
イバブラジン塩酸塩.....124
イピリムマブ.........419
イブジラスト.........346
イブプロフェン........315
イプラグリフロジン　L-プロ
リン................255
イプラトロピウム臭化物水和
物..................38
イプリフラボン........272
イベルメクチン........391
イホスファミド........394
イマチニブメシル酸塩....411
イミダフェナシン.......40

イミダプリル塩酸塩......139
イミプラミン塩酸塩......105
イミペネム水和物・シラスタ
チンナトリウム.........352
イリノテカン塩酸塩水和物 405
インスリン アスパルト...244
インスリン グラルギン...245
インスリン グルリジン...244
インスリン デグルデク...245
インスリン デテミル....245
インスリン リスプロ....244
インターフェロン アルファ
................210,386
インダカテロールマレイン酸
塩................10
インダパミド.........161
インドメタシン........314
インドメタシン ファルネシル
................316
インフリキシマブ....197,332

ウ

ウラピジル...........15
ウリナスタチン........216
ウルソデオキシコール酸..208
ウロキナーゼ.........290

エ

エサキセレノン........164
エスシタロプラムシュウ酸塩
................109
エスゾピクロン........67
エスタゾラム.........63
エストラジオール....235,271

一般名索引

商品名索引

第16章薬学用語索引

エスフルルビプロフェン・ハッカ油 319
エゼチミブ 261
エソメプラゾールマグネシウム水和物............. 185
エタネルセプト 333
エダラボン 113
エタンブトール塩酸塩 368
エチゾラム 101
エチニルエストラジオール 235
エチレフリン塩酸塩 3,145
エドキサバントシル酸塩水和物................... 288
エトスクシミド 79
エトドラク 317
エトポシド 406
エドロホニウム塩化物 32
エナラプリルマレイン酸塩 138
エヌトレクチニブ 414
エパルレスタット 256
エピナスチン塩酸塩..... 339
エファビレンツ 377
エフィナコナゾール..... 371
エフェドリン塩酸塩.......13
エプレレノン........... 163
エペリゾン塩酸塩 53
エベロリムス........... 417
エポエチン アルファ 299
エポプロステノールナトリウム................... 149
エボロクマブ........... 266
エミシズマブ........... 294
エメダスチンフマル酸塩 .. 343
エリスロマイシン 360
エルカトニン........... 226

エルデカルシトール...... 273
エルトロンボパグ オラミン................... 302
エレトリプタン臭化水素酸塩................... 152
エロビキシバット水和物 .. 202
エンザルタミド......... 233
エンタカポン............85
エンテカビル水和物.... 210,386

オ

オーラノフィン......... 328
オキサリプラチン 407
オキシコドン塩酸塩水和物..71
オキシトシン........... 223
オキシブチニン塩酸塩.....39
オキセサゼイン 47,184
オクトレオチド酢酸塩 222
オザグレル 278
オシメルチニブメシル酸塩................... 412
オセルタミビルリン酸塩 .. 381
オナセムノゲン アベパルボベク................... 116
オマリグリプチン 253
オマリズマブ........... 180
オメガ-3脂肪酸エチル.... 265
オメプラゾール......... 185
オラパリブ 416
オランザピン............98
オルプリノン塩酸塩水和物................... 122

カ

過酸化ベンゾイル 369

カシリビマブ・イムデビマブ
.... 390
葛根湯エキス.......... 392
カナマイシン.......... 357
ガバペンチン.......... 82
カプトプリル.......... 139
ガベキサートメシル酸塩
.... 215,287
カペシタビン.......... 398
カモスタットメシル酸塩 .. 215
ガランタミン臭化水素酸塩..93
カリジノゲナーゼ 143
ガルカネズマブ.......... 150
カルテオロール塩酸塩..... 19
カルバコール.......... 28
カルバゾクロムスルホン酸ナ
トリウム水和物.......... 294
カルバマゼピン.......... 78
カルビドパ水和物 84
カルプロニウム塩化物..... 30
カルベジロール.......23,124
カルペリチド.......... 165
カルボキシマルトース第二鉄
.... 296
カルボプラチン.......... 407
カルメロースナトリウム .. 200
ガンシクロビル.......... 384
カンデサルタン シレキセチル
.... 141
ガンマオリザノール...... 266
カンレノ酸カリウム...... 163

キ

キニジン硫酸塩水和物.... 125
球形吸着炭 168

ギルテリチニブフマル酸塩
.... 415
金チオリンゴ酸ナトリウム
.... 328

ク

クアゼパム 62
グアナベンズ酢酸塩...... 26
クエチアピンフマル酸塩 ...99
クエン酸カリウム・クエン酸
ナトリウム水和物 270
クエン酸第一鉄ナトリウム
.... 295
クエン酸第二鉄水和物.... 168
グスペリムス塩酸塩...... 326
グラニセトロン塩酸塩.... 206
クラブラン酸カリウム.... 353
クラリスロマイシン...... 359
グリコピロニウム臭化物 ...38
クリゾチニブ.......... 413
グリチルリチン酸 212
グリベンクラミド 246
グリメピリド 246
クリンダマイシン 362
グルタチオン.......... 309
グレカプレビル水和物 ..212,388
クレンブテロール塩酸塩
.... 11,157
クロザピン 100
クロナゼパム.......... 80
クロニジン塩酸塩 25
クロバザム 81
クロピドグレル硫酸塩.... 281
クロミフェンクエン酸塩 .. 237

クロモグリク酸ナトリウム
. . . . 335
クロラムフェニコール 359
クロルフェニラミンマレイン
酸塩 337
クロルフェネシンカルバミン
酸エステル 53
クロルプロマジン 95
クロルマジノン酢酸エステル
. . . . 240

ケ

ゲーファピキサントクエン酸
塩 173
ケタミン塩酸塩 60
ケトチフェンフマル酸塩 . . 339
ケトプロフェン 320
ゲファルナート 191
ゲフィチニブ 412
ゲムシタビン塩酸塩 400
ゲンタマイシン硫酸塩 357

コ

コカイン塩酸塩 44
ゴセレリン酢酸塩 219
コデインリン酸塩水和物
. 70,171
ゴナドレリン酢酸塩 220
コバマミド 298
ゴリムマブ 333
コルヒチン 270
コルホルシンダロパート塩酸
塩 120
コレスチミド 260
コレスチラミン 260

サ

ザナミビル水和物 381
サフィナミドメシル酸塩 . .87
サラゾスルファピリジン . . 196
サルブタモール硫酸塩 7
サルポグレラート塩酸塩 . . 279
サルメテロールキシナホ酸塩
. 10
酸化マグネシウム 188

シ

ジアゼパム 80
シアノコバラミン 297
ジエノゲスト 240
シクロスポリン 324
ジクロフェナクナトリウム 314
シクロペントラート塩酸塩 .34
シクロホスファミド水和物
. . . . 326,394
ジゴキシン 118
次硝酸ビスマス 204
ジスチグミン臭化物 . . 31,155,304
シスプラチン 406
ジソピラミド 126
シタグリプチンリン酸塩水和
物 251
シタラビン 399
ジドブジン 375
シナカルセト塩酸塩 227
ジヒドロコデインリン酸塩
. 71,171
ジピベフリン塩酸塩 2
ジピリダモール 136,280
ジフェンヒドラミン 336
シプロフロキサシン 365

440

シプロヘプタジン塩酸塩水和物...338
シベンゾリンコハク酸塩..126
シメチジン...182
ジメンヒドリナート...208
ジモルホラミン...170
小柴胡湯エキス...213
硝酸イソソルビド...134
小青竜湯エキス...392
ジルチアゼム塩酸塩...136
シルデナフィルクエン酸塩...146
シルニジピン...138
シロスタゾール...279
シロドシン...17
シンバスタチン...257

ス

スガマデクスナトリウム...49
スキサメトニウム塩化物水和物...50
スクラルファート水和物...188
スコポラミン臭化水素酸塩水和物...33
ストレプトマイシン硫酸塩...356
スニチニブリンゴ酸塩...411
スピペロン...96
スピロノラクトン...143,162
スプラタストトシル酸塩..346
スボレキサント...68
スマトリプタンコハク酸塩 151
スリンダク...317
スルチアム...83
スルバクタムナトリウム..354

スルピリド...96
スルファメトキサゾール..364

セ

セチプチリンマレイン酸塩...107
セチリジン塩酸塩...340
セツキシマブ...410
セトラキサート塩酸塩...190
セビメリン塩酸塩水和物...29
セファレキシン...350
セフカペン ピボキシル塩酸塩水和物...351
セフジニル...352
セフメタゾールナトリウム...351
セボフルラン...56
セマグルチド...254
セラトロダスト...344
セルトラリン塩酸塩...108
セレギリン塩酸塩...86
セレコキシブ...318
センノシド...199

ソ

ソタロール塩酸塩...131
ソトロビマブ...390
ゾニサミド...88
ゾピクロン...67
ソホスブビル...211,387
ソマトレリン酢酸塩...220
ソリフェナシンコハク酸塩..41
ゾルピデム酒石酸塩...66
ゾルミトリプタン...151
ゾレドロン酸水和物...275

一般名索引

商品名索引

第16章薬学用語索引

441

タ

ダウノルビシン塩酸塩.....402
タクロリムス水和物......324
タダラフィル..........147
ダナゾール..........241
ダナパロイドナトリウム..285
ダパグリフロジンプロピレン
グリコール水和物......255
ダビガトランエテキシラート
メタンスルホン酸塩......286
ダプトマイシン.........356
タムスロシン塩酸塩....17,154
タモキシフェンクエン酸塩
..................237
ダルテパリンナトリウム..284
ダルベポエチン アルファ..299
炭酸水素ナトリウム......187
炭酸ランタン水和物.....167
炭酸リチウム..........104
タンドスピロンクエン酸塩
..................102
ダントロレンナトリウム水和
物...................50
タンニン酸アルブミン....205

チ

チアプリド塩酸塩......112
チアマゾール..........225
チアミラールナトリウム..58
チアラミド塩酸塩......322
チオトロピウム臭化物水和物
...............37,179
チオペンタールナトリウム..58
チカグレロル..........282
チキジウム臭化物......37

チクロピジン塩酸塩......281
チサゲンレクルユーセル..420
チザニジン塩酸塩.......54
チペピジンヒベンズ酸塩..173
チモロールマレイン酸塩
...............19,306

ツ

ツボクラリン塩化物塩酸塩水
和物..................47
ツロブテロール塩酸塩.....9

テ

テイコプラニン.........355
テオフィリン..........178
テガフール..........397
テガフール・ギメラシル・オ
テラシルカリウム配合剤(S-1)
..................399
デガレリクス酢酸塩......221
デキサメタゾン......228,313
デキストラン硫酸エステルナ
トリウム イオウ18....264
デキストロメトルファン臭化
水素酸塩水和物........172
デクスメデトミジン塩酸塩
..................112
テジゾリドリン酸エステル
..................363
テストステロンエナント酸エ
ステル..............231
デスモプレシン酢酸塩水和物
..................224
デスラノシド..........118
デスロラタジン.........342

テセロイキン........... 327
テトラカイン塩酸塩.......45
テトラサイクリン塩酸塩 .. 361
テトロドトキシン 52
デノスマブ 276
デノパミン 119
デフェラシロクス 296
テプレノン 189
テムシロリムス........ 416
デュタステリド 234
デュピルマブ.......... 180
デュラグルチド 254
デュロキセチン塩酸塩 .. 110,257
テリパラチド.......... 276
テルグリド 223
テルビナフィン塩酸塩 .. 372
テルブタリン硫酸塩....... 8
テルミサルタン 141

ト

ドキサゾシンメシル酸塩
.... 16,144
ドキサプラム塩酸塩水和物
.... 170
ドキシフルリジン 397
ドキソルビシン塩酸塩 401
トシリズマブ.......... 331
ドセタキセル.......... 405
ドネペジル塩酸塩 93
トファシチニブクエン酸塩
.... 198,331
トフィソパム.......... 103
ドブタミン塩酸塩 7,119
トラスツズマブ 408
トラセミド 159

トラゾドン塩酸塩 111
トラニラスト........... 335
トラネキサム酸 293
トラマドール塩酸塩...... 75
トリアゾラム...........65
トリアムテレン 164
トリクロルメチアジド 160
トリヘキシフェニジル塩酸塩
.................91
トリメタジオン.........79
トリメブチンマレイン酸塩 195
トリロスタン.......... 230
ドルテグラビルナトリウム 379
ドルナーゼ アルファ 176
トルバプタン.......... 166
トレチノイン.......... 420
トレラグリプチンコハク酸塩
.... 252
ドロキシドパ...........92
ドロスピレノン・エチニルエ
ストラジオール ベータデクス
合剤 242
トロピカミド...........34
ドロペリドール 60
トロンビン 292
トロンボモデュリン アルファ
.... 289
ドンペリドン.......... 192

ナ

ナイスタチン........... 373
ナテグリニド.......... 247
ナファゾリン硝酸塩....... 4
ナファモスタットメシル酸塩
.... 214,287

一般名索引

ナフトピジル.........18,154
ナプロキセン.........321
ナルデメジントシル酸塩 ..202
ナルフラフィン塩酸塩....216
ナロキソン塩酸塩.......76

ニ

ニコチン.............42
ニコモール...........263
ニコランジル.........135
ニセリトロール........264
ニトログリセリン......134
ニフェカラント塩酸塩...131
ニフェジピン.........137
ニプラジロール........20
ニボルマブ..........418
ニルマトレルビル......389

ネ

ネオスチグミン......30,49
ネビラピン..........376
ネルフィナビルメシル酸塩
................378

ノ

ノスカピン..........172
ノルアドレナリン.......3
ノルエチステロン・エチニル
エストラジオール合剤....242
ノルフロキサシン......365

ハ

バカンピシリン塩酸塩....349
パクリタキセル........404
バクロフェン..........54

バシリキシマブ........327
バゼドキシフェン酢酸塩 ..236
パニツムマブ.........410
バラシクロビル塩酸塩....384
パリペリドン..........98
バルサルタン.........140
バルプロ酸ナトリウム....81
バルベナジントシル酸塩 ..101
パルボシクリブ........415
バレニクリン酒石酸塩....116
バロキサビル マルボキシル 382
パロキセチン塩酸塩水和物 108
ハロタン.............56
パロノセトロン塩酸塩....206
ハロペリドール.........95
バンコマイシン塩酸塩....354

ヒ

ピオグリタゾン塩酸塩....249
ビカルタミド.........232
ピコスルファートナトリウム
水和物.............200
ビソプロロール......21,123
ピタバスタチンカルシウム 259
ビダラビン..........385
ヒドララジン塩酸塩.....144
ヒドロキシジン塩酸塩...102
ヒドロクロロチアジド...161
ヒドロコルチゾン....227,312
ビフィズス菌製剤.......205
ビベグロン..........158
ピペラシリンナトリウム ..350
ビペリデン...........92
ピペリドレート塩酸塩....39
ヒマシ油...........199

ピモベンダン.............122
ピラジナミド............367
ビラスチン 343
ピリドキサールリン酸エステル水和物...............300
ピルシカイニド塩酸塩水和物 129
ビルダグリプチン 251
ピレノキシン............309
ピレンゼピン塩酸塩水和物 182
ピロカルピン塩酸塩.....29,304
ピロキシカム............321
ビンクリスチン硫酸塩....403
ビンブラスチン硫酸塩....404

フ

ファスジル塩酸塩水和物 ..111
ファビピラビル..........383
ファモチジン............183
フィトナジオン..........291
フィナステリド..........233
フィルグラスチム........301
フェキソフェナジン塩酸塩 341
フェソテロジンフマル酸塩..41
フェニトイン............78
フェニレフリン塩酸塩...4,145
フェノバルビタール.....61,77
フェノフィブラート......262
フェブキソスタット......267
フェルビナク............315
フェンタニル............73
フェントラミンメシル酸塩..14

フォンダパリヌクスナトリウム 285
ブクラデシンナトリウム ..123
ブコローム 269
ブシラミン 330
ブスルファン............395
ブセレリン酢酸塩 219
ブチルスコポラミン臭化物..36
ブデソニド 179
ブテナフィン塩酸塩.....372
フドステイン............176
ブナゾシン塩酸塩 16,305
ブプレノルフィン 74
ブメタニド 160
プラスグレル塩酸塩.....282
プラゾシン塩酸塩 15
プラバスタチンナトリウム 259
フラボキサート塩酸塩....156
プラミペキソール塩酸塩水和物...................90
プラリドキシムヨウ化物 ..32
プランルカスト水和物....345
プリミドン 77
ブリモニジン酒石酸塩....305
ブリンゾラミド 308
フルオロウラシル(5-FU) 396
フルシトシン............374
フルタミド 232
フルチカゾン............229
フルニトラゼパム 63
フルベストラント 238
フルボキサミンマレイン酸塩 107

一般名索引

商品名索引

第16章薬学用語索引

445

フルマゼニル............66
フルラゼパム塩酸塩......62
フルルビプロフェン.....319
ブレオマイシン.........402
フレカイニド酢酸塩.....129
プレガバリン............75
ブレクスピプラゾール....100
プレドニゾロン......228,312
プロカインアミド塩酸塩..125
プロカイン塩酸塩........44
プロカテロール塩酸塩水和物
................8,177
プロキシフィリン.....121,178
プログルミド..........184
プロゲステロン........239
フロセミド...........159
プロタミン硫酸塩......284
ブロチゾラム...........65
プロチレリン..........218
プロパフェノン塩酸塩....128
プロパンテリン臭化物.....35
プロピベリン塩酸塩....40,156
プロピルチオウラシル...226
プロブコール..........261
プロプラノロール塩酸塩
...........18,130,135
フロプロピオン........209
プロベネシド..........268
プロポフォール.........59
ブロムヘキシン塩酸塩...174
プロメタジン..........337
ブロモクリプチンメシル酸塩
..................88
ブロモバレリル尿素......69

ヘ

ヘキサメトニウム臭化物...42
ペグビソマント.........222
ベクロニウム臭化物......48
ベザフィブラート.......263
ベタキソロール塩酸塩....22
ベタネコール塩化物....28,155
ベタヒスチンメシル酸塩..113
ベタメタゾン..........229
ペチジン塩酸塩.........72
ベドリズマブ..........198
ペニシラミン..........330
ベバシズマブ..........409
ヘパリンナトリウム......283
ベプリジル塩酸塩水和物..132
ヘミコリニウム.........51
ペムブロリズマブ.......418
ヘモコアグラーゼ.......293
ベラパミル塩酸塩.......132
ベラプロストナトリウム
..............149,280
ペルゴリドメシル酸塩....89
ベルベリン...........204
ペロスピロン塩酸塩水和物..97
ベンジルペニシリン.....348
ベンズブロマロン.......268
ベンセラジド塩酸塩......85
ペンタゾシン...........74
ベンダムスチン塩酸塩....395
ペントバルビタールカルシウ
ム..................61

ホ

ボグリボース..........249

ホスアプレピタントメグルミン............207
ホスホマイシンカルシウム水和物............355
ボセンタン水和物......148
ボノプラザンフマル酸塩..187
ホマトロピン..........35
ポラプレジンク........189
ポリカルボフィルカルシウム............194
ボリコナゾール........370
ポリスチレンスルホン酸カルシウム............167
ホリナートカルシウム....401
ボルテゾミブ..........417
ホルモテロールフマル酸塩水和物............9.177

マ

マイトマイシンC.......403
マクロゴール4000・塩化ナトリウム・炭酸水素ナトリウム・塩化カリウム..........203
マジンドール..........115
マプロチリン塩酸塩.....106
マラビロク............380

ミ

ミアンセリン塩酸塩.....106
ミカファンギンナトリウム　374
ミグリトール..........250
ミコナゾール..........370
ミソプロストール......191
ミゾリビン............325
ミダゾラム............59

ミチグリニドカルシウム水和物............247
ミドドリン塩酸塩.......5
ミノサイクリン塩酸塩....361
ミノドロン酸水和物.....275
ミラベグロン.........12,157
ミリモスチム..........301
ミルタザピン..........110
ミルナシプラン塩酸塩....109
ミルリノン............121

メ

メカセルミン..........221
メキシレチン塩酸塩...127,256
メコバラミン..........297
メサドン塩酸塩........72
メサラジン............196
メタコリン塩化物.......27
メタンフェタミン塩酸塩...12
メチラポン............230
メチルドパ水和物.......26
メチルフェニデート塩酸塩............114
メテノロン酢酸エステル..231
メトキサミン塩酸塩......5
メトクロプラミド......192
メトトレキサート......400
メトプロロール酒石酸塩..22
メトホルミン塩酸塩.....248
メトロニダゾール......391
メナテトレノン......273,292
メピバカイン塩酸塩.....46
メフェナム酸..........320
メフルシド............162
メペンゾラート臭化物....36

447

メマンチン塩酸塩 94
メルカプトプリン水和物 . . 396
メロキシカム 318
メロペネム水和物 353

モ

モザバプタン塩酸塩 224
モサプリドクエン酸塩水和物
. . . . 193
モダフィニル 115
モルヌピラビル 389
モルヒネ塩酸塩水和物 70
モンテルカストナトリウム
. . . . 345

ヨ

葉酸 298
溶性ピロリン酸第二鉄 295

ラ

ラクツロース 213
ラサギリンメシル酸塩 87
ラスブリカーゼ 269
ラスミジタンコハク酸塩 . . 152
ラタノプロスト 307
ラニナミビルオクタン酸エス
テル水和物 382
ラニビズマブ 310
ラパチニブトシル酸塩水和物
. . . . 414
ラフチジン 183
ラベタロール塩酸塩 23
ラベプラゾールナトリウム 186
ラマトロバン 344
ラミブジン 209

ラムシルマブ 409
ラメルテオン 68
ラモセトロン塩酸塩 195
ラモトリギン 82
ラルテグラビルカリウム . . 379
ラロキシフェン塩酸塩 . . 236,271
ランソプラゾール 186

リ

リオシグアト 147
リスペリドン 97
リセドロン酸ナトリウム水和
物 274
リツキシマブ 408
六君子湯エキス 194
リドカイン 46,127
リトドリン塩酸塩 11
リトナビル 378
リナグリプチン 252
リナクロチド 201
リネゾリド 363
リバーロキサバン 288
リパスジル塩酸塩水和物 . . 307
リバスチグミン 94
リバビリン 211,387
リファキシミン 214,366
リファンピシン 366
硫酸マグネシウム水和物 . . .52
リュープロレリン酢酸塩 . . 218
リラグルチド 253
リルピビリン塩酸塩 377
リルマザホン塩酸塩水和物 . .64
リンコマイシン塩酸塩水和物
. . . . 362

ル

ルパタジンフマル酸塩 342
ルビプロストン 201
ルリコナゾール 371

レ

レセルピン 25
レトロゾール 239
レパグリニド 248
レバミピド 190
レバロルファン酒石酸塩 . . . 76
レフルノミド 329
レベチラセタム 83
レボセチリジン塩酸塩 340
レボチロキシンナトリウム水
和物 225
レボドパ 84
レボフロキサシン水和物 . . 364
レボホリナートカルシウム
. . . . 398
レボメプロマジン 103
レミフェンタニル塩酸塩 . . . 73
レムデシビル 388
レンボレキサント 69

ロ

ロキサデュスタット 300
ロキソプロフェンナトリウム
水和物 316
ロクロニウム臭化物 48
ロサルタンカリウム 140
ロスバスタチンカルシウム 258
ロチゴチン 90
ロピニロール塩酸塩 89
ロペラミド塩酸塩 203

ロミタピドメシル酸塩 262
ロミプロスチム 302
ロメリジン塩酸塩 150
ロラタジン 341
ロルメタゼパム 64

ワ

ワルファリンカリウム 283

一般名索引

商品名索引

第16章薬学用語索引

449

商品名索引

一般名索引

商品名索引

第16章 薬学用語索引

数字・アルファベット

5-FU	396
GRF(販売中止)	220
LH-RH	220
MDS	264
TRH	218

ア

アーチスト	23
アーテン	91
アービタックス	410
アイエーコール	406
アイオピジン	306
アイセントレス	379
アイソボリン	398
アイピーディ	346
アイファガン	305
アイリーア	310
アカルディ(販売中止)	122
アキネトン	92
アクチバシン	290
アクテムラ	331
アクトシン	123
アクトス	249
アクトネル	274
アクロマイシン	361
アコファイド	193
アサコール	196
アザニン	325

アザルフィジンEN	196
アジルバ	142
アジレクト	87
アストフィリン(配合剤)	172
アスペノン	128
アスベリン	173
アセタノール	21
アゼプチン	338
アダラート	137
アタラックス	102
アデール	120
アデムパス	147
アテレック	138
アドエア(配合剤)	10
アドシルカ	147
アドナ	294
アトニン-O	223
アドフィード	319
アドリアシン	401
アトロベント	38
アネキセート	66
アバスチン	409
アビガン	383
アピドラ	244
アフィニトール	417
アブストラル	73
アフタゾロン	228.313
アプニション	120
アプレゾリン	144
アポプロン(販売中止)	25
アボルブ	234
アマリール	246
アミサリン	125
アミティーザ	201
アムビゾーム	373

アムロジン	137
アメナリーフ	385
アモキサン	105
アモバン	67
アラセナ-A	385
アラバ	329
アラミスト	229
アリクストラ	285
アリケイス	358
アリセプト	93
アリミデックス	238
アルサルミン	188
アルダクトンA	143,162
アルチバ	73
アルドメット	26
アルファロール	272
アレグラ	341
アレサガ	343
アレジオン	339
アレセンサ	413
アレビアチン	78
アロキシ	206
アロチノロール	24
アンカロン	130
アンコチル	374
アンチレクス	32
アンテベート	229
アンヒバ	322
アンプラーグ	279
アンペック	70

イ

イーケプラ	83
イーシー・ドパール(配合剤)	
	85

イーフェン	73
イオフェタミン	13
イグザレルト	288
イクスタンジ	233
イクセロン	94
イスコチン	367
イソゾール	58
イソバイド	166
イソフルラン	57
イソメニール	6,133
イトリゾール	369
イナビル	382
イブランス	415
イブリーフ	315
イホマイド	394
イミグラン	151
イムネース	327
イムラン	325
イメンド	207
イリボー	195
イレッサ	412
インヴェガ	98
インクレミン	295
インタール	335
インダシン	314
インテバン	314
インデラル	18,130,135
インフリー	316

ウ

ウインタミン	95
ヴォリブリス	148
ウテメリン	11
ウプレチド	31,155,304
ウラリット(配合剤)	270

ウラリット-U（配合剤）... 270
ウリトス............... 40
ウルソ................ 208
ウルティブロ（配合剤）.... 38
ウロナーゼ 290

エ

エイゾプト 308
エクア................ 251
エクザール 404
エクセグラン........... 88
エクフィナ 87
エサンブトール......... 368
エジュラント........... 377
エステルチン........... 8,177
エストラーナ........... 235,271
エスポー.............. 299
エスラックス........... 48
エディロール........... 273
エナルモンデポー 231
エパデール 265
エバミール 64
エビスタ.............. 236,271
エピデュオ（配合剤）.... 368,369
エピビル.............. 209,376
エピペン 2
エビリファイ........... 99
エピレオプチマル....... 79
エフィエント........... 282
エフオーワイ........... 215,287
エブトール 368
エフピー.............. 86
エブランチル........... 15
エベレンゾ 300
エボザック 29

エホチール 3,145
エムガルティ.......... 150
エリキュース.......... 289
エリザス.............. 228,313
エリスロシン.......... 360
エリックス（販売中止）.... 336
エリル............... 111
エルシトニン.......... 226
エルプラット.......... 407
エンタイビオ.......... 198
エンドキサン.......... 326,394
エンブレル 333

オ

オイグルコン........... 246
オーグメンチン（配合剤）.. 353
オークル.............. 329
オーラノフィン 328
オキノーム 71
オステラック.......... 317
オステン.............. 272
オスポロット.......... 83
オゼンピック.......... 254
オダイン.............. 232
オノン............... 345
オビソート 27
オプジーボ 418
オプソ............... 70
オメプラール.......... 185
オメプラゾン.......... 185
オルガラン 285
オレンシア 334
オンコビン 403
オンデキサ 291
オンブレス 10

カ

カイトリル	206
ガスター	183
ガストロゼピン(販売中止)	
	182
ガスモチン	193
カソデックス	232
カタクロット	278
カタプレス	25
カタリンK.	309
カチーフN	291
カトレップ	314
カナマイシン	357
ガバペン	82
カピステン	320
カプトリル	139
カリメート	167
カルグート	119
カルデナリン	16.144
カルナクリン	143
カルボカイン	46
カロナール	322
カンプト	405

キ

キイトルーダ	418
キサラタン	307
キサンボン	278
キシロカイン	46.127
キニジン	125
キネダック	256
キプレス	345
キムリア	420
ギャバロン	54
キャブピリン(配合剤)	187

キュビシン	356
キョウベリン	204
キロサイド	399

ク

グーフィス	202
クエストラン	260
グラウマリン(販売中止)	28
グラクティブ	251
グラケー	273,292
グラナテック	307
クラバモックス(配合剤)	353
クラビット	364
グラマリール	112
クラリシッド	359
クラリス	359
クラリチン	341
グラン	301
グランダキシン	103
クリアナール	176
グリチロン(配合剤)	212
クリノリル	317
グリベック	411
グルコバイ(販売中止)	250
グルトパ	290
グルファスト	247
クレストール	258
クレナフィン	371
クレメジン	168
クロザリル	100
クロダミン	337
クロマイ	359
クロミッド	237
クロロマイセチン	359

453

ケ

ケアラム	334
経口用トロンビン	292
ケイツー	273,292
ケーワン	291
ケタス	346
ケタラール	60
ゲファルナート(販売中止)	191
ケフレックス	350
ケルロング	22
ゲンタシン	357

コ

コアテック	122
コートリル	227,312
コカイン	44
コスパノン	209
コデインリン酸塩	70,171
ゴナックス	221
コムタン	85
コララン	124
コルヒチン	270
コレキサミン	263
コレバイン	260
コロネル	194
コンサータ	114
コントミン	95

サ

ザーコリ	413
サーティカン	417
ザイアジェン	375
ザイザル	340
ザイティガ	234

サイトテック	191
サイプレジン	34
ザイボックス	363
サイラムザ	409
サイレース	63
ザイロリック	267
サインバルタ	110,257
ザガーロ	234
ザジテン	339
サノレックス	115
ザファテック	252
サムスカ	166
サラジェン	29,304
サラゾピリン	196
サリグレン	29
サルタノール	7
ザルティア	147
ザロンチン	79
サワシリン	348
サンコバ	297
サンディミュン	324
サンドスタチン	222
サンピロ	29,304
サンリズム	129

シ

シアリス	147
シーエルセントリ	380
シーブリ	38
ジェイゾロフト	108
ジェムザール	400
シオゾール	328
ジギラノゲン	118
シグマート	135
ジクロード	314

ジゴシン 118
次硝酸ビスマス 204
ジスバル 101
ジスロマック 360
ジヒドロコデインリン酸塩
. 71,171
ジプレキサ 98
シプロキサン 365
シベクトロ 363
シベノール 126
シムビコート(配合剤) . . . 9,177
シムレクト 327
ジャクスタピッド 262
ジャドニュ 296
ジャヌビア 251
ジャルカ(配合剤) 377,379
シュアポスト 248
ジュリナ 235,271
笑気ガス(住友精化) 57
ジルテック 340
シングレア 345
ジンジカイン 45
シンビット 131
シンフェーズ 242
シンポニー 333
シンメトレル 86,380
シンレスタール 261

ス

スインプロイク 202
スーグラ 255
スーテント 411
ストロメクトール 391
スターシス 247
スタデルム 315

スタラシド 399
ステーブラ 40
ストックリン 377
ストラテラ 114
ストロカイン 47,184
スパニジン 326
スピリーバ 37,179
スピロピタン 96
スピロペント 11,157
ズファジラン 6
スプレキュア 219
スペリア 176
スミフェロン 210,386
スルペラゾン(配合剤) 354
スロンノンHI 286

セ

セイブル 250
セクター 320
ゼチーア 261
セディール 102
セパミット 137
ゼビュディ 390
ゼフィックス 209,376
セフゾン 352
セフメタゾン 351
ゼプリオン 98
セボフレン 56
ゼポラス 319
セララ 163
セルシン 80
セルタッチ 315
セルベックス 189
ゼルヤンツ 198,331
セレキノン(販売中止) 195

セレコックス............318
セレニカ................81
セレネース...............95
セレベント...............10
ゼローダ................398
セロクエル...............99
セロケン................22
ゼンタコート............179

ソ

ゾーミッグ..............151
ゾスパタ................415
ソセゴン.................74
ソタコール..............131
ソバルディ.........211,387
ゾビラックス............383
ゾフルーザ..............382
ソマゾン................221
ソマバート..............222
ゾメタ..................275
ゾラデックス............219
ソランタール............322
ゾルゲンスマ............116
ソルダクトン............163
ゾレア..................180

タ

ダイアモックス......158,308
タイケルブ..............414
ダウノマイシン..........402
ダオニール..............246
タガメット..............182
タキソール..............404
タキソテール............405
ダクチル.................39

タグリッソ..............412
タケキャブ..............187
タケプロン..............186
タケルダ(配合剤)........186
タゴシッド..............355
タチオン................309
タナトリル..............139
タミフル................381
ダラシン................362
タリムス................324
ダルメート...............62
炭酸水素ナトリウム......187
ダントリウム.............50
タンニン酸アルブミン....205
タンボコール............129

チ

チアトン.................37
チウラジール............226
チエナム(配合剤)........352
チトゾール...............58
チモプトール.......19,306
チャンピックス..........116
チラーヂンS.............225

ツ

ツボクラリン(販売中止)...47
ツムラ葛根湯エキス......392
ツムラ小柴胡湯エキス....213
ツムラ小青竜湯エキス....392
ツムラ六君子湯エキス....194

テ

ティーエスワン..........399
ディオバン..............140

ディナゲスト	240	ドパゾール	84
ディフェリン	368	トビエース	41
ディプリバン	59	ドプス	92
デエビゴ	69	ドブトレックス	7,119
テオドール	178	トフラニール	105
デカドロン	228,313	ドプラム	170
テグレトール	78	トポテシン	405
デザレックス	342	ドメナン	278
テシプール	107	ドラール	62
デジレル	111	トライコア	262
テスチノンデポー	231	トラクリア	148
テストロンデポー	231	トラゼンタ	252
テセントリク	419	トラマール	75
デソパン	230	ドラマミン	208
デタントール	16,305	トラムセット(配合剤)	75
テトカイン	45	トラメラス	335
テトラミド	106	トランコロン	36
テナキシル	161	トランサミン	293
テノーミン	20	トランデート	23
デノシン	384	トリテレン	164
デパケン	81	トリプタノール	104
デパス	101	ドルナー	149,280
テビケイ	379	ドルミカム	59
デプロメール	107	トルリシティ	254
デュピクセント	180	トレアキシン	395
デュロテップ	73	トレシーバ	245
テラプチク	170	トレドミン	109
テリボン	276	トレリーフ	88
テルネリン	54	ドロレプタン	60
テルロン(販売中止)	223		

ト

トーリセル	416	**ナ**	
ドグマチール	96	ナイキサン	321
ドパストン	84	ナイスタチン(販売中止)	373
		ナウゼリン	192
		ナゼア	195

ナトリックス............ 161	ノルバデックス......... 237
ナパゲルン 315	
ナボール................ 314	**ハ**
ナロキソン 76	ハーセプチン............ 408
	パーヒューザミン 13
ニ	ハーボニー(配合剤).... 211,387
ニコチネル 42	パーロデル 88
ニトロール 134	バイアグラ 146
ニトロダーム............ 134	バイアスピリン....... 278,313
ニトロペン 134	バイカロン 162
ニプラノール............ 20	ハイコバール............ 298
ニュープロ 90	バイシリンG............ 348
ニューロタン 140	ハイスコ 33
	ハイゼット 266
ネ	バイナス 344
ネオイスコチン.......... 367	ハイパジール............ 20
ネオーラル 324	ハイペン 317
ネオキシ 39	パキシル 108
ネオシネジン........... 4,145	バキソ 321
ネオドパストン(配合剤) 84	パキロビッド(パック) . 378,389
ネオフィリン............ 120	バクシダール............ 365
ネオペリドール...........95	バクタ(配合剤) 364
ネキシウム 185	バクトラミン(配合剤) 364
ネスプ................. 299	パセトシン 348
	バップフォー.......... 40,156
ノ	パナルジン 281
ノイエル................ 190	パピロック 324
ノウリアスト.............91	バファリン(配合剤).... 278,313
ノービア 378	ハベカシン 358
ノバスタンHI 286	パム 32
ノフロ 365	バラクルード......... 210,386
ノボラピッド............ 244	パラプラチン............ 407
ノルアドレナリン 3	パラミヂン 269
ノルスパン 74	パリエット 186
ノルバスク 137	ハリケイン 45

バルコーゼ	200	ヒルトニン	218
ハルシオン	65	ヒルナミン	103
バルトレックス	384	ピレチア	337
ハルナール	17,154	ヒロポン	12
パルミコート	179		
ハルロピ	89		
バレリン	81	**フ**	
バンコマイシン	354	ファスティック	247
ハンプ	165	ファンガード	374
		ファンギゾン	373
		フィズリン	224
ヒ		ブイフェンド	370
ビ・シフロール	90	フェインジェクト	296
ビーゾカイン	45	フェソロデックス	238
ビオフェルミン	205	フェノバール	61,77
ビクシリン	349	フェブリク	267
ビクトーザ	253	フェマーラ	239
ビソノ	21,123	フェロミア	295
ビソルボン	174	フェントス	73
ビタミンK₁	291	フオイパン	215
ヒダントール	78	フォサマック	274
ピドキサール	300	フォシーガ	255
ヒドラ	367	フォリアミン	298
ヒドロクロロチアジド	161	フォルテオ	276
ピバレフリン	2	フサン	214,287
ビビアント	236	ブスコパン	36
ビプレッソ	99	ブスルフェクス	395
ヒベルナ	337	フトラフール	397
ヒポクライン	220	フラグミン	284
ヒマシ油	199	プラザキサ	286
ヒューマログ	244	フラジール	391
ヒュミラ	197,332	ブラダロン	156
ビラセプト(販売中止)	378	プラビックス	281
ビラノア	343	プラリア	276
ピラマイド	367	ブリカニール	8
ピラミューン	376	ブリディオン	49

フリバス.............18,154	ブロニカ............344
プリビナ...............4	プロノン............128
プリミドン............77	プロパジール........226
プリモボラン.........231	ブロバリン...........69
プリリンタ..........282	ブロプレス..........141
プリンペラン.........192	プロペシア..........233
フルイトラン.........160	フロベン............319
プルゼニド..........199	プロポコリン..........27
フルタイド..........229	プロマック..........189
フルツロン..........397	プロミド(販売中止).....184
フルティフォーム(配合剤)	フロモックス........351
...............9,177	フロリード..........370
フルナーゼ..........229	
ブルフェン..........315	**へ**
プルモザイム........176	ベイスン............249
ブレオ.............402	ベオーバ............158
プレセデックス......112	ヘキサメトニウム......42
プレタール..........279	ベクティビックス.....410
ブレディニン........325	ベクルリー..........388
プレドニン......228,312	ベクロニウム.........48
プロ・バンサイン......35	ベサコリン......28,155
プロイメンド........207	ベザトール..........263
フローセン(販売中止).....56	ベサノイド..........420
フローラン..........149	ベシケア............41
プロカニン...........44	ベタニス........12,157
プログラフ..........324	ペチジン............72
プロゲホルモン.......239	ベトネベート........229
プロサイリン......149,280	ベトプティック.......22
フロジン............30	ベナパスタ..........336
プロスタール........240	ペニシリンG.........348
プロセキソール......235	ベネシッド..........268
プロタノールS.......6,133	ベネット...........274
プロタミン硫酸塩.....284	ベネトリン...........7
プロテカジン........183	ヘパフラッシュ.......283
プロトピック........324	ヘパリンZ..........283

ベピオ	369
ペプシド	406
ベプリコール	132
ヘムライブラ	294
ベラサス	149,280
ベラチン	9
ペリアクチン	338
ペリオクリン	361
ペリシット	264
ベルケイド	417
ペルサンチン	136,280
ベルソムラ	68
ヘルベッサー	136
ペルマックス	89
ペングッド	349
ペンタサ	196
ペントシリン	350

ホ

ホクナリン	9
ホスミシン	355
ボスミン	2
ホスレノール	167
ボトックス	51
ボトックスビスタ	51
ボナロン	274
ボノテオ	275
ホマトロピン(販売中止)	35
ポラキス	39
ポララミン	337
ホリゾン	80
ポリフル	194
ボルタレン	314
ボレー	372
ボンゾール	241

ポンタール	320

マ

マイスタン	81
マイスリー	66
マイテラーゼ	
マイトマイシン	403
マヴィレット(配合剤)	212,388
マグセント(配合剤)	52
マグネゾール(配合剤)	52
マグミット	188
マドパー(配合剤)	85
マプリン	395
マリゼブ	253
マンニットT	165
マンニットール	165

ミ

ミオコール	134
ミオナール	53
ミカルディス	141
ミグシス	150
ミケラン	19
ミダフレッサ	59
ミドリンM	34
ミニプレス	15
ミニリンメルト	224
ミネブロ	164
ミノアレ	79
ミノマイシン	361
ミラクリッド(販売中止)	216
ミラペックス	90
ミルリーラ(販売中止)	121

ム

ムコサール............ 174
ムコスタ.............. 190
ムコソルバン.......... 174
ムコダイン............ 175
ムコフィリン.......... 175

メ

メイエストン(販売中止).. 241
メイロン.............. 187
メインテート........21,123
メキサン(販売中止)...... 5
メキシチール........127,256
メサペイン............ 72
メジコン.............. 172
メソトレキセート...... 400
メタルカプターゼ...... 330
メチエフ.............. 14
メチコバール.......... 297
メトグルコ............ 248
メトピロン............ 230
メトリジン............ 5
メトレート............ 400
メネシット(配合剤)...... 84
メバロチン............ 259
メプチン............8,177
メマリー.............. 94
メリスロン............ 113
メルカゾール.......... 225
メロペン.............. 353
メンタックス.......... 372

モ

モーバー.............. 329
モービック............ 318

モーラス.............. 320
モディオダール........ 115
モニラック............ 213
モノフィリン........121,178
モビコール............ 203

ヤ

ヤーズ(配合剤)........ 242
ヤーズフレックス(配合剤)
.... 242
ヤーボイ.............. 419
ヤクバン.............. 319

ユ

ユーゼル.............. 401
ユーロジン............ 63
ユナシン-S(配合剤)..... 354
ユニコン.............. 178
ユニフィル............ 178
ユリーフ.............. 17
ユリノーム............ 268

ラ

ライゾデグ(配合剤)....244,245
ラキソベロン.......... 200
ラグノスNF............ 213
ラゲブリオ............ 389
ラジカット............ 113
ラシックス............ 159
ラジレス.............. 142
ラステット............ 406
ラスリテック.......... 269
ラボナ................ 61
ラボナール............ 58
ラミクタール.......... 82

ラミシール 372	リムパーザ 416
ランダ 406	リュウアト 33,133
ランタス 245	硫酸ストレプトマイシン . . 356
ランドセン 80	リュープリン 218
ランマーク 276	リリカ 75
	リレンザ 381
リ	リンコシン 362
リアルダ 196	リンゼス 201
リーマス 104	リンデロン 229
リオナ 168	リンラキサー 53
リオレサール 54	
リカルボン 275	**ル**
リクシアナ 288	ルーラン 97
リクラスト 275	ルコナック 371
リコモジュリン 289	ルジオミール 106
リザベン 335	ルセンティス 310
リスパダール 97	ルトラール 240
リスミー 64	ルナベル(配合錠LD、配合錠
リズミック 146	ULD) 242
リスモダン 126	ルネスタ 67
リズモン 19,306	ルネトロン(販売中止) 160
リタリン 114	ルパフィン 342
リツキサン 408	ルプラック 159
リバスタッチ 94	ルボックス 107
リバロ 259	ルリコン 371
リピディル 262	
リピトール 258	**レ**
リファジン 366	レイボー 152
リフキシマ 214,366	レキサルティ 100
リフヌア 173	レギチーン 14
リフレックス 110	レキップ 89
リベルサス 254	レクサプロ 109
リボトリール 80	レクタブル 179
リポバス 257	レグパラ 227
リマチル 330	レスタミンコーワ 336

レスリン 111	ロプレソール 22
レトロビル 375	ロペミン 203
レニベース 138	ロミプレート 302
レパーサ 266	ロラメット 64
レバチオ 146	ロルファン 76
レプチラーゼ 293	ロレルコ 261
レペタン 74	
レベトール 211,387	

ワ

レベミル 245	ワーファリン 283
レボトミン 103	ワイテンス 26
レボレード 302	ワゴスチグミン 30,49
レミカット 343	ワソラン 132
レミケード 197,332	ワンアルファ 272
レミッチ 216	ワンタキソテール 405
レミニール 93	ワントラム 75
レメロン 110	

エ

レラキシン 50	エフェドリン 13
レルパックス 152	
レンドルミン 65	

ロ

ロイケリン 396
ロイコプロール（販売中止）
. . . . 301
ロイコボリン 401
ローガン 24
ロカイン 44
ロキソニン 316
ロコア 319
ロコイド 227,312
ロズリートレク 414
ロゼレム 68
ロトリガ 265
ロナプリーブ 390
ロピオン 319

第16章 薬学用語索引

数字・アルファベット

用語	ページ
3級アミン	423
4級アンモニウム	424
5-HT$_1$受容体	431
5-HT$_2$受容体	431
5-HT$_3$受容体	431
5-HT$_4$受容体	431
A$_1$受容体	430
A$_2$受容体	430
ACE	426
ADC	432
ADP受容体	432
ALK	432
ANP受容体	428
AT$_1$受容体	431
Bcr-abl	433
BRCA	433
Ca^{2+}チャネル	425
cAMP	425
CD19	433
CD20	433
CDK	433
cGMP	425
ChE	426
Cl$^-$チャネル	425
COMT	426
COX-1	426
COX-2	426
CTLA-4	433
CYP	422
D$_2$受容体	432
EGFR	433
ET$_A$受容体	431
ET$_B$受容体	431
FLT	434
Gタンパク質共役型受容体	428
GABA$_A$受容体	427
GABA$_B$受容体	430
GABAトランスアミナーゼ	426
Giタンパク質共役型受容体	429
Gqタンパク質共役型受容体	428
Gsタンパク質共役型受容体	428
H$^+$, K$^+$-ATPase	426
H$_1$受容体	431
H$_2$受容体	431
HER2	434
ISA	423
K$^+$チャネル	425
LT受容体	431
M$_1$受容体	429
M$_2$受容体	430
M$_3$受容体	430
MAC	424
MAO	425
MSA	423
mTOR	434
N$_M$受容体	427
N$_N$受容体	427

Na⁺, K⁺-ATPase........426
Na⁺チャネル 425
NTRK..............434
PARP..............434
PD-1..............434
PDE...............425
PD-L1.............434
PGE₁受容体 432
PGI₂受容体 432
P糖タンパク質 422
RAS...............434
ROS1..............435
TXA₂受容体 432
VEGF..............435
VEGFR.............435
α₁受容体 429
α₂受容体 429
β₁受容体 429
β₂受容体 429
β₃受容体 429
κ受容体 430
μ受容体 430

ア行

アデニル酸シクラーゼ....425
アンギオテンシン変換酵素
...................426
アンテドラッグ........424
イオンチャネル内蔵型受容体
...................427
陰イオンチャネル内蔵型受容
体 427
インスリン受容体 428

カ行

過分極...............422
吸収................422
グアニル酸シクラーゼ....425
血液/ガス分配係数 424
交感神経.............423
抗コリン薬 430
酵素関連型受容体 427
コリンエステラーゼ.....426

サ行

再分極...............422
細胞内受容体..........428
シクロオキシゲナーゼ-1 ..426
シクロオキシゲナーゼ-2 ..426
シトクロムP450........422
上皮増殖因子受容体.....428
自律神経.............423
セロトニン再取り込み ...424

タ行・ナ行

代謝 422
脱分極..............422
ナトリウムポンプ 426
ノルアドレナリン再取り込み
...................424

ハ行・ヤ行

排泄 422
副交感神経 423
プロスタノイドEP.......432
プロスタノイドIP 432
プロスタノイドTP.......432
プロドラッグ.........424
プロトンポンプ........426

分布 422
ホスホジエステラーゼ.... 425
陽イオンチャネル内蔵型受容
体................... 427

一般名索引

商品名索引

第16章 薬学用語索引

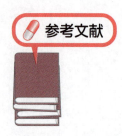

参考文献

独立行政法人 医薬品医療機器総合機構
https://www.pmda.go.jp/

厚生労働省（薬剤師国家試験のページ）
https://www.mhlw.go.jp/stf/seisakunitsuite/bunya/kenkou_iryou/iyakuhin/yakuzaishi-kokkashiken/index.html

『イラストレイテッド薬理学 [原書6版]』（監訳：柳澤 輝行・丸山 敬、編集：Richard A. Harvey、丸善出版）

『類似薬の選択 コンパクトブック』（著：水田 尚子・池田 由紀、TAC出版）

『同効薬おさらい帳』（著：眞継 賢一・木元 貴祥・倉橋 基尚・猪川 和朗・鈴木 克典、じほう）

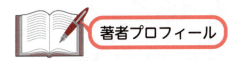

著者プロフィール

木元 貴祥（きもと たかよし）

株式会社PASSMED 代表取締役

1986生まれ。大阪薬科大学卒。薬剤師・講師。
大学卒業後、外資系製薬メーカーにMR職で入社。2009年下半期には、骨粗鬆症治療薬のセールスランキングが社内1位に輝くなど順調な企業生活を送るが、学生時代に憧れた講師職への未練を断ち切れずに薬学ゼミナール講師に転職、薬理学を担当する。予備校内の講義に加え、関西圏の大学薬学部での講義も経験するうちに、臨床医療に携わりたい思いが湧き上がり、調剤薬局に転職。多店舗勤務のラウンド薬剤師、施設担当での在宅業務、ドラッグストア勤務などで薬剤師として臨床の腕を磨く。並行して、Skypeを利用した家庭教師業をスタート。現在は、看護師国家試験対策予備校WAGONで講師を行う傍ら、薬剤師国家試験対策（パスメド薬学部試験対策室）や薬学生の就活支援（薬学生プレミア）、新薬情報オンラインなど、薬剤師・薬学生向けの情報発信を行う『パスメド-PASS MED-』の運営と執筆業務に取り組んでいる。薬のことを「わかりやすく」伝えることを専門とする。
共著に『薬剤師国家試験のための病単 試験にでる病気まとめ帳』（秀和システム）、『同効薬おさらい帳』（じほう）。

- ●装丁　古屋 真樹（志岐デザイン事務所）
- ●校正　有限会社 西進社

薬剤師国家試験のための薬単
試験にでる医薬品暗記帳　第2版

発行日　2022年 7月 1日	第1版第1刷

著　者　木元　貴祥

発行者　斉藤　和邦
発行所　株式会社　秀和システム
　　　　〒135-0016
　　　　東京都江東区東陽2-4-2　新宮ビル2F
　　　　Tel 03-6264-3105（販売）　Fax 03-6264-3094
印刷所　日経印刷株式会社　　　　Printed in Japan

ISBN978-4-7980-6512-0 C3047

定価はカバーに表示してあります。
乱丁本・落丁本はお取りかえいたします。
本書に関するご質問については、ご質問の内容と住所、氏名、電話番号を明記のうえ、当社編集部宛FAXまたは書面にてお送りください。お電話によるご質問は受け付けておりませんのであらかじめご了承ください。